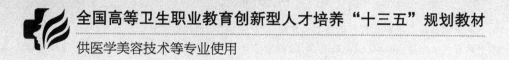

全国高等卫生职业教育创新型人才培养"十三五"规划教材

供医学美容技术等专业使用

美容心理学

主　编　陈祎凡　邓香兰

副主编　张效莉　张伟玲　李明芳

编　者　(以姓氏笔画为序)

邓香兰　江西卫生职业学院

李明芳　重庆三峡医药高等专科学校

张伟玲　白城医学高等专科学校

张效莉　辽宁医药职业学院

陈　娟　湖北职业技术学院

陈祎凡　鄂州职业大学

晏志勇　江西卫生职业学院

U0363130

华中科技大学出版社

http://www.hustp.com

中国·武汉

内 容 简 介

本书是全国高等卫生职业教育创新型人才培养"十三五"规划教材。

本书共有九个模块,包括认识美容心理学、探索求美者的心理活动、把握人体审美心理和体像心理、掌握社会心理与美容、探知容貌缺陷与美容心理、与医学美容有关的常见心身疾病、正确地对求美者进行心理评估与心理咨询、摸准营销心理赢得美容消费者之心、美容从业人员的人际沟通等内容。

本书适合高职高专医学美容技术、美容美体艺术、人物形象设计等专业使用,也可作为医学美容医师的参考书。

图书在版编目(CIP)数据

美容心理学/陈祎凡,邓香兰主编. —武汉:华中科技大学出版社,2017.1(2025.1重印)

全国高等卫生职业教育创新型人才培养"十三五"规划教材. 医学美容技术专业

ISBN 978-7-5680-0349-0

Ⅰ.①美… Ⅱ.①陈… ②邓… Ⅲ.①美容-医学心理学-高等职业教育-教材 Ⅳ.①R395.1

中国版本图书馆 CIP 数据核字(2016)第 317188 号

美容心理学
Meirong Xinlixue

陈祎凡 邓香兰 主编

策划编辑:居 颖
责任编辑:刘 竣
封面设计:原色设计
责任校对:何 欢
责任监印:周治超
出版发行:华中科技大学出版社(中国·武汉)   电话:(027)81321913
　　　　　武汉市东湖新技术开发区华工科技园   邮编:430223
录　　排:华中科技大学惠友文印中心
印　　刷:北京虎彩文化传播有限公司
开　　本:787mm×1092mm   1/16
印　　张:12.25
字　　数:309千字
版　　次:2025 年 1 月第 1 版第 9 次印刷
定　　价:36.00 元

全国高等卫生职业教育创新型
人才培养"十三五"规划教材
（医学美容技术专业）

编委会

委 员（按姓氏笔画排序）

前言
QIANYAN

在国家大力发展职业教育的新形势下,高等职业教育教学改革不断深入,高职教育理念、教学模式、课堂设计正在发生深刻的变化,本书内容紧跟教学改革发展步伐,更好地适应了美容业的发展并体现新的教学理念。

美容心理学是根据我国美容教育发展的需要而建立起来的,是运用心理学的基础知识,以美容业为实践领域的一门应用心理学分支学科。

本书供医学美容技术专业学生使用。在编写中,我们力求体现高职高专教育的特点,注意学生职业技能的培养,努力体现高职教育的改革成果。内容的设置注重理论知识的把握程度,强化实践能力培养;尽量使教材内容更加贴近实际岗位,让学生了解实际工作岗位知识和技能需求,达到学有所用的目的。

本书共有九个模块,每个模块都设置了内容提要、学习目标、导入案例、模块小结、自测训练题、案例分析和实训练习。在内容的选择上注重实用性,每个模块都以内容提要和学习目标开始,帮助读者明确地把握学习要点,以本模块的案例分析和实训练习为结尾,加深读者对本模块的理解和应用,提高其分析问题、解决问题的能力。此外,本书部分内容设置了相关链接,可帮助读者开阔视野。

本书在编写过程中努力体现"始终紧跟教改思路、体现最新教学理念,始终贴近市场、贴近教学、热忱服务于师生"的教材编写要求,经过讨论、编写、互审、再修改、再互审等阶段,集体定稿。

本书编写分工如下:第一模块和第九模块由陈祎凡编写;第二模块由邓香兰编写;第三模块和第七模块由李明芳编写;第四模块和第六模块由张伟玲编写;第五模块由张效莉编写;第八模块由陈祎凡和陈娟共同编写。

在本书编写的过程中,我们参考了国内相关学科的著作,在此谨对各位专家、学者表示诚挚的感谢!

由于编者水平有限,书中难免存在不足和疏漏之处,敬请广大读者及同行批评指正、不吝赐教,以便今后修订。

编 者

目录

MULU

模块一　认识美容心理学

内 容 提 要

模块一通过对美容心理学基本知识的介绍，使学习者了解美容心理的内涵，掌握其研究对象、内容和方法，从而激发学生学习美容心理学的兴趣。

学习目标

知识目标：

1. 了解美容心理学的产生与发展及与相关学科的关系。

2. 掌握美容心理学的概念、研究对象、研究内容和研究方法。

3. 熟悉美容心理研究的应用及意义。

能力目标：

能选择正确的美容心理学的研究方法并能运用。

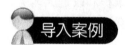
导入案例

趋之若鹜追求明星脸

想把自己整成明星脸的人可能出于多种动机。比如，对明星成就的认同、爱屋及乌从而发展到喜欢明星的一切，包括他们的长相；还有的人本身对自己的相貌不满意，一直希望改变，于是把明星当成一个参照。某整形医生说，想整成明星脸的大多是年轻女孩，希望通过整形来改变生活。

心理学研究证明，相貌对于获得某些工作或者机会是有影响的。让人有整形冲动的因素有很多，每一个人都有自己的理由，我们不能说只能因为某一种原因才能整形，我们不能限制人追求美的权利，只是希望大家在选择整形的时候，要先问问自己内心，最想追求的是什么？

站在整形者立场，您怎么看待"追求明星脸"的整容心理现象？站在美容从业者立场，又该如何对待这一心理现象呢？如果您对上述问题感兴趣，请您认真学习以下的美容心理学的知识，它将帮助您解决上述问题。

任务一　美容心理学概述

自我国改革开放以来,经济迅速腾飞,人民生活水平日益提高。随着社会对美容和与美容相关的消费需求越来越强烈,中国美容业得到了高速发展。爱美之心,人皆有之。美容之前先"美心",作为美容从业人员既要做专业的"美丽制造者",又要做贴心的"心理辅导者"。因此,美容心理学的研究对促进美容业健康发展有着极为重要的意义。

一、美容心理学的概念

随着心理学知识的日益普及和人们素质的逐步提高,"心理学"一词已经不再陌生。人的心理现象是我们生活中最熟悉的精神现象,恩格斯曾把它誉为"地球上最美的花朵"。

美容心理学是根据我国美容教育发展的需要而建立起来的。它是运用心理学和医学心理学的基础知识,以美容业为实践领域的一门应用心理学分支学科。广义的美容心理包括人们在爱美、求美和创造美的过程中的一切心理活动。狭义的美容心理是美容从业者研究求美者的心理现象及其规律,并有针对性地进行心理评估、心理咨询和心理调适等过程。

二、美容心理学与相关学科的关系

美容心理涉及内容广泛,是建立在多学科基础之上的应用性心理学分支学科。

(一)美容心理学与美容医学

美容心理学和美容医学是密不可分的关系。美容医学是医学分支学科。随着人们审美需求的增高,美容医学还融入了人文、社会元素。在美容医学的实践过程中,求美者的心理是特殊而复杂的,往往有很多心理障碍的求美者。有研究者调查求美者的体像心理时发现,部分求美者可能存在体像障碍、神经障碍、精神障碍等。美容医学的目的是维护和改进人体美,引发求美者自我及他人心中的美感,即容在身、美在心。美容医生深深体会到,假若求美者有心理障碍,整形手术不可能从根本上解决求美者的心理问题,反而会带来许多新的痛苦。美容医生可用医学美容的方法使求美者的容貌迅速改变,但是弥补心理缺陷却十分困难。因此,首先要对求美者的心理活动、求美需要、求美动机、人格特征等心理要素进行把握,再予以美容医学方法实施。这也就是美容之前先"美心"。

(二)美容心理学与发展心理学

发展心理学是研究个体从受精卵开始到出生、成熟、衰老的生命过程中,心理发生、发展的特点和规律。在美容心理学中,要应用发展心理学的理论,研究个体社会性发展的年龄特征,包括人格、情感、价值观等,研究个体体像的形成和发展规律等。

(三)美容心理学与社会心理学

社会心理学是从社会与个体相互作用观点出发,研究特定社会生活条件下个体心理活动发生、发展及其变化规律的一门学科。由于人的容貌美具有社会心理特征,所以容貌美具有社会心理学的意义。而美容本身就是一定社会心理背景的产物,因此,社会心理学与美容心理学息息相关。

（四）美容心理学与审美心理学

审美心理学是研究人在审美过程中的心理活动规律的心理学分支学科。而美容心理学同样涉及容貌审美的心理学问题。

（五）美容心理学与医学心理学

医学心理学是研究心理现象与健康和疾病关系的学科。它既关注心理社会因素在健康和疾病中的作用，也重视解决医学领域中的有关健康和疾病的心理行为问题。有学者认为美容心理学与医学心理学既是一种从属关系，又是一种并列关系，美容心理学与医学心理学在内容上有一定的同一性，但又具有特殊性。

（六）美容心理学与咨询心理学

咨询心理学是研究心理咨询的理论观点、咨询过程及技术方法的学科。在美容实践中由于求美者的心理健康问题表现突出，而且有一部分求美者对美的需求是被病态的动机所驱使，如整形成瘾者。因此，心理咨询配合美容实践或单独进行心理咨询，对求美者是极其必要的。

（七）美容心理学与营销心理学

营销心理学是研究商品营销活动中主要营销对象——消费者的心理特征，以及营销人员应具备的基本心理素质和相关营销策略，为营销活动提供心理学理论依据，讨论营销活动中应遵循人们心理活动的规律，提倡把营销策略、营销方式以及营销宣传与消费者的心理联系起来。根据我国目前美容行业现状，80％以上的美容工作者不仅是技术人员，同时也是美容产品和服务的营销者，因此，美容工作者把握好求美者的消费心理就可以大大提高工作绩效。

三、美容心理学的发展

西方国家对于美容心理学的研究比较早，整形外科医生在工作中认识到整形美容患者并非单纯是传统意义上的疾病患者。这些就医者为自己的容貌感到焦虑而就医，心理异常或心理不健康的发生率远远高于一般人群。在整形美容外科的临床过程中，很大程度上是一个心理和社会过程，对有心理障碍的患者能否顺利进行手术是一个难题。没有心理医生的参与，整形美容外科医生很难做出正确的选择。因而在整形美容医疗实践中辅助以心理干预是治疗所必需的。如美国整形外科医生 Edgerton 在 20 世纪 60 年代发表了"美国整形外科患者的外科——精神医学的研究"、"隆乳术：精神医学的内涵和外科适应证"、"鼻整形术后的外科与心理变化"等文章。他的同事 Jacobson 也发表了一些论文，如"女性轻度缺陷患者的精神医学评估"、"精神医学在整形外科患者管理中的作用"等。进入 20 世纪 80 年代后，对美容心理学的研究增多，所涉及的内容也越来越广泛。实际工作中常常是整形外科医生和精神心理医生联合研究美容整形医学中的心理学问题。如美国南加州大学医学院外科与精神医学部的 J. M. Goin 和 M. K. Goin 两人联合研究，发表了一些学术价值较高的文章，如"面部美容外科的心理学影响"、"变得痛苦：乳房再造患者的心理经历"等。他们认为，美容整形外科的目的是改变人们的体像、提高容貌缺陷者的信心，要做到这一点还借助其他途径，如使就医者接受教育、提高内在素质等。心理学家和精神病学家的介入，使得该领域的学术研究具有了一定的深度。精神病学家 Phlillips 和 Pruzinsky 都在体像障碍方面进行过研究，发表了相关专著，Phlillips 是近年来美国对体像障碍研究较为深入的代表人物。

我国美容业比西方国家起步晚，但发展较快。随着我国美容业的快速发展，美容心理问题突出，也受到了美容从业者和医学美容教育者的高度关注。在 20 世纪 80 年代末，有少数学者对美容心理学进行兴趣研究,但不够深入。到了 20 世纪 90 年代,随着美容业蓬勃发展,求美者的心理备受社会关注。1998 年何伦主编了国内第一部有关美容心理的专著《美容医学心理学》,随后主编的《美容心理学》和《美容临床心理学》作为大学教材。国内其他学者也纷纷开展了美容心理学的研究,如姜会庆的"整形美容的心理学相关问题分析"的研究,周正猷的"体像障碍和美容心理"的研究,余亚伟等 7 人的"美容整形患者美容心理分析"的研究等。可以看出,美容心理学的研究得到了社会的广泛重视和应用。目前我国美容心理学研究仍处于初始阶段,研究深度和广度有待提高,但其发展前景广阔。

四、美容心理学研究的意义

人是复杂的,每个人都拥有自己的心理。在美容实践的过程中,美容从业者要兼顾各方面因素,不仅要把握求美者的心理,还要了解美容从业者的心理,将审美心理、咨询技术以及美容营销等对求美者产生的影响结合起来。总之,美容心理学就是研究各种和美容从业者所面对服务对象的心理活动。这些研究离不开美容心理理论的应用,主要目的就是研究美容实践活动参与者的心理活动规律,以提高美容从业者的工作绩效。美容心理学的研究对参与美容实践活动的各方均有着重要的意义。

(一) 有利于我国美容业健康发展

目前美容业的纠纷问题比较突出,其主要原因在于美容效果的分析和评价具有特殊性,成功的标准具有相对性,美容效果不是以形态改变化、功能改善作为单一标准的。美容效果是否成功,除了取决于美容工作者审美、工作经验和美容设备条件外,还受求美者的期望值、心理状态、教育背景、职业、爱好等因素影响。有些美容项目操作完成后,从技术上看是成功的,但未达到求美者的期望值,让求美者感到失望。因此,美容工作者要高度重视与求美者的沟通,了解其求美动机,掌握其人格类型,尊重求美者在美容过程中的心理需要,尽可能减少纠纷,保证美容带给求美者快乐和幸福,促使我国美容业健康持续地发展。

(二) 有利于指导美容技术的改进和引进新的美容服务项目

随着我国经济的快速发展,人们生活水平、生活方式和消费观念不断更新,富裕起来的中国人开始关注生活品质,追求健康、年轻、美丽的时尚生活。美容机构关注求美者的心理变化,及时引进新的美容技术和美容服务项目,以达到满足美容业市场的需要。例如,以往美容机构的求美者以女性居多,现在也出现了许多男性,这些美容企业针对男性求美者的美容需要增设专门的美容服务特色项目。

(三) 有利于美容从业者了解求美者的心理状态,更好地满足求美者的需要

按照马斯洛的需求层次理论,人的需求是有层次的,需求层次逐级推进。人的生理需求、安全需求可以看作是功能方面的需求;而社交需求、尊重需求、自我实现的需求可看作是心理和精神方面的需求。美容心理学的研究试图指导在美容实践活动中如何满足求美者的心理需求,以达到用较低成本创造更高的价值的目的。

▌相关链接▌

心理学第三势力的领导人——马斯洛

亚伯拉罕·马斯洛是美国著名社会心理学家,第三代心理学的开创者,提出了融合

精神分析心理学和行为主义心理学的人本主义心理学,并于其中融合了其美学思想。他提出了人本主义心理学和马斯洛需求层次理论,代表作品有《动机和人格》《存在心理学探索》《人性能达到的境界》等。

人的心理特征具有相对稳定性,但同时也具有一定的可塑性。因此,在美容心理学的指导下,美容从业者可以在一定的范围内对求美者的行为进行预测和调整,也可以通过改变内在、外在的环境实现对美容行为的调控,尽量消除不利因素,创设有利情境,引发自己和求美者的积极行为。例如,一名美容师可以凭着良好的交流、互动,成功地满足求美者的需要,达到双赢的结果。成功的原因在于很好地了解自己和对方的心理活动、想法,摆正自己与对方的位置,赢得求美者的信任继而做出积极反应。

（四）有助于美容机构改善经营管理,提高服务水平

美容心理学的研究不仅仅满足于对求美者需求的了解,更强调倾听求美者的反馈,而且还要领悟他们在求美过程中的感受。在很多情况下,了解求美者的感受比了解其求美理由更为重要。只有围绕求美者进行心理咨询,分析研究求美者心理及变化,并据此采取有效的美容服务,才能取得较好的工作绩效。美容心理学的研究,有利于改善美容机构和求美者的关系,提高服务水平,继而提高求美者的满意度和忠诚度。

（五）有利于学习者掌握应对方法,处理人生问题

人的一生中会遇到一些问题,包括各种心理冲突、挫折以及各种困境,如年龄的增长、婚姻家庭问题、心身疾病及容貌缺陷等。可以通过学习心理学了解应对这些困境的方法,以帮助人们提高生活质量,促进心身健康,预防心理疾病。

▎相关链接▎

健康是身心健康的统一

1948 年,联合国世界卫生组织（WHO）成立时,在宪章中指出,"健康"是没有身体缺陷与疾病,还要有完整的生理、心理状态和较强的社会适应能力。1988 年又在这一概念里增加了道德标准。由此可见,人的健康包括身体健康和心理健康两个方面。

任务二 美容心理学的研究对象、内容与方法

一、美容心理学的研究对象

美容心理学是应用心理学分支学科,是由多学科交叉而派生的边缘性学科,主要涉及医学心理学、审美心理学及社会心理学等。其研究对象主要有:①研究人体容貌对人格形成的影响,以及个体对自身审美的心理学问题;②研究容貌缺陷对人的心理影响,以及因容貌问题所导致的各种心理障碍;③研究容貌美的社会价值,人们对美容的社会态度,文化观念导致的审美心理差异等问题;④研究容貌、体型所引起的心理问题的心理评估、心理咨询、心理治疗

和心理疏导;⑤研究求美者和美容从业者在美容实践过程中的心理现象。

二、美容心理学的研究内容

美容心理学是美容业健康发展医学和人文知识的保障,所涉及的范围比较广泛。

本书主要研究以下内容。

心理学基础主要学习心理学的基本理论,其内容主要是心理过程和人格心理特征。心理过程包括了认识过程、情感过程和意志过程等;人格心理特征包括了需要、动机、能力、气质和性格等。

容貌审美心理主要内容是容貌审美所涉及的审美心理学问题,包括了人体美、人体审美意识、美感、人体审美的心理评定标准、体像心理及人体审美趋势等内容。

美容与社会心理紧密相连,美容社会心理学研究领域也十分广泛,是从社会和人体相互作用的观点出发,介绍特定社会生活条件下求美心理活动和行为发生、发展及其变化规律,包括了容貌的社会心理价值、社会态度和容貌缺陷的社会心理问题等。

容貌缺陷心理主要研究有容貌形体缺陷感的人的心理行为问题。它以缺陷心理学为基础,介绍容貌缺陷与心理障碍的关系、心理防御和心理应对策略。

美容心身医学主要研究在美容医学实践中产生的心身疾病的病因、临床表现、诊断、治疗和预防,使学习者能应用心身疾病治疗的相关知识帮助求美者解决心理问题,促进身心健康。

美容心理评估、咨询主要对求美者进行心理评估和必要的心理调适等。

美容与营销心理息息相关,主要研究在美容实践过程中求美者和美容从业者的营销心理特点及美容营销手段产生的心理效应,有助于美容从业者在美容服务与产品的营销活动中赢得求美者的心。

美容从业者的人际沟通主要研究在美容实践过程中,美容从业者与求美者建立良好人际关系的原则和心理沟通技巧。

三、美容心理学的研究方法

美容心理学的研究方法沿袭了心理学、社会心理学以及医学心理学等研究方法。在研究美容营销心理和美容消费者心理的同时,还结合了营销学的相关调查方法。

(一)观察法

观察法就是研究者依靠自己的视、听器官,在自然环境中对人的行为进行系统的观察并记录,然后对所作的记录进行分析,发现心理变化和发展规律的方法。所谓自然环境是指被观察者并不知道自己的行为正在受到观察。观察法适用于以下情况:研究对象处于因多种原因无法控制的情况,以及研究对象在控制条件下会发生质的改变,或出于道德伦理等因素的考虑,不应该对之进行控制的那些行为。

观察法的优点是使用方便,简便易行,所得材料比较客观和真实,花费比较低廉。观察法的缺点如下。第一,观察者只能被动地等待所要观察事件的出现和活动过程,而无法得知活动原因和心理活动内容。第二,观察资料易受观察者本人的能力水平、心理因素的影响。第三,观察法具有局限性,为保证观察资料全面、真实、可靠,被观察对象数量多,范围广。为了取得大量的资料,所需的人力和时间比较多。

观察又分为纵向观察、横向观察和随机观察。纵向观察,即对选择的对象进行有目的的、系统的追踪观察。例如,对某些求美者建立"个人心理档案",长期地积累观察日记和调查资料,分析他们心理发展的情况,从而掌握求美者心理变化的完整过程,从中找到规律性的东西。横向观察,即在同一个时间内对同一环境下的一组人员的心理发展水平进行比较。随机观察,即在日常生活中利用偶然机会进行观察。

运用观察法常常借助于现代的视听器材设备,如电子摄像机、录音机等。要运用好观察法,需要有明确的观察目的和较详细的计划,包括确定观察内容、选择恰当的观察策略、制定观察记录表等。观察人员必须进行培训,熟悉所要观察的内容和要求,以便能够保证观察的客观性,还要注意防止任何可能发生的取样误差。

(二)访谈法

访谈法是通过一个经过训练的访问者与被访问者交谈。它是美容心理学在美容实践中经常使用的基本形式和手段,也是美容和心理工作者要掌握的基本技能,在对求美者心理评估、咨询等工作中经常使用。它可以在被访问者家中或一个集中的访问地点进行,也可以利用电话、互联网等通信手段与被访问者沟通交流。例如,在林荫绿地等宜人环境中,可以对被访问者进行较长时间的深入面谈。目的是获得不受限制的评论或意见并进行提问,以便帮助研究人员更好地了解被访问者的不同想法及其原因。

按访谈者与访谈对象的接触方式访谈可以分为个人访谈和集体访谈两种形式。

1. 个人访谈　个人访谈又称一对一的访谈,由访问者对单个被访问者进行访问。一对一的访谈中,访问者不应有意识地影响被访问者的回答。换而言之,访问者不能给被访问者任何压力或暗示,要使被访问者轻松自由地回答各种问题。例如,调查欲对未婚女性减肥的行为、态度和需要进行深入探究时,通常美容咨询师会采用一对一访谈,因为访谈内容涉及私人性。

2. 集体访谈　集体访谈也称小组座谈,访问者以召开座谈会的方式向一组被访问者进行访谈。标准的集体访谈涉及 8~12 名被访问者。一般来说,小组成员构成应反映特定细分人群的特性。被访问者要根据相关的样本计划挑选出来,这样可以从较大范围内获取有代表性的有关资料,以供分析研究。由于集体访谈的人数较多,故而宜在有录音、录像等设备的场所进行访谈。

▌**相关链接**▐

访问者应具备的基本素质

在面对面的访谈中,访谈活动能否成功取决于很多条件,如访问者自身的素质,访谈者的服饰穿着、语气、谈话方式等。因此,访谈活动要想获得成功,必须加强访问者素质培养,强化访问技巧。一名干练的访问者应具备以下素质。

(1)具备耐心和责任心,不轻易放弃。

(2)性格开朗,不使被访问者感到压力,使被访问者对问题产生浓厚兴趣,并使被访问者有其自由发言的交谈技术。

(3)具备洞察力,发现和挖掘被访问者的习惯及隐藏动机的能力。

(4)具备理解力,如实准确地记录访谈资料,不曲解被访问者的回答。

(三)问卷法

问卷法是根据研究者事先设计的调查问卷,向被调查者提出问题,并要求被调查者书面或使用电脑等设备回答问题的方式,也可以变通为根据预先编制的调查表请被调查者口头回答,由调查者记录的方式进行调查,从中了解被调查者心理的方法,这是研究美容心理常用的方法。根据操作方式,问卷法可以分为邮寄问卷法、网络问卷法、入户问卷法、拦截问卷法和集体问卷法。目前我国许多美容机构是将调查表放在网络平台,被调查者可以采用登录网站等方式进行填写。调查问卷根据内容可分为封闭式和开放式两种。封闭式调查问卷就是让被调查者从所列出的答案中进行选择,类似选择题、是非题等;开放式调查问卷是指被调查者根据调查者所列问题任意填写答案,不进行限制,类似填空题和简答题。

问卷设计一般有以下几个步骤:确定需要的信息,确定问题的内容,确定问题的类型,确定问题的词句,确定问题的顺序、问卷的回答。

一个完整的调查问卷主要包括三个部分:指导语、正文和附录。

(1)指导语　主要说明调查主题、目的、意义,以及向被调查者致意等。调查者要说明调查与被调查者的利害关系,以取得被调查者的信任和支持。

(2)正文　问卷的核心部分,一般要在有经验的专家指导下完成设计,要与调查主题、目的紧密切合,保证问卷统计数据的意义。正文应占整个问卷内容的80%以上。

(3)附录　主要询问被调查者的个人情况,如性别、年龄、婚姻、职业、学历、收入等,也可以对某些问题附带说明,还可以向被调查者致意。

问卷法的优点是同一问卷可以同时调查很多人,主动性强,信息量大,经济省时,简便易行,结果易于统计分析。其缺点是回收率低,问卷回答受被调查者的教育背景等条件所限制。

（四）试验法

在控制条件下对某种行为或者心理现象进行观察的方法称为试验法。在试验法中,研究者可以积极地使用仪器设备干预被试者的心理活动,人为地创设出特定条件,使得被试者做出某些行为,并且这些行为是可以重复出现的。对试验结果加以研究,找出有关的心理活动规律。

试验法的研究中涉及三类量。第一,自变量,即试验者控制的刺激条件或试验条件。第二,因变量,即反映变量。它是试验者所要测定和研究的行为和心理活动,是试验者要研究的真正对象。第三,控制变量,即除自变量和因变量外其他可影响试验结果的变量。为了避免这些变量对试验结果产生影响,需要设法予以控制。

试验法有两种:实验室试验和自然试验。实验室试验在专门的实验室内进行,可借助各种仪器设备,记录被试者心理活动现象。通过实验室严格的人为条件控制,可以获得较精确的研究结果,并对试验结果进行反复验证。但是,由于试验者严格控制试验条件,使试验情境带有人为性质,有可能干扰试验结果和客观性。美容心理学有许多研究内容都可以在实验室进行研究。例如,在美容实践活动中求美者的感知觉分析、求美动机研究等。自然试验也叫现场试验,指在实际美容实践环境中,对由试验者创设或改变某些条件,从而引起被试者的某些心理活动进行研究的方法。在这种试验条件下,由于被试者处于自然状态中,不会产生很强的紧张心理。因此,得到的资料比较切合实际。例如,测定广告宣传的促销效果,可以选择两个条件相近的医疗整形门诊,一个做广告,一个不做广告。记录各自入店咨询的求美者数量和预约整形手术求美者数量,然后进行比较和统计检验,以确定广告宣传效果大小。而不是在实验室中播放两个广告,让求美者评价。但是,自然试验中的许多变量不易控制,因而会影响研究结果的准确性。

（五）个案法

个案法是对单一案例研究，包括收集被试者的历史背景、测验材料、调查访问结果以及有关人员做出的评定和情况介绍。这种研究方法在医学心理学中经常出现，美容心理研究也沿用了这种方法，主要用于了解和帮助有心理问题或障碍的求美者，在此基础上进行调查，做出判断，并设计心理咨询方案。个案法的优点在于研究对象少，便于进行全面、系统及深入研究，个案法重视从一个个案结果推出有关现象的普遍意义。其缺点主要有四点：第一，个案研究缺乏代表性，总体推论时要慎重；第二，研究是非控制性观察，结果属于描述性的，比较粗糙；第三，主观偏见降低了个案研究的效度；第四，个案研究结论容易被错误应用于仅仅是有联系但不是因果关系的事件。个案法特别适用于少见案例，例如狼孩、无知觉人等心身问题的研究。个案研究通常需要追溯个案的历史和各方面的背景资料，因此可综合采用观察、访谈、实验等几种方法。

模块小结

美容心理学是根据我国美容教育发展的需要而建立起来的，是运用心理学，特别是医学心理学的基础知识，以美容业为实践领域的一门应用心理学分支学科。广义的美容心理包括人们在爱美、求美和创造美的过程中的一切心理活动。狭义的美容心理是美容从业者研究求美者的心理现象及其规律，并有针对性地进行心理评估、心理咨询和心理调适等过程。

美容心理涉及内容广泛，与美容医学、发展心理学、社会心理学、审美心理学、医学心理学、咨询心理学及营销心理学紧密相连。

国外对于美容心理学的研究比较早，一些整形外科医生在工作中认识到整形美容就医者并非是传统意义上的患者。随着我国美容业的快速发展，美容心理问题日益突出，受到了美容从业人员和医学美容教育者的高度关注。20世纪80年代末有少数学者对美容心理学进行了兴趣性研究，不够深入。到了20世纪90年代，随着美容业蓬勃发展，求美者的心理备受关注。

美容心理学的研究对于参与美容实践活动的各方均有着重要的意义：有利于我国美容业健康、持续地发展；有利于指导美容技术的改进和引进新的美容服务项目；有利于美容从业者了解求美者心理状态，更好地满足求美者的需要；有助于美容机构改善经营管理，提高服务水平；有利于学习者掌握和处理个人可能出现的人生难题的方法。

美容心理学的研究对象主要有：研究人体容貌对人格形成的影响，以及个体对自身审美的心理学问题；研究容貌缺陷对人的心理影响，以及因容貌问题所导致的各种心理障碍；研究容貌美的社会价值，人们对美容的社会态度，文化观念导致的审美心理差异等问题；研究容貌、体型所引起的心理问题的心理评估、心理咨询、心理治疗和心理疏导；研究求美者和美容从业者在美容实践过程中的心理现象。

美容心理学的研究内容：心理学基础、容貌审美心理、美容社会心理、容貌缺陷心理、美容心理评估和咨询、营销心理与美容及美容从业人员的人际沟通。

美容心理学的研究方法：观察法、访谈法、问卷法、试验法和个案法。

自测训练题

一、名词解释
1. 美容心理　2. 访谈法　3. 问卷法

二、简答题

1. 美容心理学研究的对象和内容是什么?

2. 研究美容心理学的常用方法有哪些?

案例分析

美容业迎来新时代

中国美容行业市场每年现金流动约 3000 亿元,美容经济每年以 15% 的速度递增,每年有难以计数的美容新产品、高科技设备问世。美容经济正在成为继房地产、汽车、电子通信、旅游之后的中国居民"第五大浪费热点"。全国美容就业人员总数约为 1300 万人,全国城镇美容机构约为 154.2 万家,年产值 1680 亿元。以下将对医疗美容和美容会所发展趋势做出分析和预测。

1. 医疗美容

趋势 1:综合性整形手术需求量激增

国人对整形的态度越来越开放,直接提升了综合性整形手术的数量。综合性整形手术比起单项整形手术而言,更能塑造整体的协调美。例如,隆鼻不单纯是对鼻背的高度有所改善,还会同步对鼻尖进行严格修整,包括鼻翼、鼻孔、鼻骨等。不同于单项整形手术,综合性整形手术要求医生与求美者进行更深层次的沟通,这样一来,就要求医生手术前花更多时间进行手术方案设计,画出一张基本的模拟图,医生设计的效果图由求美者评判,帮助求美者克服恐惧心理,了解术后效果和手术过程以及术后的反应,只有双方都达成了共识才开始手术。

趋势 2:民营医疗美容行业自律性持续增强

医疗美容业是近年来在中国乃至世界范围内迅速崛起的新兴医疗产业。在传统医学的基础上,医疗科技的日益发展不仅带来了医疗美容的新技术与新形式。同时产生的新理念、新学说更是层出不穷。在中国的医疗体制改革遭遇巨大挑战的今天,民营医院已经成为医疗市场上一支不容忽视的生力军。它们的出现不断促进着整个社会就医环境、服务态度、技术力的发展。医疗美容作为常规医疗的分支,自身的成长一度受到种种限制,整形美容行业也出现不力问题,特别是很多不顾行业道德,危害消费者利益甚至生命的做法,希望有更多的民营医疗美容机构承担起拯救美丽的责任。

趋势 3:医疗美容互联网化前景光明

O2O 是 2014 年移动互联网最火热的词汇之一,已有多家 O2O 公司多次获取了数亿元的融资,其中不少与医疗美容相关,如新氧、悦美网、更美、真优美等,便是整容领域 O2O 的先行者。整形美容的 O2O 未来前景非常大。

趋势 4:"出国整形热"将进入冰冻期

2014 年是出国整形的是非年,尤其是赴韩国整形,花费是国人的 10 倍。出国整形的人是为了追求国外的整形技术。其实,国外的整形美容医疗水平不一定高,而且到国外整形失败的病例屡屡发生,因此引起的医疗纠纷基本无法解决。现在,大多数求美者都变得更加理智,风靡一时的"出国整形热"将进入冰冻期。

趋势 5:男士美容需求增多

不少男士正通过整形使自己变得更年轻、更具竞争力。受到男士欢迎的整形美容项目不只有光子嫩肤、祛斑、祛痘、除皱、祛眼袋、隆鼻、割双眼皮、植发、减肥等,还有隆鼻、隆下巴等美化外貌的手术,甚至通过假体填充来塑造肌肉线条。

2. 美容会所

趋势1:美容会所利润率更趋向合理

如果一个行业的利润率明显高于其他行业,则会有大量的进入者,不断拉低行业利润率。目前来看,美容行业的利润率已趋于合理,行业内部优胜劣汰会进一步加强。定位不清晰、资本不雄厚、服务没有优势的美容机构会被市场淘汰。追根究底,只有不断提高高超的技术、产品的质量、高科技仪器的实际效果,完善服务的流程等,才能留住顾客。

趋势2:上门美容服务成新热点

移动互联网的发展,已经把各行各业都拉到了互联网上,美容业也不例外。打着"解放手艺人"的招牌,美甲服务App"河狸家"迅速聚集起千余名美甲师,成为目前最大的针对美容业的互联网平台。不久前,"河狸家"推出了化妆造型业务。据介绍,"河狸家"签约的上门化妆造型师主要由明星御用化妆师和从业多年的资深化妆师组成,针对用户对"美"的需求,衍生出越来越多的服务。

趋势3:会所定位精准度提升

随着市场竞争的加强,一大批没有特色、没有亮点的美容机构会被淘汰,而找准了自己位置、不断强化自己独特优势、发展出核心竞争力的店面会越发壮大,这将让各美容机构的定位更加清晰。

趋势4:健康养生项目成吸引顾客新方法

由于大气污染加重,环境恶化,很多人在美容的同时也开始关注自身的健康指数。一些求新求变的美容会所也引进了健康养生项目。

趋势5:顾客更依赖疗效型美容服务

有些美容机构曾经有很多浮夸的项目,看着很时尚但没有任何的功效,这样的服务已经逐渐被顾客所抛弃。而健康快捷、疗效好的服务项目备受欢迎。所以,这些给顾客健康提供保障的项目将成为美容会所的工作重点。

(摘自:《医学美学美容》)

分析与讨论:阅读完此案例对你有何启发?结合案例谈谈研究美容心理学的意义。

实训练习

实训项目:访谈法和问卷法的综合运用

一、实训目的

掌握访谈法和问卷法在美容心理学中的应用,学会用多种方法获取资料。

二、实训情境

背景资料:近年来,各城市整形医院广告铺天盖地,电视热播剧中的男女主角精致的五官纷纷引起年轻人的热议。人们崇尚美的理念发生了改变,美容整形在不知不觉中已经成为一种时尚。整形美容中的求美者出现年轻化、低龄化。在许多整形医院可以看到很多大学生,而通过前台、网络、电话咨询的年轻人更是大有人在。假设某整形医院决定对大学生进行一次整形美容的态度调查,拟采用和访谈法和问卷法进行。

三、实训要求

1. 整个问卷调查过程由学生组成团队的形式完成。

2. 根据调查对象提供已经设计好的调查问卷,学生可以通过电话、互联网平台、现场等方式进行一对一访谈,与被调查者进行有效沟通,填写问卷中的问题。

3. 为了使调查数据具有代表性,每个团队的调查对象中应涉及各个年级的大学生,并注意男女比例的均衡。

4. 完成调查问卷后,每个团队回收问卷,汇总问卷信息,并书写实训报告。

5. 各小组分享经验,谈一谈在访谈过程中遇到哪些问题? 如何解决这些问题? 哪种方法(电话、网络、现场)更有利于调查?

四、问卷样本

大学生对整形的态度调查问卷

您好:

谢谢您对我们这次调查工作的支持,我们的问卷主要是围绕"大学生对美容整形态度的现状"的调查。我们这份问卷是采用匿名填写方式。因此,您在回答问题时不必有任何顾虑。请先填写基本情况,然后仔细阅读问卷中的项目,根据现实情况真实、独立的做出选择,不要漏填任何项目,答案无对错之分。感谢您的支持。

个人情况(请务必填写)

性别:　　　　　　　　　　年级:

生源(城镇、农村):　　　　专业类别(理工科、文科、医科、艺术):

1. 您认为现在大学生有美容整形的想法原因是什么? (可多选)

A. 自己不满意自己的容貌和身材　　　　B. 想得到异性的爱慕

C. 为了就业　　　　　　　　　　　　　D. 受明星整容影响

E. 因为自己的外貌曾遭受到嘲笑和歧视

2. 面对现在大学生的整容热,您认为整容除了可以令现在的大学生有满意的外表外,还能带给他们的附加值是什么? (可多选)

A. 自信

B. 好工作

C. 择偶条件

D. 整容是时尚,满足我对时尚的体验

E. 追求完美的心愿

F. 其他

3. 您是否支持大家为了美颜而整容?

A. 支持　　　　　　　　B. 中立　　　　　　　　C. 不支持

4. 你对自己的外貌满意吗?

A. 非常满意　　　　　　B. 一般　　　　　　　　C. 不满意

5. 您是否曾想过整容?

A. 从来没想过　　　　　B. 犹豫,看到有关信息考虑过　　　C. 一直期待整容

6. 你觉得整容价格的范围应是多少?

A. 500～1000 元　　　　B. 1001～5000 元　　　　C. 5001～10000 元

D. 10001 元～50000 元　　E. 50001 元～100000 元　　F. 数十万元

G. 上百万元

7. 请问您关注明星整容吗？

A. 关注

B. 看到相关报道,但会觉得与自己无关

C. 完全不关注

8. 如果您想整容,您认为在多大年龄时最合适？

A. 18 岁以下   B. 18～30 岁之间

C. 30～40 岁之间   D. 40 岁以上

9. 当您面临择业、择偶问题时,您会通过整容的方式来提升自己的外形吗？

A. 很愿意   B. 可以考虑   C. 不会考虑   D. 厌恶"人造美女"

10. 如果你去整容,你最关注的问题是什么？

A. 价钱   B. 效果   C. 医疗保险   D. 有无后遗症   E. 其他

11. 你最常在什么地方发现整容的信息？

A. 报纸   B. 杂志   C. 互联网   D. 电视   E. 广播

12. 你会因为整容技术的进步(例如:成功率上升、痛楚减低、价钱减少、效果更加持久)而提高整容的欲望么？

A. 一定会   B. 应该会   C. 不知道   D. 应该不会   E. 坚决不会

13. 身边的朋友对整容有何看法？

A. 支持   B. 中立   C. 不支持

14. 你的男朋友或者女朋友如果想整容,你怎么想？

A. 支持   B. 没想过,不知道   C. 不支持

15. 你对身边曾经接受过整容手术的朋友有什么看法？

A. 好奇   B. 不介意   C. 羡慕   D. 鄙视

16. 整容风险是存在的,您对于整容失败有什么看法？

17. 现在男性整容也逐渐流行,您如何看待这一现象？

模块二 探索求美者的心理活动

内 容 提 要

模块二主要介绍心理学的概念、心理活动的结构与关系、心理实质;认知过程(感觉、知觉、记忆、思维、想象、注意)、情绪情感过程、意志过程的概念、类型等;人格概述;需要、动机、能力、气质、性格的概念、类型及求美者在这些方面的特点。

 学 习 目 标

知识目标:

1. 了解心理学的概念;人格概述;感觉、知觉、记忆、思维、想象、注意、能力的类型及特点;情绪情感的类型。

2. 掌握心理活动的结构与关系;心理实质;感觉、知觉、记忆规律或特征;注意、意志的品质;求美者的动机冲突;需要的类型;气质、性格类型及特点。

3. 熟悉求美者的需要特点;求美者的能力、气质、性格特点。

能力目标:

1. 会判断求美者的心理特点。

2. 会根据求美者的需要、动机及气质、性格类型判断其潜在的求美行为。

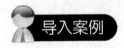 导入案例

"瘦脸针"咨询者的心理变化

下面是一位潜在的美容客户咨询"瘦脸针"的案例。

美容咨询助理:您好! 我是××医院在线助理,很高兴和您对话,请问有什么可以帮您?

客户:我想打"瘦脸针",请问有副作用吗? 会不会反弹?

美容咨询助理:"瘦脸针"主要针对咬肌,在合格的医疗环境和专业的医生治疗下对人体是没有任何伤害的,请问您之前有去过专业的整形美容医院确诊过是咬肌的问题吗?

客户:没有呢,第一次咨询。

美容咨询助理:"瘦脸针"主要的功能就是使肌肉松懈,然而达到瘦脸的效果,一般的话可以保持半年左右,但是连续打三次的话基本上就不用打了。

客户:是永久吗?

美容咨询助理:每个人的情况都不一样,建议您先来医疗诊断。

客户:哦,那一次的费用是多少呢……

这个案例是客户咨询"瘦脸针"的一段对话,反映了客户的心理变化,先是疑虑,后是担忧,最后是关注。一名优秀的美容工作者,要掌握一些心理学的基础知识,这样才能充分地了解客户的心理特点。

(资料来源:http://www.yiliaopeixun.com/news.php? id=8)

任务一　心理学概述

一、心理学概念

任何一门学科都有其研究对象,心理学的研究对象就是心理活动(mental phenomenon)。心理活动人皆有之,并且十分复杂。从古至今人们都在关注和探索:心理的本质是什么,心理活动是怎么发生和如何发展完善的,心理活动有什么样的规律。这些都是心理学要研究解决的问题。因此,心理学是研究心理活动发生、发展和活动规律的科学。

二、心理活动

心理活动也称心理现象,包括心理过程和人格两大块。这两大块是相互联系、相互依存的。一方面,人格不是独立存在的,是通过心理过程形成和发展的,没有心理过程,人格就无法形成。另一方面,人格又制约着心理过程,使心理过程带有个体的特色。

心理过程包括认知过程、情绪情感过程和意志过程。认知过程、情绪情感过程和意志过程是以过程的形式存在,经历发生、发展和结束的不同阶段。因此,以上均属于心理过程(mental process)。认知过程是指个体认识世界的过程,包括感觉、知觉、记忆、思维、想象和注意。各种事物作用于感觉器官,如我们看到颜色、听到声音、嗅到气味、触摸到冷热软硬等,这就是感觉。我们还能将事物的各种属性综合起来进行反映,如说到香蕉,我们头脑中反映出香蕉的颜色、气味、味道等属性,这就是知觉。经历过的事物在头脑中留下印象,能够回忆和再认,这就是记忆。利用头脑中的概念等进行分析、判断、推理综合的过程就是思维。把头脑中记忆的形象进行加工改造,形成新形象的过程就是想象。心理活动对一定对象的指向和集中就是注意。注意不是一个独立的心理过程,而是和其他心理过程同时存在。这些都属于认知心理过程。人们在认识客观事物时,会产生喜、怒、哀、惧等情绪以及道德感、理智感、美感等情感,这就是情绪情感过程;人们还会在活动中克服困难,主观的、能动的改造世界,表现出人的意志,这就是意志过程。

人格(personality)也称个性,是指一个人区别于他人的,在不同环境中一贯表现出来的,相对稳定的心理特征的总和,包括人格心理倾向、人格心理特征和自我意识三个方面。

人格心理倾向是人格结构中最活跃的因素,是心理活动的动力系统,包括需要、动机、兴趣、理想、信念、世界观等。人格心理特征包括能力、气质和性格三个方面。人们在完成某种活动时所具备的心理条件称为能力;在心理活动的速度、强度和稳定性方面的人格特征称为气质;对事物的态度和习惯化的行为方式的人格特征称为性格。自我意识是人格中的自我调节系统。自我意识通过自我认识、自我体验、自我调控对人格的各种成分进行调节。心理现象的结构与关系如图 2-1 所示。

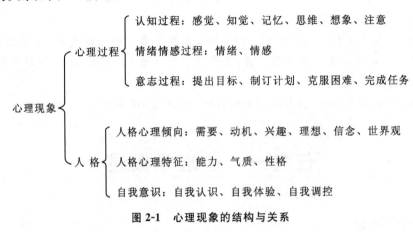

图 2-1　心理现象的结构与关系

三、心理实质

心理学是从哲学分离出来的一门独立的科学,心理学的许多重大问题都受哲学思想的影响。唯心主义者把心理实质看作没有形体、超自然、超社会的东西,诸如"灵魂""宇宙精神"等。在我国古代,有人认为心理是心脏的功能,所以与心理有关的文字大部分和"心"有关。唯心主义在心理的实质问题的探讨中,仍有深刻的影响。近现代社会,机械唯物主义的思想对心理学也有影响,如近代的行为主义心理学,只研究行为,排除意识,否定心理活动和社会实践的关系。唯心主义和机械唯物主义影响下的心理学,对心理的实质问题没有做出正确的解答。

近几十年来,心理学在辩证唯物主义和历史唯物主义思想指导下,吸取各种科学研究的成果,对心理实质有了比较正确的认识,概括起来有如下几点。

(1) 心理是脑的机能　从人们的生活经验、生理学的研究、临床医学实践、脑解剖等多方面证明,心理随着神经系统的出现而产生,又随着神经系统的发展而完善,由低级向高级逐渐发展起来。无机物、植物以及没有神经系统的动物是没有心理的;无脊椎动物有感觉器官,能够认识事物的个别属性,开始有了感觉这种简单的心理现象;脊椎动物具有脑和脊髓构成的神经系统,能够认识事物的整体属性,产生了知觉这种较高一级的心理现象;而像猩猩等灵长类动物,它们的大脑进一步发展,不仅能够反映事物的外部属性,还能够认识事物之间的联系,可以利用工具解决问题,如能把大小不同的木箱叠加在一起,取到高处的食物,有了思维萌芽的心理现象;人类的神经系统尤其是大脑高度发达,有了思维,有了意识,才有了心理。所以,心理是脑的机能,大脑才是从事心理活动的器官。

(2) 心理是脑对客观现实的反映　从产生的方式看,心理现象就是客观事物作用于感觉器官,通过大脑的活动产生的。因此,脑是心理的器官,但是有了脑而没有客观事物的刺激,心理现象也无法产生。如果把客观现实看作是原材料,大脑就相当是加工厂,没有原材料,加工厂无法生产出任何产品。所以,客观现实是心理的源泉和内容。这个客观现实包括自然界、人类社会和人类自己。如在印度曾经发现让狼叼走养大的狼孩,虽然他有健全的大脑,但是他们脱离了人类社会,也不会产生人的心理。

(3) 心理是脑对客观现实的主观的、能动的反映　人的一切心理现象都是对客观现实的反映。这种反映是主观的、能动的，而不是像镜子反映物像那样被动的反映。如不同的人对同一个人会有不同的看法。脑对客观事物的主观反映，可以是事物的形象、概念或者是对事物的体验。不同的人或者同一个人的不同时期对同一事物的反映是不同的。就像阅读文学作品时，由于个人的生活体验、知识水平的差异性，对作品的理解也千差万别。同一个人在不同的年龄阶段对同一文学作品的反映也不尽相同。"一千个读者就有一千个哈姆雷特"说的就是这个道理。

任务二　求美者的心理过程

一、求美者的认知过程

认知过程（cognitive process）是人们获得知识和应用知识的过程。求美者认知过程是指求美者获得关于人体形象"美"的知识和应用人体形象"美"的知识的过程。人通过认知过程来反映客观事物及事物之间的内在联系，认知过程包括感觉、知觉、记忆、思维、想象和注意。求美者通过感觉、知觉、记忆、思维、想象和注意，获得关于人体形象"美"的知识，并将这些知识应用到实践中。

（一）感觉和知觉

1. 感觉

（1）感觉（sensation）的概念　　感觉是人脑对直接作用于感觉器官的客观事物的个别属性的反映。感觉只能反映事物的个别属性，如颜色、声音、气味等，是最简单的心理现象。一切较高级、较复杂的心理现象，都是在感觉的基础上产生的。感觉是人认识世界的开始。如果一个人丧失了感觉，就不能产生认知，也不会有情绪情感和意志。如果感觉被剥夺，人的心理就会出现异常。

（2）感觉的种类　　根据刺激的来源，感觉可以分为内部感觉和外部感觉。接受机体内部刺激并反映它们的属性的感觉称为内部感觉，包括运动觉、平衡觉、机体觉等。接受外部刺激并反映它们的属性的感觉称为外部感觉，包括视、听、嗅、触觉等。

（3）感受器与适宜刺激　　直接接受刺激产生兴奋的装置称为感受器（sensor）。感受器将各种刺激的能量转换为神经冲动，经传入神经到达大脑皮层的特定区域形成感觉。大多数感受器只对一种刺激特别敏感，并且感受器与刺激种类的关系都是固定的。例如，视觉感受器感受光波的刺激，听觉感受器感受声波的刺激，嗅觉感受器感受气味的刺激等。感觉器官最敏感的刺激称为该感受器的适宜刺激（adequate stimulu）。视觉的适宜刺激是波长为380～780纳米的电磁波，听觉的适宜刺激是16～20000赫兹的空气振动，嗅觉的适宜刺激是能挥发的、有适宜气味的物质。

（4）感受性和感觉阈限　　每个人的感觉器官的感受能力是不同的。同样的声波刺激，有的人能听到，有的人却听不到，这就是感觉能力的差别。感觉器官对适宜刺激的感受能力称为感受性（sensitivity）。感受性的高低可以用感觉阈限来衡量。能引起感觉的最小刺激量称为感觉阈限（sensory limen）。感受性与感觉阈限在一定范围内呈反比，感觉阈限越低感受性越高。

（5）感觉的现象　　感觉适应（sensory adaption）是指在外界刺激的持续作用下，感受性发生变化的现象。"入芝兰之室,久而不闻其香;入鲍鱼之肆,久而不闻其臭",说的就是感觉适应现象。各种感觉的适应性有很大差别。嗅觉很快产生适应,痛觉则很难适应。有些感觉适应表现为感受性降低,有些感觉适应则表现为感受性提高。人从亮的环境到暗的环境,开始看不到东西,后来逐渐看到了东西,这是暗适应;从暗的环境到亮的环境,开始觉得光线刺眼,慢慢就适应了,这是明适应。暗适应是感受性增强的现象。在实际生活中,感觉适应是利弊兼具的一种心理现象。

感觉后象(afterimage)是指外界刺激停止作用后,感觉形象能暂时保留一段时间的现象。音乐停止后,声音还在耳朵里萦绕;电灯熄灭了,灯泡的形象还能在眼睛里保留一会儿。

不同刺激作用于同一感受器时,感受性在强度和性质上发生变化的现象叫感觉对比(sensory contrast)。如灰色在黑色的背景上要比在白色背景上显得更亮一些,如图2-2所示。人们常说"红花还得绿叶衬",就是因为有了绿色的对比,红色看起来更加鲜艳了。"浓妆淡抹总相宜",也是同样的道理。除了视觉有对比,嗅觉、味觉和皮肤感觉都有对比现象。如患者喝过苦的药水,再吃甜的东西,会觉得更甜;触摸过冷的东西再摸热的东西,觉得热的更热了。

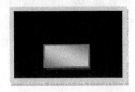 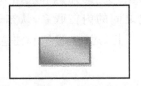

图 2-2　灰、黑对比图

当我们听到节奏感很强的音乐时,会觉得灯光也和音乐节奏一起闪动。这种一个刺激不仅引起一种感觉,同时还引起另一种感觉的现象叫联觉(synesthesia)。联觉现象在日常生活中非常普遍。教室和病房需要安静,其装饰常常采用冷色调,冷色使人感到清凉平静。电冰箱大多数是以白色为主的冷色调,因为红色等暖色调会让人产生其制冷效果不好的错觉。

在不同的生活实践中,人的感受性发展也不相同。尤其是通过专门的训练可使人的某种感觉比常人敏感。如调音师的听觉比常人灵敏。如果一个人丧失某种感觉,由于生活的需要,会使其他感觉更加发达来补偿,叫感觉的相互补偿。如盲人的听觉和触觉更加灵敏。

个体感觉能力会影响对美的感受,感觉的现象在审美领域应用的非常广泛。如衣服颜色、图案的不同搭配会产生不同的美感。

▌相关链接▐

感觉剥夺实验(experiment of sensory deprivation)

感觉剥夺(sensory deprivation)是一种特殊的心理状态,是通过控制或去除使人产生感觉的刺激的实验而获得的。1954年,加拿大心理学家做了这样的实验,他们让志愿者戴上半透明的塑料眼罩、纸板做的套袖和厚厚的棉手套,躺在一张床上什么也不用做(除了吃饭和上厕所),时间要尽可能长。没过几天,志愿者们就纷纷退出。他们感到非常难受,根本不能进行清晰的思考,哪怕是在很短的时间内注意力都无法集中,思维活动似乎总是"跳来跳去"。更为可怕的是,有人出现了幻觉,包括视幻觉(如出现光的闪烁)、听幻觉(如似乎听到狗叫声、打字声、滴水声等)、触幻觉(如感到有冰冷的钢板压在前额和面颊,或感到有人从身体下面把床垫抽走)。这个实验表明:丰富的、多变的环境刺激是人生存的必要条件。人的身心要想保持正常的状态，就需要不断地从外界获得刺激。在感觉被剥夺后，人会产生难以忍受的痛苦，各种心理功能将受到不同程度的损伤。

2. 知觉

（1）知觉的概念 知觉（perception）是人脑对直接作用于感觉器官的客观事物的整体属性的反映。知觉与感觉都是人脑对直接作用于感觉器官事物的反映，但是感觉只反映事物的个别属性，知觉则反映事物的整体属性；知觉对事物的反映依赖于个人的知识和经验，并受人的主观态度影响，而感觉则不依赖于个人的知识和经验。

（2）知觉的分类 依据知觉对象存在的形式分为空间知觉、时间知觉、运动知觉等。

空间知觉（space perception）是对事物空间特性的反映，它不是天生就有的，是通过后天学习获得的，包括对物体大小的知觉、形状知觉、方位知觉、距离知觉。

时间知觉（time perception）是对事物的延续性和顺序性的反映。人可以根据计时器、昼夜交替、四季变换及人体的生物钟等对时间进行知觉。生物钟不仅可以估计时间还可以调节人的行为活动。人们所从事活动内容的丰富性、对事件所持有的态度和情绪可以影响时间知觉的准确性。

运动知觉（motion perception）是对物体在空间位移速度的反映。物体位移的速度太快太慢都不产生运动知觉。如光的运动速度非常快，时钟上的时针走得太慢，人们都看不到。

对刺激的主观歪曲的知觉称为错觉（illusion）。错觉是客观存在的，通过主观无法克服，有固定的倾向。只要具备条件，错觉就必然产生，这是有规律的。视觉错觉有线条长短的错觉、线条方向的错觉等，如图 2-3 所示。电影、电视中的特技镜头、霓虹灯的变换效果等，都是错觉在现实生活中的应用。

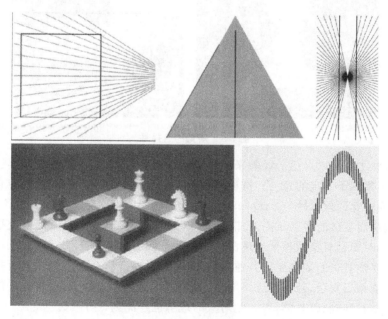

图 2-3 视觉错觉

（3）知觉的特性 知觉的对象由不同的部分组成，有不同的属性，但我们并不把它感知为个别孤立的部分，而总是把它作为具有一定结构的整体来反映，甚至当某些部分被遮盖或抹去时,我们也能够将零散的部分组织成完整的对象,知觉的这种特性称为知觉的整体性(consciousness comprehensive)或知觉的组织性。格式塔心理学曾对知觉的整体性进行过许多研究,提出知觉是把组成事物的各个部分,按照一定的规律,以稳定并且连贯的形式组织起来,如图 2-4 所示。

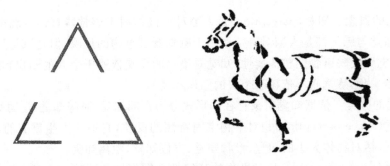

图 2-4　知觉的整体性

作用于感觉器官的事物有很多,人习惯把某一事物作为知觉的对象,对象周围的事物作为知觉背景。知觉对象清楚突出,而知觉背景模糊不清。这种对外界事物进行选择的知觉特性,称为知觉的选择性(perceptual selectivity)。由于知觉的选择性,人能集中注意少数重要的刺激而排除次要刺激的干扰。知觉的对象并不是固定不变的。知觉对象与知觉背景可以发生变化,如图 2-5 所示。

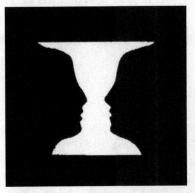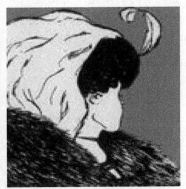

图 2-5　知觉的选择性

知觉的目标之一是以自己的经验来解释知觉的对象,并用词汇或概念对其进行命名或归类,即给知觉对象赋予一定的意义。这种以经验为基础,去理解和解释事物,使它具有一定意义的特性,称为知觉的理解性(perceptual intelligibility)。即便在非常困难的条件下,人也能够依据特别微小而零散的线索试图对知觉对象命名,并把它归入到熟悉的一类事物之中。知识经验越丰富,对知觉对象的理解就越深刻、越全面,知觉也就越迅速、越完整、越正确。一个经验丰富的美容师对美的知觉要比普通人更完整。另外,言语对人的知觉具有指导作用。言语提示能在环境相当复杂、外部标志不明显的情况下,唤起人的回忆,运用过去的经验来进行知觉。言语提示越准确、越具体,对知觉对象的理解也越深刻、越广泛。

知觉的恒常性(perceptual constancy)是指知觉并不随着知觉条件的变化而变化的特点。例如,就视觉而言,随着观察的距离、角度和明暗条件不同,视网膜上的物像各不相同,但人们能够校正信息的输入,不至于面对复杂多变的外部环境而不知所措。知觉的这种相对稳定的特性使人能够在不同的情况下,始终按事物的真实面貌来反映事物,从而有效地适应环境。因此,知识经验越丰富,就越有助于知觉对象的恒常性。知觉恒常性现象在视知觉中表现得很明显,主要表现为大小恒常性、形状恒常性、明度恒常性和颜色恒常性。

（二）记忆

1. 记忆的概念 记忆(memory)是过去的经验在头脑中的反映。凡是过去的记忆都可以储存在大脑中,在需要的时候又可以把它们从大脑中提取出来,只有这样人们才能不断地积累知识和经验,并通过分类、比较等思维活动,认识事物的本质和事物之间的内在联系。所以,记忆是人脑对输入的信息进行储存、编码和提取的过程。记忆把过去的心理活动和现在的心理活动联系起来,是心理发展的基础。

2. 记忆的种类 根据记忆的内容,记忆可分为以下四种。

（1）形象记忆 形象记忆(imaginal memory)是对感知过的事物形象的记忆。通常以表象形式存在,因此也叫表象记忆。这种记忆是对客观事物的形状、大小、体积、颜色、声音、气味、滋味、软硬、温冷等具体形象和外貌的记忆。直观形象性是形象记忆的显著特点。

（2）语词记忆 语词记忆(semantic memory)是用词的形式对事物的性质、意义等方面的记忆,也叫逻辑记忆(logic memory)。这种记忆不是保持事物的具体形象,而是以概念、判断、推理等为内容,是人类特有的记忆形式。

（3）情绪记忆 情绪记忆(emotional memory)是对自己体验过的情绪和情感的记忆,也叫情感记忆。如对某些事件愉快的记忆,对某些事件痛苦的记忆。情绪记忆常成为人们当前活动的动力,推动人们去从事有愉快记忆的活动,回避那些有痛苦记忆的活动。

（4）动作记忆 动作记忆(movement memory)是对身体的运动状态和动作技能的记忆,也叫运动记忆。如某些生活习惯和一些工作生活的技能等,都是动作记忆。这一类记忆比较牢固。

上述记忆之间是相互联系的,在记忆事物时,常有两种或者多种记忆形式参与。

3. 记忆的过程 记忆由识记、保持、再现这三个基本环节组成。

识记是记忆的开始,是外界信息输入大脑并进行编码的过程,也是人们学习和取得知识经验的过程。识记可分为无意识记和有意识记两种。

（1）无意识记(unintentional memory)是没有预定目的,也不需要付出努力的识记。一般来说,人们感兴趣的事物、有重大意义的事物以及许多知识和经验都可以通过无意识记进行记忆。但是无意识记具有片面性、偶然性等特点,不利于系统的学习知识。

（2）有意识记(intentional memory)是事先有明确目的,并需要付出努力的识记。如单词的记忆。有意识记是系统学习和掌握知识的主要手段,在学习和工作中具有重要意义。有意识记还可分为机械识记和意义识记。意义识记比机械识记持久,并且更易于回忆或再认。

▌相关链接▐

记忆的脑学说理论

1. 整合论

美国心理学家拉胥里(Lashley)提出:记忆是整个大脑皮层活动的结果,它和脑的各个部分都有关系,而不是皮层某个特殊部位的机能。他用实验的方法破坏动物大脑皮层的不同区域,发现大脑皮层破坏的区域越大,记忆的丧失就越严重。

2. 定位论

法国医生布洛卡(Broca, P.)提出脑机能定位论。他认为:脑的机能是由大脑的一些特定区域负责的,记忆当然也不例外。

3. 功能模块(SPI)理论

SPI 是串行(serial)、并行(parallel)、独立(independent)的缩写。这种理论认为,记忆系统是由多个执行特定功能的记忆模块构成的。信息以串行的加工方式进入记忆系统,在一个记忆模块中的编码依赖于某些其他功能模块中信息加工是否成功。也就是说,一个记忆模块的输出提供给另外模块的输入。信息以并行的方式存储在各个特定的记忆模块中,提取一个子系统的信息不会牵连其他的子系统,各个子系统之间是相对独立的。

知识经验在大脑中储存和巩固的过程叫保持。保持是信息储存的动态过程,随着时间的推移,保持的内容在量和质两方面发生变化。由于每个人的知识和经验不同,信息保持的变化也不尽相同。识记获得知识经验,保持把识记的内容储存在大脑中,识记的次数越多,知识和经验保持的越牢固。

再现又包括回忆和再认。回忆和再认是储存的信息提取的过程。从大脑中提取知识经验的过程称为回忆。识记过的材料重现在眼前,再从大脑中提取的过程称为再认。再认和回忆都是从大脑中提取已经储存的信息,只是形式不一样。

记忆的过程是一个完整的过程,这个过程的三个环节是密不可分的,缺少任何一个环节记忆都不能完成。识记是保持和回忆的前提,没有识记就没有保持,更不会有回忆和再认;识记了没有保持,就不会有回忆和再认,保持是识记和回忆的中间环节;回忆是识记和保持的结果,有助于所学知识的巩固或经验的获得。

4. 记忆的三种系统 根据信息的编码、储存时间的长短和信息提取方式的不同,记忆可分为瞬时记忆、短时记忆和长时记忆三种系统,如图 2-6 所示。

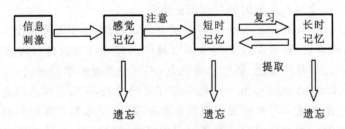

图 2-6 记忆的三种系统

瞬时记忆(immediate memory)又称为感觉记忆或感觉登记,是指外界刺激以极短的时间呈现一次后,信息在感觉通道内迅速被登记并保留一瞬间的记忆。瞬时记忆的信息以感觉的形式保存,以刺激的物理特性进行编码。瞬时记忆的容量很大,但保留的时间很短。图像记忆可以保存 0.25～1 s,声像记忆可超过 1 s。瞬时记忆因注意可转入短时记忆。

短时记忆(short-term memory)是指外界刺激以极短的时间一次呈现后,保持时间在1 min内的记忆。在短时记忆对信息的编码方式中,语言材料多为听觉形式编码,非语言材料以视觉表象为主。短时记忆既有从瞬时记忆中转来的信息,也有从长时记忆中提取出来的信息。它们都是当前正在加工的信息,因此是可以被意识到的。短时记忆的内容可以是字、词或短语等。短时记忆中的信息经过复述可以进入长时记忆,如果不复述则随时间延长而自动消失。

长时记忆(long-term memory)是指信息保持时间大于 1 min 的记忆。长时记忆的信息保持时间可以是几分钟、几天、几个月、几年,甚至终生难忘。长时记忆的容量无论是信息的种类还是数量都很大。长时记忆的信息编码有语义编码和形象编码。研究表明,长时记忆的材料组织程度越高,越容易提取。当长时记忆储存的信息因为自然衰退或者受到干扰时,会产生遗忘。

5. 遗忘及其规律 如果储存在大脑中的信息既不能回忆也不能再认,或者发生了错误的回忆或再认,就是发生了遗忘(forgetting)。遗忘可能是永久性遗忘,如果不重新学习,就永远不能回忆或者再认;也可能是暂时性不能回忆或者再认,在适当条件下还可以再恢复。

德国心理学家艾宾浩斯(Herann Ebbinghaus,1850—1909)是对记忆和遗忘进行研究的创始人。他在识记后不同的时间间隔里检查被试者的记忆保存量,结果发现,在识记的最初阶段遗忘的速度很快,但是,随着时间的推移,遗忘的速度越来越慢。他的研究成果证明了遗忘的规律。后人用他的实验数据,以间隔的时间为横坐标,以保存量为纵坐标,绘制了遗忘进程曲线,如图 2-7 所示。

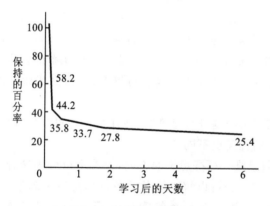

图 2-7 艾宾浩斯遗忘曲线

▌相关链接▐

艾宾浩斯出身于德国巴门的商人家庭,17 岁进入波恩大学学习历史学和语言学。1873 年在波恩大学获得博士学位。1875—1878 年游学于英国、法国,受费希纳的影响开始用实验方法研究记忆。1886 年任柏林大学副教授。1890 年,艾宾浩斯和他人共同创办了《心理学和感觉生理学杂志》。1894 年任布劳斯雷大学教授。1905 年任哈雷大学教授。

（三）思维

1. 思维的概念 思维(thinking)是人脑对客观事物的本质和事物之间的内在联系的反映。在思维的形式上,思维是对客观事物间接的和概括的反映;在反映客观事物的时间上,思维可以反映当前的事物,也可以反映过去的事物,甚至可以反映未发生的事物。

2. 思维的特征 思维作为事物内在联系的反映形式,具有间接性和概括性的特征。

（1）间接性 思维对客观事物的反映不是直接的,而是根据以往的经验或者以其他事物为媒介,对没有直接作用于感觉器官的客观事物加以认识和反映,这就是思维的间接性。例如,早上起来看到马路很湿,可以推断出昨天夜里下了雨。虽然没有亲眼看见下雨,但是从眼前的情景可以推断出来。由于思维的间接性,人们可以对尚未发生的事物做出预见,资深的美容师可以根据经验为求美者提供更好的服务。

(2)概括性　思维可以把某一类事物的共同属性抽取出来,形成这一类事物共同的、本质的、规律性的认识,这就是思维的概括性。一个概念概括了一类事物的共同属性,以词的形式表现出来。例如,把各种蔬菜的共同特点抽取出来加以概括,形成蔬菜的概念;把各种水果的共同特点抽取出来加以概括,形成水果的概念。概念的形成,先是把事物的特性从事物本身中抽取出来,然后再把抽取出来的事物的属性加以分类,用词语把这一类事物标记出来,这就是思维的概括。思维的概括水平随着知识的丰富、经验的增多、言语的发展,由低级向高级不断发展。思维的概括水平越高,越能认识事物的本质和规律。

3. 思维的种类

(1)动作思维、形象思维和抽象思维　根据思维的形态,思维可以分为动作思维、形象思维和抽象思维。动作思维(action thinking)是在思维过程中,以实际动作为支撑的思维。婴幼儿掌握的语言少,其思维方式主要靠动作思维来解决问题。动作思维具有直观和具体的特点。形象思维(imaginal thinking)是用表象来解决问题的思维。如作家在文艺作品中塑造人物形象,建筑设计师设计房屋都是形象思维。抽象思维(abstract thinking)是以概念、判断、推理的形式来反映客观事物的运动规律、本质特征和内在联系的认识过程。如医生将患者的症状、体征及实验室检查等因素结合在一起进行思考,得出临床诊断。抽象思维是发展较晚的一种高级形式。

一般情况下,成人在解决问题进行思维时,往往是三种思维相互联系、交叉运用的。由于任务不同,三种思维参与的程度也不同。

(2)聚合思维和发散思维　根据思维的方向,思维可以分为聚合思维和发散思维。聚合思维(convergent thinking)是把可以解决问题的各种信息集中起来得出最好的答案,也叫求同思维。如在单项选择题,就是在几个答案中选择一个最佳答案。发散思维(divergent thinking)是沿着不同的方向或者从不同角度探索解决问题的答案的思维,也叫求异思维。当解决问题不止一个方法或者没有现成的经验可以借鉴的时候,就需要发散思维。

(3)再造思维和创造性思维　根据思维是否具有创造性,思维可分为再造思维和创造性思维。再造思维(reproductive thinking)是用已知的方法解决问题的思维。这种思维在解决问题时既规范又可以节约时间。创造性思维(creative thinking)是用独创的方法解决问题的思维,是智力水平高度发展的表现。创造性思维可以带来更高的社会价值。

4. 解决问题的思维过程　认知心理学研究思维的一个途径就是解决问题。解决问题是一个非常复杂的心理过程,其中最为关键的是思维活动。解决问题的思维过程可分为发现问题、分析问题、提出假设和检验假设四个阶段。

(1)发现问题　发现问题是解决问题的开始阶段,是看清楚问题,并产生解决问题的需要和动机。这与个体的认知水平、知识经验、需要和动机等因素有关。认知水平高、知识经验丰富、求知欲旺盛的人,容易发现问题。如喜欢打扮自己的人会更懂得打扮,美容专业人员更容易发现服饰搭配上的问题。

(2)分析问题　分析问题就是找出问题的关键所在,找出问题的主要矛盾和矛盾的主要方面。通过这些分析,可以把握问题的实质,确定解决问题的方向。

（3）提出假设　提出假设就是根据问题的性质、已有的知识经验、以前解决类似问题所用的策略等因素，找出解决问题的原则、途径和方法。提出假设不一定一次成功，往往要经过多次的尝试之后，才能找到正确的解决方案。

（4）检验假设　要查明假设是否正确，必须通过实践证明。如果假设在实践中多次验证获得成功，问题得到了解决，就证明了假设是正确的。反之，证明假设是错误的，就需要另外寻找解决问题的方案，重新提出假设。

在现实中不能机械地去应用以上所说的解决问题的步骤，因为实际的思维过程不会按照一个步骤接着一个步骤进行，而是一个反复的、曲折的过程。

（四）想象

1. 想象的概念　想象（imagination）是大脑对已有的表象进行加工和改造，进而创造新形象的过程。这是一个形象思维的过程。

2. 想象与表象的区别　想象来源于表象却不等同于表象。表象是大脑中过去已知事物形象的再现，属于形象记忆；而想象则是通过对表象的加工和改造，创造新形象的思维过程，属于形象思维。例如，在文学作品中，作家把在日常生活中接触过的人物形象进行分析归类，将一些典型的特点集中在某一个人身上，从而创造出新的人物形象。想象出来的人物形象既是现实生活中的某一个人，又有其他人的某些特点。所以，想象是来源于现实生活，以表象为基本素材，借助表象的某些方面创造出来的新形象，它可以是世上尚不存在的或根本不可能存在的事物形象。

3. 想象的分类　按照是否有目的、有意识，想象分为无意想象和有意想象。

（1）无意想象　没有预定的目的，在某种刺激下，不由自主产生的想象叫无意想象。如在溶洞中看到形状各异的钟乳石，我们根据它的形状，把它想象成现实中的事物。梦是一种无意想象，没有目的，不受意识支配，而且内容往往脱离现实，不合逻辑。如果一个人总能听见现实中根本不存在的声音，或者看见现实中不存在的物体，这就是出现了幻觉。幻觉是在精神异常状态下产生的无意想象。

（2）有意想象　有目的、有意识进行的想象是有意想象。有意想象又分为再造想象、创造想象和幻想。

当我们在看文学作品中的人物描述时，头脑中会产生一个活生生的人物形象，这种根据语言描述或图标模式的示意，在头脑中形成相应形象的想象叫再造想象。在再造想象过程中，我们会运用自己的感知觉材料和记忆表象作部分的补充。

不依据现成的描述和图示，创造出新形象的过程叫创造想象。如科学家的创造发明、服装设计师设计的新款服装、画家构思绘制的图画等。创造想象具有首创性的特点，比再造想象要复杂、困难得多。

幻想也是一种创造想象，它是和一个人的愿望相联系并指向未来的想象。科学幻想推动人们探索世界，为人类造福。古人幻想的"嫦娥奔月"如今都变为了现实。个人对自己未来的可实现的幻想就是理想。理想是个人进步的动力。如果只停留在对未来的幻想中，而没有实现这种愿望的努力，幻想就成了空想。空想使人沉溺于虚假的满足，是有害的。

（五）注意

1. 注意的概念　注意（attention）是心理活动对一定对象的指向和集中。指向是指由于器官容量的限制，心理活动总是选择某一对象，同时舍弃其他对象。集中是指心理活动停留在某一对象并保持一定的紧张度和强度。如外科医生在做手术时,他的注意集中在手术操作中。注意集中能使选择对象处于心理活动的中心并努力维持,是主动进行的。

注意不是独立的心理过程,而是心理过程的共同特性。离开心理过程,注意就不存在;离开注意,心理过程也无法进行。注意不能反映事物的属性、特点,只能保证心理过程朝着目标进行,及时准确地反映客观事物及其变化。

2. 注意的种类　根据产生和保持注意有无目的性和意志努力的程度不同,可以把注意分为无意注意、有意注意和有意后注意三类。

没有预定目的,不需要意志努力维持的注意称为无意注意。无意注意是由外界事物引起的不由自主的注意,因此也叫不随意注意。引起无意注意的原因,一方面有刺激本身的特征,如新颖的、奇异的、变化的、对比鲜明的、突然出现的、强度大的刺激;另一方面还包括人的主观特征,如个人的兴趣、爱好、需要、情绪等。

有预定目的,需要付出一定意志努力维持的注意,称为有意注意,也叫随意注意。有意注意是一种主动的服从注意对象的状态,受人的意识支配。如学生上课认真听讲,这是需要意志努力维持的有意注意。有意注意是在无意注意的基础上发展起来的,人类所特有的一种心理现象。有意注意可以提高工作和学习的效率,因此,要培养有意注意。可以通过加深对目的、任务的理解,培养和提高兴趣、增强抗干扰的能力等途径来保持有意注意。

既有目的,又不需要意志努力维持的注意,就是有意后注意,也叫随意后注意。当我们刚学骑自行车时,特别小心、精力集中,这是有意注意。当把自行车作为交通工具,骑自行车已经变成一种熟练的技能时,这时骑自行车就不需要特别关注,只在交通拥挤的复杂情况时,稍加注意就行了,这时骑自行车就成了有意后注意。有意后注意是在有意注意的基础上发展起来的,具有高度的稳定性。当一些活动和操作变成有意后注意,将会节省精力,对完成长期任务有积极的意义。

在每个人的心理活动中,都有这三种注意类型。无意注意可以转化为有意注意,有意注意可以转化为有意后注意,三种注意类型相互转化,才能保证人们学习和工作的效率。

3. 注意的品质

(1) 注意广度　在同一时间内一个人能清楚地觉察或认识客体的数量,叫注意广度,也叫注意范围。注意范围与任务的难易程度、注意的对象是否集中有关,还与个体的知识经验、情绪有关。只有具备一定的注意广度,才能"眼观六路,耳听八方",将复杂的注意对象"尽收眼底"。

(2) 注意的稳定性　在同一对象或同一活动上注意所能持续的时间,称为注意的稳定性。注意维持的时间越长,稳定性越高。注意的稳定性直接影响学习和工作的效率,并且有较大的个体差异。注意稳定性与个体的个性特征和后天的专门训练有关。

当注意被无关对象吸引而离开了心理活动所要指向的对象时,称为注意分散,这也是我们平时所说的分心。分心使学习和工作的效率下降,是一种需要克服的不良习惯。

(3) 注意分配　注意分配是指在同一时间内把注意指向于不同的对象,同时从事两种或两种以上不同活动的现象。如有人一边看电视一边织毛衣;有人一边看小说一边听音乐;美容师一边为顾客做美容,一边与顾客聊天。这些现象都说明注意是可以分配的。但是,注意分配也是有条件的。当所从事的活动至少有一种活动是非常熟练的,才能进行注意分配。例如,让写字不熟练的小学生一边听讲一边记笔记,就会出现听讲忘了记笔记或者记笔记忘了听讲的情况。只有在写字非常熟练时,才能一边听讲一边记笔记。另外,所从事的活动之间要存在内在联系,如果没有内在联系,也很难做到注意分配。如在弹奏歌曲的同时演唱,必须是同一首歌,才能进行注意分配。人是无法弹奏一首歌曲而演唱另外一首歌曲的。通过训练使操作技能熟练,就可以提高注意的分配能力,进而提高工作效率。

（4）注意转移 由于任务的变化,注意由当前的对象转移到旁边的对象上去的现象,称为注意转移。注意转移不同于注意分散,前者是根据任务的要求,主动转移到另一种对象上;后者是被动离开,转移到无关的对象上。注意转移的速度取决于个体对前后两种活动的态度,也受个性的影响。

二、求美者的情绪情感过程

人在认识和改造客观世界的实践活动中,会表现出喜、怒、哀、惧等情绪,这就是人的情绪情感过程。求美者在求美的过程中也有一系列的情绪情感体验。

（一）情绪与情感概述

情绪（emotion）和情感（feeling）是人对客观事物是否满足自己的需要而产生的态度体验。客观事物是情绪情感产生的来源,需要是情绪情感产生的基础。如果外界事物符合主体需要,就会引起积极的情绪体验,否则会引起消极的情绪体验。另外,情绪和情感是一种主观感受或者内向体验,它能够扩大或缩小、加强或减弱内在需要,使人更易于适应变化多端的环境。

1. 情绪与情感的区别和联系 情绪是人对客观事物是否符合自己需要的体验。这是较低级的,人和动物共有。如在面对美好的事物,人会产生愉悦感;对危及生命安全的事件,人会产生恐惧。情感是人与社会需要相关联的体验。这是高级的、复杂的、人类特有的。情绪具有冲动性、情境性和不稳定性的特点;情感具有深刻性、稳定性和持久性的特点。

情绪和情感是同一个心理过程,是同一过程的两个不同层面。情绪依赖于情感,情感也依赖于情绪。情绪的日积月累会发展为某种情感,情感总是在各种不断变化的情绪中体现出来。离开具体的情绪过程,情感就不存在。如一个人的爱国主义情感在不同情况下的表现不同,当看到社会不公时无比愤怒,当看到祖国日新月异时非常喜悦。

▌ **相关链接** ▐

情绪的分化

人的情绪经历了从简单到复杂的分化过程。我国心理学家林传鼎在 20 世纪 40 年代末曾对 500 多名新生儿和不同年龄的儿童进行观察,发现:新生儿有两种明显的不同的情绪反应,即生理需要满足的愉快反应和生理需要未满足的不愉快反应。婴儿出生 3 个月可有欲求、喜悦、厌恶、气愤、惊骇、烦闷等六种情绪反应相继发生。2 岁儿童已发展出对人的尊敬、同情,对事物的好奇、美慕,关于评价的惭愧、失望等多种情绪反应。

2. 情绪与情感的功能

（1）适应 情绪和情感是机体生存、发展和适应环境的重要手段,这有利于改善人的生存和生活条件。如婴儿通过情绪反应与成人交流,以便得到更好的抚养。人们也可以通过察言观色了解他人的情绪状态,来决定自己的对策,维持正常的人际交往。这些都是为了更好地适应环境,以便发展。

（2）动机　内驱力是激活机体行动的动力,而情绪和情感可以使内驱力提供的信号产生放大和增强的作用。

（3）组织　情绪和情感对其他心理活动具有组织作用。因为积极的情绪和情感对活动起着促进作用,消极的情绪和情感对活动起着阻碍作用。这种作用与情绪和情感的强度有关。中等强度愉快的情绪和情感有利于人的认识活动和操作的效果。

（4）信号　情绪和情感具有传递信息、沟通思想的功能,这项功能是通过情绪与情感的外部表现也就是表情实现的。表情还与身体的健康状况有关,是医生诊断病情的指标之一。

3. 情绪与情感变化的维度及其两极化　对情绪与情感可以从强度、动力性、激动度和紧张度几方面来进行度量,即情绪情感变化有不同的维度。每一维度都具有两种对立状态,如爱与恨、喜悦与悲伤等。这两种对立状态构成了情绪情感的两极。情绪情感的强度有强和弱两极,动力性有增加和减弱两极,激动度有激动和平静两极,紧张度有紧张和轻松两极。

（二）情绪与情感的种类

1. 情绪的种类

（1）基本情绪和复合情绪　人的基本情绪有快乐、愤怒、悲哀、恐惧四种类型,简称为喜、怒、哀、惧。快乐是需要满足的体验和反映;愤怒是愿望和目的达不到、一再受挫的体验和反映;悲哀是失去喜爱的东西或无法得到所追求的东西的体验和反映;恐惧是预感或面临无法应对的危险的情绪体验。由不同的基本情绪组合派生出复合情绪。如由恐惧、痛苦、不安等情绪组合起来的可能是焦虑。

（2）心境、激情和应激　从情绪的状态看,情绪可分为心境、激情和应激三种状态。

心境(mood)是微弱的、持久的而具有弥漫性的情绪体验状态。愉快的心境使人精神愉快,看周围的事物也带上愉快的色彩,动作也会变得敏捷。正所谓"人逢喜事精神爽"。而不愉快的心境使人感到心灰意冷,意志消沉。长期悲观的心境有损于人的健康。

激情(passion)是一种强烈的、持续时间较短的情绪状态。这种状态往往由重大的、突如其来的生活事件或者激烈的、对立的意向冲突引起的,具有明显的外部表现和生理反应。在激情状态下,人能发挥自己意想不到的潜能,做出平常不敢做的事情,但也能使人的认识偏激,分析力和自控能力下降。

应激是在出乎意料的紧急情况或遇到危险情境时出现的高度紧张的情绪状态。如人在遇到地震、火灾或者恐怖袭击时,会根据自己的知识经验,迅速地判断当前情况,挖掘自己的潜能,以应对危险的情境。

2. 社会情感　人的社会情感主要有道德感、理智感和美感,这些都特属于人类的高级情感。

道德感是根据一定的道德标准,人们对自身及他人言行进行评价的一种情感体验。如对祖国的自豪感、对社会的责任感、对集体的荣誉感以及职业道德都属于道德感。

理智感是指人在智力活动中所产生的情绪体验,是满足认识和追求真理的需要而产生的。如在科学研究中发现新线索、取得新成果,学习有了进步以及多次试验失败后获得成功等,这些都是理智感。理智感对推动学习科学知识、探索科学奥秘有积极作用。

美感是按照个人的审美标准对客观事物、文学艺术作品以及社会生活进行评价产生的情感体验。美感包括自然美感、社会美感和艺术美感。雄伟壮丽的山脉、波涛汹涌的大海、蜿蜒的溪流、广袤的草原蕴含自然美感;高尚的品格、优雅的举止、礼貌的行为是社会美感;扣人心弦的小说、激动人心的乐曲、巧夺天工的雕塑属于艺术美感。美感体验与个人的审美能力和知识经验有关。

（三）情绪对身心健康的影响

医学研究发现，当人处于愉快、欣喜等情绪时，机体的免疫力提高，有益于人们的健康。而当人长期处于忧愁、焦虑、抑郁等情绪时，机体的免疫力下降。长期处于负能量的情绪下，会妨碍个体的正常心理活动，导致社会功能下降，影响工作、学习和社会交往。高血压、消化性溃疡、某些恶性肿瘤等疾病与人的情绪有关，属于心身疾病。

不良的情绪不但影响个人的生活质量，还破坏周围人的心情，导致人际关系紧张或恶化。对于正在成长期的孩子，如果生活在这种环境中，还会影响孩子的身心健康，甚至导致行为障碍。

（四）情绪调节

情绪调节是个体管理、调整、整合、改变自己或他人情绪的过程。在这个过程中，通过一定行为策略和机制，情绪在主观感受、生理反应等方面发生一定的变化。情绪调节的策略主要有以下四种。

1. 合理宣泄不良情绪　通过写日记、听音乐、唱歌、旅游、找朋友聊天、体育锻炼等方式来加以宣泄，也可以在无人的地方大声喊叫或大哭一场来解除自己的压抑情绪。

2. 转移注意力　通过转移注意力的方法来切断不良情绪的发展，利用自己的优势和兴趣爱好，把不良情绪转移到现实行为中去，以弱化恶劣的情绪。切忌把心中的烦恼和怨气发泄到周围人身上，尤其是亲人身上，或采取一些不良的嗜好进行发泄。如抽烟、酗酒或者吸食毒品等。

3. 升华　将自己的行为和欲望导向有利于社会和个人的、比较崇高的方向，这就是升华作用。在别人升职加薪、取得成就时，与其妒忌、痛苦而情绪不佳，不如冷静理智地面对，把着眼点放在自己的事业上，全心投入到学习工作之中，一方面可以淡化自己的坏情绪，另一方面对社会和个人都有利。

4. 提升幽默感　"笑一笑十年少，愁一愁白了头"，幽默感可以解除心病，维持心理平衡，对不良情绪起到调节作用，并可控制不良情绪的发生。如哲学家苏格拉底在跟学生谈论学术问题时，其夫人突然跑进来，先是大骂，接着又往苏格拉底身上浇了一桶水。苏格拉底笑着说"我早知道，打雷之后，一定会下雨。"本来很难为情的场面，经此幽默就被化解了。"快乐的情绪，健康的行为"是人类心身健康的基石，是事业成功的坚实基础。

▌相关链接▐

情 绪 理 论

1. 情绪认知理论　美国心理学家沙赫特（S. Schachter）和辛格（J. Singer）提出，任何一种情绪反应的发生，都是由于外界刺激、机体的生理变化、对刺激的认知三方相互作用的结果，其中起决定作用的是对外界刺激和机体的生理变化的认知。

2. 情绪动机-分化理论　汤姆金斯（Tomkins）指出情绪的产生并不是伴随着其他心理活动产生的一种现象，而是一种独立的心理过程。伊扎德（Izard）提出情绪的主观成分是驱动有机体采取行动的动机力量，情绪是新皮质发展的产物，随着新皮质体积的增长和功能的分化，情绪的种类也不断增加，面部肌肉的分化越来越精细。

三、求美者的意志过程

人在认识客观世界的同时,还会能动地改造世界,表现出人的意志。求美者的意志品质会体现在整个求美过程中。

(一)意志的概念

人的认识活动都是有目的的。为了达到某一目的,往往会遇到一些困难,就需要克服困难去实现目的。意志(will)是有意识地确定目的,调节和支配行为,并通过克服困难和挫折,实现预定目的的心理过程。只有有目的,通过克服困难和挫折实现的,即受意志支配的行动,才是意志行动。

(二)意志行动的特征

意志总是表现在个体的行动之中,受意志支配和控制的行为称为意志行动。人的意志行动有以下三个主要特征。

1. 明确的目的性 明确的目的性是指人在行动之前有一定的计划,能清楚地意识到自己要做什么、准备怎么做,这与动物本能的、无意识的活动有本质不同。如求美者往往明确地知道自己求美的目的是变美。但有时人的行动也缺乏目的性,如梦游就是无目的无意识活动,不属于意志活动。

2. 与克服困难相联系 意志活动是有目的的活动,在目的和现实之间总是有各种各样的障碍和困难需要克服。没有任何困难和障碍的活动不能算意志活动。在活动中克服困难的性质和程度,可以用来衡量一个人的意志是否坚强以及坚强的程度。

3. 以随意运动为基础 人的活动是由一系列动作或运动组合而成,这些运动可分为不随意运动和随意运动。不随意运动是指不以人的意志为转移的、自发的运动,如由自主神经支配的内脏活动和非条件反射活动。随意运动是以意识为中介的运动形式。人的意志活动是由一系列随意运动实现的。意志行动的目的性决定了意志行动必须是在人的主观意识控制下完成的,所以随意运动是意志行动的基础。工作中各种操作都是随意运动,它要求有一定目的和熟练程度,是意志行动的必要条件。

(三)意志行动的基本阶段

意志行动包括对行动目的的确立和对行动计划的制定,以及采取行动达到目的,因此它分为准备阶段和执行决定阶段。

1. 准备阶段 这一阶段包括在思想上权衡行动的动机、确定行动的目的、选择行动的方法并做出行动的决定。

2. 执行决定阶段 执行阶段则是执行所采取的决定。在执行阶段,既要坚定地执行既定的计划,又要克制那些妨碍达到既定目标的动机和行动。意志的强弱主要表现在两个方面:一方面坚持预定的目的和计划好的行为程序,另一方面制止那些不利于达到目的的行为。在这一阶段还要不断审视自己的计划,以便及时修正计划,保证目标的实现。

(四)意志的品质

人们在生活实践中所表现的意志特点是不同的,如目的的明确程度、克服困难的坚韧性等都有很大差异。良好的意志品质包括自觉性、果断性、坚韧性和自制性四个品质。

意志的自觉性是指对行动目的有深刻的认识,有明确的目的,能认识行动的意义,使自己的行动自觉服从活动的品质。有了自觉性的品质,就不会屈从于外界压力而随波逐流。如有些求美者明确表示自己要割双眼皮。缺乏自觉性做事容易受外界的人和事物影响,如从众随大流。与意志的自觉性相反的特征是被动性和盲目性。

意志的果断性是指根据客观事实,经过深入的思考,做出准确判断,当机立断地采取决定的品质。这就要求善于观察,对机遇特别的敏感。有人遇到机遇却认识不到;或者在机遇面前犹犹豫豫而错过机会;或者在机遇面前没有经过深入思考就鲁莽行事。这些都是与意志的果断性品质相反的。意志的果断性体现出个体的学识、经验、勇气和应对能力上。与意志的果断性相反的特征是优柔寡断或不计后果的草率行动。

意志的坚韧性是指以顽强的毅力、百折不挠的精神克服困难,努力实现目标的品质。有时目标远大,需要花费的时间长,付出的努力多,就需要坚韧的意志品质,抵制各种干扰,排除困难,执着追求目标。如果实现目标的条件不成熟,也需要坚持。坚韧性是成功者必备的意志品质。有些人遇到困难就退缩,做事虎头蛇尾,这些都是缺乏坚韧性的表现。与意志的坚韧性相反的特征是动摇和任性。

意志的自制性是指善于管理和控制自己的情绪和行为的品质。要想达到一定的目标,在精力有限的情况下,善于控制自己的情绪冲动并使自己按照预定的目的去行动,否则目标难以达到。有些人缺乏意志的自制性,如上课时困了就睡觉。与意志的自制性相反的特征是随意性和冲动性。

(五) 意志品质的培养

一个人越具有良好的意志品质,其成功的可能性就越大。我国明代的李时珍用了 27 年的时间读万卷书、行万里路,著成举世闻名的《本草纲目》。如何培养良好的意志品质呢?意志的各种品质是密切联系、相互影响的,其中以自觉性为基础。

1. 树立远大的理想和明确的目标 远大的理想和明确的目标是培养坚强意志的前提。顽强的意志来自远大的理想,具有远大理想的人必定是不畏艰险、不辞艰辛、勇于奋进的人。另外,要以科学的态度来分析客观现实,确立正确的、有意义的、符合社会发展要求的目标,还要与现实的学习和工作结合起来,把理想转化到现实的生活中,使自己的行动建立在自觉性的基础上,意志才有发展的可能。

2. 讲究科学的方法,遵循渐进的规律 培养意志要讲究方法,遵循规律。俗话说"罗马不是一天建成的"。如果违背人身心发展规律,过分强制自己去做超过自己能力的事情,反而会使人身心疲惫,于意志的培养并无益处。所以,在培养意志时,应注意选择科学的方法,将目标按渐进式进行分解,分阶段有步骤地实施。一个目标完成了,对于个体是一种积极的反馈,增强其自信,从而更积极地完成下一个目标。这样,意志行为逐渐成为意志习惯,再慢慢强化为良好的意志品质。

3. 参加社会实践,坚持从小事做起 意志品质是人们在长期的社会实践与生活中形成的较为稳定的心理品质,它在人们调动自身力量克服困难和挫折的实践中体现出来。但是,意志品质的培养并不局限于在挫折、困难和逆境中。有时取得成功后的坚持要比遭到失败时的顽强更难得、更重要。"富贵不淫,贫贱不移"是意志品质的完整体现。因此,要从小事做起,在日常生活小事中培养自己的意志品质。

4. 培养兴趣,从事喜欢的活动 浓厚的兴趣能激发巨大的能量。如果所从事的活动不能使人感到充实和提起兴趣,就很难坚持。在条件许可的范围内,尽量从事尝试自己感兴趣的又符合社会要求的事业或活动。

5. 塑造健全的个性 人的高级神经活动类型（气质）及其特点如反应性、兴奋性、平衡性等是意志品质的基础，可以针对个性中的弱点进行训练。如黏液质的人重视果断性训练，胆汁质的人加强自制力的训练。这样有的放矢，必将使意志品质更加完善。

意志品质在竞争激烈的当今社会尤为重要。如果一个人自觉地确定合适的目标，果断地选择抓住机会，在困难面前百折不挠，最终将会取得成功。从这个意义上讲，一切竞争都是意志力的较量。一个人在客观现实中不断培养自己的意志品质，就能获得更大的成功。

任务三 求美者的人格心理特征

一、人格的概述

（一）人格的概念

人格（personality）也称个性，是一个人的整体的精神面貌，是比较稳定的、具有一定倾向性的各种心理特征的总和。人格是一个相当稳定的，在不同的时间和地点，一个人的思想、情感和行为区别于他人的、独特的心理品质，包括个性心理倾向、个性心理特征和自我意识。

（二）人格的特性

1. 整体性 组成人格的各种心理特征相互联系、相互影响、相互制约，构成一个统一的整体，所以人格具有整体性。它虽然不能直接观察得到，但却能从一个人的行为体现出来。人格的整体性使人的内心世界、动机和行为之间保持和谐一致。

2. 稳定性 人格中的各种心理特征是稳定的，对人的行为影响始终如一，不受时间和地点限制，这就是人格的稳定性。所谓"江山易改，禀性难移"，说的就是这个意思。但是人格的稳定性并不是说人格绝对不会发生变化，这种稳定是相对的。随着社会的发展和人的发育成熟，一个人的人格特点也会或多或少地发生变化。当发生了重大生活事件或在某些疾病的影响下，人格甚至会发生显著的改变。

3. 独特性 每个人的遗传基因不同，生长环境、经历也不相同，故而形成了各自独特的心理特点，也就是人格的独特性。但是，生活在同一社会群体中的人，也会有一些相同的人格特征。所以，人格还有共同性的一面。人格的独特性和共同性的关系，就是共性和个性的关系，个性包含共性，共性通过个性表现出来。

4. 生物属性和社会属性的统一 人既有生物属性也有社会属性。人的生物属性决定了人格的生物属性，影响着人格的形成和发展。社会对个人角色的行为规范以及文化都对人格有一定的影响。

（三）人格的结构

人格心理结构是多层次、多侧面的，包括人格倾向性、人格心理特征和自我意识系统。人格倾向性即需要、动机、兴趣、理想、信念等，这是人格的动力和源泉，是人格中最活跃的部分。人格心理特征包括能力、气质、性格。完成某种心理活动所必备的心理条件，即能力；心理活动的动力特征，即气质；在生活中表现来的对客观事物的态度以及习惯化的行为方式，即性格。自我意识包括自我认识、自我体验和自我调控。

相关链接

人格结构的动力理论——弗洛伊德的人格理论

精神分析学派的创始人弗洛伊德(Freud,S.1856—1939)认为人格由本我(id)、自我(ego)和超我(superego)三部分组成。本我包括了人格中所有遗传的和原始的本能部分,它寻求直接满足,而不顾社会现实是否能实现,遵循快乐原则。自我利用了本我的一部分能量达到自身的目的,保证本我的冲动在考虑到外界要求后得以表达,遵循现实原则。超我以社会道德、社会规范为标准,抑制本我、对自我进行监控、追求完美,遵循道德原则。健康的人格是三种成分相互影响达到的平衡状态。当三者发生冲突无法解决的时候,就会导致心理疾病。

二、求美者的需要

(一)需要的概念

人饥饿了要吃饭,渴了要喝水,累了就要休息。在社会中生存还要保持良好的人际关系,这些条件都是不能缺少的,缺少了就会使机体产生不平衡。机体的不平衡状态使人对缺少的东西产生欲望和要求,这种欲望和要求就是需要。也就是说,需要是一种机体的不平衡状态,表现为机体对内外环境的渴求和欲望。

需要是不断发展的,不会总是停留在一个水平上。当前的需要得到满足,新的需要就会产生,人们又会为满足新的需要去努力。所以,人的一切活动都是为了满足需要而发生的,而需要是永远不可能得到满足。一旦需要消失,生命亦将结束。正因为如此,需要也是推动机体活动的动力和源泉。

(二)需要的种类

1. 自然需要和社会需要 从需要产生的角度看,需要分为自然需要和社会需要。自然需要是与机体的生存和种族延续有关,由生理的不平衡引起的需要称为生理需要或生物需要,如对空气、食物、休息的需要等。人在社会活动中由社会需求而产生的高级需要,如交往、求知的需要就是社会需要。社会需要不由人的生物本能决定,而是通过学习得来的,又叫获得性需要。人的社会需要由社会发展条件决定。

2. 物质需要和精神需要 从满足需要的对象来看,需要分为物质需要和精神需要。物质需要是对社会物质产品的需要,如对生活用品、住所、工作条件等的需要。精神需要是对各种社会精神产品的需要,如读书看报、欣赏艺术作品、与人交往以及审美需要等。精神需要是人类特有的,并且物质需要和精神需要之间有着密切的关系。人对物质产品的要求不仅要满足人的生理需要,还要满足人的精神需要。比如人穿衣服不仅是为了保暖,还要能够体现自己的身份、品位。

3. 需要层次理论 心理学家对需要进行了长期的研究,关于需要理论有很多。比较有影响的是美国心理学家马斯洛(Maslow,A. H. 1908—1970)提出来的需要层次理论。马斯洛认为,人的需要分为生理需要、安全的需要、爱和归宿的需要、尊重的需要和自我实现的需要五个层次。

(1)生理需要 生理需要是维持个体生存和种系发展的需要,如对食物、空气、水、性和休息的需要。在一切需要中,它是最基本、最原始的,也是最有力量的。如果这些需要得不到满足,人类的生存就成了问题。从这个意义上说,生理需要是推动人们行动的最强大的动力。只有这些最基本的需要满足到维持生存所必需的程度后,其他的需要才能成为新的激励因素。

(2)安全的需要 安全的需要是人对生命财产的安全、秩序、稳定的需要,是在生理需要得到满足的基础上产生的。这种需要得不到满足,人就会感到威胁和恐惧。这种需要表现在人都需要一个稳定的工作,有个丰厚的收入,喜欢做自己熟悉的工作,喜欢生活在熟悉的、安全的、有秩序的环境。婴儿面对外部世界时,由于能力有限而无法应付不安定因素,他们对安全的需要表现得尤为强烈。

(3)爱和归属的需要 爱和归属的需要是在满足生理需要和安全需要的基础上产生的。爱的需要是指能与他人保持一定的交往和友谊,即爱别人、接受别人的爱,同时还应保持适度的自爱。归属的需要是指被某一群体接受或依附于某个团体或个人的需要。每个人都希望和他人接触,渴望加入某一个组织或团体,并在其中获得某一职位,也希望同他人建立起亲密、关怀的关系,如结交朋友、追求爱情的需要。爱的需要与性需要有关,但不等同,性是生理需要,而爱的需要是人与人之间彼此关心、尊重和信任。如果爱的需要得不到满足,人就会感到空虚和孤独。

(4)尊重的需要 尊重的需要有两种类型,即来源别人的尊重和自我尊重。来源别人的尊重是基本的尊重,它以人的名誉、地位、社会名望或社会成就为基础,同时也包括别人如何评价自己、如何反映自己所有的特点。自我尊重则是指个人对力量、成就、自信、独立等方面的渴求。尊重的需要是一种较高层次的需要,尤其是自我尊重。满足自我尊重的需要会使人相信自己的力量和价值,使人在生活中更有力量,更富于创造性;反之,缺乏自尊会使人感到自卑,认为自己无能、缺乏价值,没有足够的信心去处理面临的问题。

(5)自我实现的需要 自我实现的需要是人类最高层次的需要,是指人希望最大限度发挥自己的能力或潜能,完成与自己能力相称的一切事情,实现自己理想的需要。但是不同的人,其自我实现需要的内容有明显的差异,科学家的科学研究,作家的创作,以及工人、司机尽善尽美完成好自己喜欢的、擅长的工作,都是为了把自己的潜能发挥到最高的境界,满足自我实现的需要。

以上需要的五个层次,是由低级到高级逐渐形成并逐级得以满足的。马斯洛认为,无论从种族发展还是个体发展的角度看,层次越低的需要,出现越早并且力量越强,因为它们的满足与否直接关系到个体的生存,因此也称为缺失性需要,如生理需要、安全需要。层次越高的需要出现的越晚,是在低层次的需要满足之后才出现的,是有助于个体的健康、发展的需要,如爱和归属的需要、尊重的需要和自我实现的需要。一个人可以有自我实现的愿望,但却不是每个人都能成为自我实现的人。能够达到自我实现的境界的人只是少数。

▌相关链接▐

需要的"ERG"理论

美国的克雷顿·奥尔德弗(Clayton Alderfer)提出被称为"ERG"的需要理论。他认为,人有三种核心需要:生存的需要、相互关系的需要和成长发展的需要。生存的需要满足人们生存的基本需要。相互关系的需要指人们保持重要的人际关系的要求。成长发展的需要表示个人谋求发展的内在愿望。他指出,人在同一时间可能有不止一种需要,如果较高层次需要的满足受到抑制,那么人们对较低层次的需要的渴望会变得更加强烈。"ERG"理论认为各层次需要不是一个刚性结构,有时这三种需要可以同时起作用。"ERG"理论还提出"受挫—回归"的观点,即当一个人的高一级需要受挫时,作为替代,他的较低层次的需要可能会有所增加。

(三)求美者的需要特点

人人都有把自己变得更加美丽的愿望,即"爱美之心人皆有之",但并不是所有人都有明显的求美行为。求美者是具有较强烈的求美欲望的人群,并以具体的求美行为,满足求美需要。求美行为往往是在满足安全需要(即这种求美行为是安全的)和满足一定的物质需要(即有一定的经济实力的基础)上去实现的。

三、求美者的动机

(一)动机的概念

动机(motivation)是激发个体朝向一定目标活动,并维持这种活动的一种内在的心理活动或内部动力。动机可根据个体的外部行为表现推断出来。动机是以需要为基础,在外界诱因刺激下产生的。当人感到缺乏某种东西时,如饿了、冷了、累了的时候,就会引起机体内部的不平衡状态,此时,需要便转化为人的行为活动的动机。这种由生理需要引起,推动个体为恢复机体内部平衡的唤醒状态叫内驱力。动机也可以由金钱、名誉、地位等外部因素引起,这种外部因素叫诱因。

(二)动机的作用

动机具有激活、指向、维持和调整的功能。

1. 激活功能 人的行动都是为了满足和实现某种愿望和欲望在动机的驱使下发生的,因此,动机可以解除由需要未得到满足而产生的生理或心理上的压力或紧张,具有驱使机体采取某种行动的能量,即激活功能。

2. 指向功能 当机体处于不平衡状态时,人的行为受动机指引,朝着特定方向和预期目标进行,这就是动机的指向功能。动机的激活取决于人是否接受信息,而指向功能取决于人接受什么样的信息。当激活的需要不止一个时,人的行为就必须在这些目标之间进行选择。选择哪一个目标,取决于个人对每一个目标的期望强度。

3. 维持和调整功能 当行为产生后,人们是否坚持这种行为,同样受动机的支配和调节。当行为指向个体所追求的目标时,相应的动机便获得强化,活动就会持续下去;当活动背离个体所追求的目标时,动机得不到强化,就会使继续活动的积极性降低或者是活动停止。因此,动机的性质和强度可以影响个体产生什么样的行为。

(三)动机的种类

人类的动机很复杂,分类也具有多样性。

1. 生理性动机和社会性动机 依据需要的种类动机分为生理性动机和社会性动机。由机体的生理需要产生的动机叫生理性动机(也叫内驱力),如吃饭、穿衣、休息等。以人类的社会文化需要为基础而产生的动机叫社会性动机,如交往、成就、权利等。

2. 外在动机和内在动机 依据动机产生的原因可分为外在动机和内在动机。在外部环境影响下产生的动机叫外在动机。由个体的内在需要引起的动机叫内在动机。因为学习的重要性而努力学习的动机是内在动机,为获得奖学金而努力学习的动机是外在动机。两种动机在个体的行为活动中都发挥作用。当外在动机的作用大于内在动机的作用时,个体的行为活动主要靠外部奖励推动。此后,如果个体对外部奖励的水平不满意,会影响个体活动的内在动机。

3. 有意识动机和无意识动机 依据能否意识到活动目的动机分为有意识动机和无意识动机。能意识到活动目的的动机叫有意识动机,没有意识到或者没有清楚意识到的动机叫无意识动机。

（四）动机冲突

在确立具体行为的过程中,人往往会遇到动机冲突。动机冲突有以下四种形式。

1. 双趋式冲突 两种对个体都具有吸引力的目标同时出现,形成强度相同的两个动机,但由于条件限制,只能选其中的一个目标,此时个体往往会表现出难以取舍的矛盾心理,这种选择时的心理冲突称为双趋式冲突。如求美者既想做脸部手术,又想抽脂。

2. 双避式冲突 两种对个体都具有威胁性的目标同时出现,使个体对这两个目标均产生逃避的动机,但由于条件和环境的限制,只能选择其中的一个目标,这种选择时的心理冲突称为双避式冲突。如求美者做整形手术时既不想用麻醉药,又怕痛正是这种动机冲突处境的表现。

3. 趋避式冲突 某一事物对个体既有有利的一面又有弊端,这时所遇到的矛盾心情就是趋避式冲突。所谓"想吃鱼又怕鱼刺"就是这种冲突的表现。求美者想追求美而采取美容整形的方法,但是又怕手术的效果不理想,这时的心理冲突就是趋避式冲突。

4. 多重趋避式冲突 当人们面对两个或两个以上的目标时,而每个目标又分别具有有利和不利的方面,人们无法简单地选择一个目标而拒绝另一个目标,由此引起的冲突称为多重趋避冲突。在实际生活中,人们的趋避冲突常常表现出这种复杂的形式。

四、求美者的能力、气质和性格

人格心理特征(individual mental characteristics)是指个体经常表现出来的本质的、稳定的心理特征,反映一个人的基本精神面貌和意识倾向,也体现了个体心理活动的独特性,主要包括能力、气质和性格。在人格中,能力反映活动的水平,气质反映活动的动力特点,性格决定活动的内容与方向。

（一）能 力

1. 能力的概念 能力(ability)是顺利、有效地完成某种活动所必须具备的心理条件,是人格的一种心理特征。如完成音乐活动需要具备灵敏的听觉分辨能力、想象力、记忆力等心理条件,不具备这些条件就无法完成音乐活动;而从事美术活动需要具备视觉辨别能力、形象思维能力等条件。

2. 能力的分类

（1）一般能力和特殊能力 按能力的结构,可把能力分为一般能力和特殊能力。一般能力即是指完成各种活动都必须具有的最基本的心理条件,观察能力、记忆能力、想象能力、思维能力与实践活动能力都属于一般能力,与个体的认知活动有关。特殊能力是指从事某种特殊活动或专业活动所必需的能力。如音乐能力、绘画能力、审美能力等。一般能力与特殊能力也不是截然分开的,特殊能力是在一般能力的基础上发展起来的,而某一种一般能力在某一领域得到特别的发展,就可能发展为特殊能力。

(2)认知能力、操作能力和社会交往能力　按涉及领域,能力分为认知能力、操作能力和社会交往能力。认知能力是个体加工、储存信息的能力。人们依靠认知能力认识客观世界,获取知识。操作能力是指人们利用肢体完成各种活动的能力。人通过认知能力积累知识和经验,可以促进操作能力的形成和发展,而操作能力的发展,可以进一步提高人的认知能力。社会交往能力是指在人际交往中信息交流和沟通的能力。

(3)模仿能力和创造能力　按创造程度,能力可分为模仿能力和创造能力。模仿能力是指利用所积累的知识、技能,按现成的模式进行活动的能力。在学习活动中的认知、记忆、操作多属于模仿能力。创造能力是指在活动中产生独特的、新颖的、有社会价值的想法、产品等的能力。模仿能力和创造能力是相互渗透、相互联系的。模仿能力是创造能力的基础,任何创造活动都不可能凭空产生。

3. 能力的差异　能力的差异是客观存在的事实,有能力类型的差异、能力发展早晚的差异、能力发展水平的差异及能力的性别差异。

(1)能力类型的差异　不同的人在各种能力方面所表现出来的差异是很大的,这包括感知觉能力、想象力等一般能力以及特殊能力方面的差异。例如,有的人擅长音乐,有的人擅长绘画;有的人记忆力强,有的人想象力强。能力类型的差异指说明能力发展的倾向性不同,不代表能力的大小。

(2)能力发展早晚的差异　个体的能力从出生到成年是一个不断获得和发展的过程,是在活动中逐渐表现出来的。但在表现的早晚上也存在个体差异。有的人年纪轻轻却天资聪颖,吟诗作画,记忆力超强,即所谓的"少年才俊"。有的人生活道路比较坎坷,经过长期的准备和积累,中年以后才事业有成,即所谓的"大器晚成"。

(3)能力发展水平的差异　各种能力在发展水平上都有差异。心理学家用智商(intelligence,简称 IQ)表示智力水平。研究发现,人类的智商分布呈常态分布,智力超常和智力低下者占少数,智力正常者占多数。

(4)能力的性别差异　心理学家采用智力测验的方法,对男女两性智力差异进行了大量的研究。大规模研究的结果表明,不论是团体测验还是个别测验,男女智商差别很小,但是男女两性在智力的不同方面表现出不同的优势,女性在语言表达、短时记忆方面优于男性,而男性在空间知觉、分析综合能力、数学能力方面优于女性。

4. 影响能力发展的因素

(1)遗传因素　遗传因素也就是天赋,是能力发展的前提和基础。先天的盲人无法成为画家,先天的聋人无法成为音乐家。关于遗传因素对能力发展影响的研究,比较有影响的是英国的学者高尔顿(Galton,1822—1911)。高尔顿用的是谱系调查研究,他选了 977 位名人,考查了他们的谱系,再与普通人家来比。结果发现,名人组中,父辈是名人,子辈中名人也多;普通组中,父辈没有名人,子辈中只有一个名人。由此他得出,遗传是能力发展的决定因素。但是高尔顿的研究没有排除环境因素的影响,是不严谨的。他的研究,只能说明遗传因素对能力发展有影响,还不能证明遗传因素是能力发展的决定因素。

(2)环境因素　能力发展的环境因素包括家庭环境以及所处的社会环境。在家庭中,家庭成员尤其是母亲对孩子的关爱,适宜的游戏等对儿童的能力发展都有重要的影响。社会的发展对儿童能力的发展也有重要影响,脱离人类社会,在动物的哺养下长大的孩子,即使回到人类社会,其智力发展也难以达到正常人的水平。

（3）教育因素　教育是影响个体后天能力形成的重要因素。如学美容专业的学生经过一段时间的学习之后,更懂得如何通过修饰、打扮来美化自己。

总之,能力受遗传、环境和教育等因素的影响。遗传决定了能力发展可能的范围或限度,环境和教育则决定了在遗传决定的范围内能力发展的具体程度。遗传潜力较好的人,能力发展可塑的范围大,环境和教育的影响也大。

（二）气质

1. 气质的概念　气质（temperament）是心理活动表现在强度、速度、稳定性和灵活性等动力性质方面的心理特征。相当于我们日常生活中所说的脾气、秉性或性情。

2. 气质的体液学说　按气质特征的不同组合,可把人的气质分作几种不同的类型。希波克拉底（Hippocrates,公元前460—前377）是最早划分气质类型,并提出气质类型的体液学说的人。希波克拉底提出,人体有四种液体,即血液、黏液、黄胆汁和黑胆汁;每一种液体和一种气质类型相对应。血液对应于多血质,黏液对应于黏液质,黄胆汁对应于胆汁质,黑胆汁对应于抑郁质。一个人身上哪种液体占的比例较大,他就具有和这种液体相对应的气质类型。现代医学证明,希波克拉底的学说是缺乏科学依据的,但是他所划分的四种气质类型比较切合实际,所以至今仍然沿用他提出的名称。

3. 巴甫洛夫的高级神经活动类型学说　巴甫洛夫（Pavlov,1849—1936）运用动物条件反射实验的方法,建立了高级神经活动学说。大量实验证明,巴甫洛夫的高级神经活动学说也适用于人。这一学说较好地解释了气质的生理基础,得到广泛的认同。

巴甫洛夫的高级神经活动学说认为,高级的神经活动有兴奋和抑制两个基本过程,而兴奋和抑制又有强度、平衡性和灵活性三个基本特性。两种基本过程与三个基本特性之间的不同组合,构成了高级神经活动的不同类型。巴甫洛夫根据大量的实验确定,高级神经活动存在四种基本类型,即兴奋型、活泼型、安静型和抑制型。

巴甫洛夫的高级神经活动类型学说和希波克拉底的气质类型学说之间有对应的关系,兴奋型、活泼型、安静型和抑制型对应胆汁质、多血质、黏液质和抑郁质（见表2-1）。

表2-1　气质类型与高级神经活动类型的关系

高级神经活动类型	神经过程的基本特性			气质类型	行为特征
	强度	平衡性	灵活性		
兴奋型	强	不平衡	—	胆汁质	不知疲倦,精力旺盛,直爽热情,但心境变化剧烈,难以克制暴躁的脾气,情绪外露,易冲动
活泼型	强	平衡	灵活	多血质	言语行动敏捷,反应速度、注意力转移的速度都比较快,容易适应外界环境的变化,也容易接受新事物。但兴趣多变,情绪不稳定,注意力容易分散
安静型	强	平衡	不灵活	黏液质	做事有条不紊,注意力稳定,举止平和内向,善于忍耐,情绪反应慢且持久。但是不善言谈,做事循规蹈矩
抑制型	弱	不平衡	—	抑郁质	敏感怯弱,反应迟缓,情感体验深刻、持久,多疑、胆小、孤僻,不喜交往

4. 气质的稳定性与可塑性 一个方面，人的气质类型与高级神经活动类型关系十分密切。一个人的气质类型在其一生中都是比较稳定的，但也不是一成不变的，还受环境和教育的影响。人的气质通过后天的磨练或职业训练，可不同程度地改变原有的气质特征。

5. 气质评价的意义 每一种气质类型都有其积极的方面，也有其消极的方面。不能说哪一种气质类型好或不好，气质是没有好坏之分的。如多血质的人活泼敏捷但难以全神贯注；胆汁质的人精力旺盛但脾气暴躁；黏液质的人认真踏实但缺乏激情；抑郁质的人敏锐但多疑多虑。重要的是，我们要发扬气质的积极方面，努力克服其消极方面。

在现实生活中，气质不能决定一个人的成就高低，但是不同的工作对人的要求是不同的。有的气质类型适合于这一类工作，有的气质类型适合另一类工作。因此，在职业选择时，都要考虑自己的气质类型与工作是否相匹配。如果一个人的气质类型与所做的工作相匹配，就会感到工作得心应手；如果气质类型与工作不相匹配，就会影响对工作的兴趣和热情，进而影响工作的效率和成就。比如，多血质的人适宜做环境多变、交往繁多的工作；而黏液质的人适宜做细致持久的工作。另外，不同气质类型的人情绪兴奋性的强度不同，适应环境的能力也不同。一般来说，气质类型典型的人，情绪兴奋性太强或太弱，适应能力就比较差，进而会影响到身体的健康。因此，应尽量避免情绪的大起大落。

（三）性格

1. 性格的概念 性格（character）是指一个人在对客观现实的稳定的态度和习惯中表现出来的人格特征。性格是人格的核心，是个人在活动中与特定的社会环境相互作用的产物，了解个人的性格特征对其行为预测具有重要意义。性格不仅表现一个人做什么，而且表现他怎样做，是人与人相互区别的主要心理特征，最能反映个体的本质属性。

2. 性格类型 性格类型是指在个人身上的性格特征的独特结合。按一定原则和标准把性格加以分类，有助于了解一个人性格的主要特点和揭示性格的实质。由于性格结构的复杂性，在心理学的研究中至今还没有大家公认的性格类型划分的原则与标准。关于性格的分类有多种不同的学说，目前主要有以下四种。

（1）机能类型说 按照理智、情绪、意志三者在性格结构中占优势的情况，把性格分为理智型、情绪型和意志型。理智型的人通常以理智来评价周围发生的一切，并以理智支配和控制自己的行动，处事冷静；情绪型的人通常用情绪来评估一切，言谈举止易受情绪左右；意志型的人行动目标明确，主动、积极、果敢、坚定，有较强的自制力。除了这三种典型的类型外，还有一些混合类型，如理智-意志型，在生活中大多数人是混合型。

（2）独立-顺从说 按照人的独立性程度把性格分为顺从型和独立型两类。顺从型的人独立性差，易受暗示，容易不加批判地接受别人的意见，在紧急情况下表现惊慌失措。独立型的人善于独立发现问题和解决问题，不易受其他因素干扰，在困难或紧急情况下能独立地发挥自己的力量，但容易把自己的意志和意见强加于人。这两种人是按两种对立的认知方式进行工作的。

（3）特质论 特质是指个人的遗传与环境相互作用而形成的对刺激发生反应的一种内在倾向。美国心理学家奥尔波特最早提出人格特质学说。他认为，性格包括两种特质：一是个人特质，为个体所独有，代表个人的行为倾向；二是共同特质，是同一文化形态下人们所具有的一般共同特征。另一位美国心理学家卡特尔根据奥尔波特的观点，采用因素分析法，将众多的性格分为两类特质，即表面特质和根源特质。表面特质反映一个人外在的行为表现，常随环境变化而变化。根源特质是一个人整体人格的根本特征。每一种表面特质都来源于一种或多种根源特质,而一种根源特质也能影响多种表面特质。卡特尔通过多年的研究,找出 16 种根源特质,并且根据这 16 种各自独立的根源特质,设计了卡特尔 16 种人格因素问卷,利用此问卷可判断一个人的行为反应。

(4)心理活动倾向性说 按照心理活动的倾向性分为内倾型和外倾型。内倾型的人心理活动倾向于内部,其特点是处事谨慎,深思熟虑,交际面窄,适应环境能力差。外倾型的人经常对外部事物表示关心和兴趣,活泼开朗,活动能力强,容易适应环境的变化。典型的内倾型或外倾型的人较少,多数人为中间型,兼有内向和外向的特点。内倾型和外倾型测验见实训项目。

(四)性格与能力、气质的关系

1. 性格与能力 性格与能力是个性心理特征的不同侧面。能力是决定活动能否进行的因素,而活动指向何方,采取什么态度,怎么进行则由性格决定。性格和能力是相互影响的。良好性格的形成需要以一定能力为基础。一般来说,能力强的人容易形成自信的性格,能力弱的人容易形成自卑的性格。优良的性格还能补偿某种能力的缺陷,如"笨鸟先飞早入林"。但不良的性格特征会妨碍能力的发展。

2. 性格与气质 现实生活中,人们经常把二者混淆起来,因为它们既有区别又有联系。

(1)性格与气质的区别 气质是人的情绪和行为活动表现的动力特征(即热情、敏捷等),无好坏之分;性格是指行为的内容,表现为个体与社会环境的关系,在社会评价上有好坏之分。气质更多地受个体高级神经活动类型的制约,主要是先天的,可塑性极小;性格更多地受社会生活条件的制约,主要是后天的,可塑性较大,环境对性格的塑造作用较为明显。

(2)性格与气质的联系 相同气质类型的人性格特征不一定相同;性格特征相似的人气质类型也可能不同。其一,气质可按自己的动力方式渲染性格,使性格具有独特的色彩。例如,同是勤劳的性格特征,多血质的人表现出精神饱满,精力充沛;黏液质的人会表现出踏实肯干,认真仔细;同是友善的性格特征,胆汁质的人表现为热情豪爽,抑郁质的人表现为温柔。其二,气质会影响性格形成与发展的速度。当某种气质与性格相符时,就有助于性格的形成与发展,相反会有碍于性格的形成与发展。如胆汁质的人容易形成勇敢、果断、主动的性格特征。其三,性格对气质有重要的调节作用,在一定程度上可改善气质,使气质服从于生活实践的要求。如飞行员必须具有冷静沉着、机智勇敢等性格特征,在严格的军事训练中,这些性格的形成会改善胆汁质者易冲动、急躁的气质特征。

(五)求美者的能力、气质、性格特点

求美者群体在能力方面没有明显的差异,但在气质和性格方面则可能存在差异。如多血质气质类型的人兴趣广泛,喜欢变化的环境,喜欢与人交往,则更有可能成为求美者人群。从性格类型来讲,外向型的人比较关注外界环境的变化,喜欢参加群体活动,也是潜在的求美者。

模块小结

心理学是研究心理现象发生、发展和活动规律的科学。

近几十年来,心理学家在辩证唯物主义和历史唯物主义思想指导下,吸取各种科学研究的成果,对心理实质有了比较正确的认识。概括如下几点:①心理是脑的机能;②心理是脑对客观现实的反映;③心理是脑对客观现实的主观的、能动的反映。

心理活动也称心理现象,包括心理过程和人格两大块。

心理过程包括认知过程、情绪情感过程和意志过程。认知、情绪情感和意志是以过程的形式存在,都要经历发生、发展和结束的不同阶段,因此,属于心理过程。认知过程是指个体认识世界的过程,包括感觉、知觉、记忆、思维、想象和注意。人类在认识客观事物时,会产生喜、怒、哀、惧等情绪以及道德感、理智感、美感等情感,这就是情绪情感过程;在活动中克服困难,主观的、能动地改造世界,表现出人的意志,这就是意志过程。

人格也称个性,是指一个人区别于他人的,在不同环境中一贯表现出来的,相对稳定的心理特征的总和。人格包括人格心理倾向、人格心理特征和自我意识三个方面。人格的倾向性是人格结构中最活跃的因素,是心理活动的动力系统,包括需要、动机、兴趣、理想、信念、世界观等。人格心理特征包括能力、气质和性格三个方面。自我意识通过自我认识、自我体验、自我调控对人格的各种成分进行调节。

人们在完成某种活动时所具备的心理条件称为能力;人的情绪和行为活动表现的动力特征称为气质;对事物的态度和习惯化的行为方式的人格特征称为性格。

求美者群体在能力方面应该没有明显的差异,但在气质和性格方面则可能存在差异。如多血质气质类型的人兴趣广泛,喜欢变化的环境,喜欢与人交往,则更有可能成为求美者人群。从性格类型来讲,外向型的人比较关注外界环境的变化,喜欢参加群体活动,是潜在的求美者。

自测训练题

一、名词解释
1. 心理学　2. 认知过程　3. 感觉　4. 知觉　5. 情绪情感过程
6. 意志过程　7. 人格　8. 气质　9. 性格

二、简答题
1. 心理的实质是什么?
2. 心理现象或心理活动具体包括哪些内容?
3. 你的气质类型是哪一种? 对应的特点是什么?
4. 根据性格的倾向性来分析,你的性格类型是什么? 相应的性格特点是什么?

案例分析

丽丽是个长相俊美但性格较内向的女生。不少人夸奖她有气质,丽丽也为自己的美丽感到骄傲。但前不久,丽丽偶然听了男同学的议论之后,放假就去医院做了双眼皮整容手术。两个星期后,她又做了隆鼻的手术,还想在开学前再做一次整容手术,但医生却对她频频整容的行为产生了疑惑,建议丽丽去看心理医生。

丽丽自己也不明白为什么如此心急地想做整容手术,简直一刻也不能等,连睡觉做梦想的都是这个事。做隆鼻手术的时候,丽丽也是天天看镜子,觉得自己的脸颊再丰满一点就好了,所以还想请医生给她做脸部填充术。医生听了后对丽丽说:"你已经很漂亮了,完全没有必要再做整容手术,最好去看看心理医生。"而丽丽根本听不进整容医生的话,她就是不断想

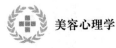

去整容,好像整容成瘾一样。

心理分析:像丽丽这样过分追求完美而不断整容的人,在心理学上称为整容癖,这是一种心理疾病。这与丽丽性格上的某些缺陷或是童年的经历有关。另外,心理压力过大,长时间处在紧张状态的女性也容易患整容癖。

整容癖与购物癖、洁癖这些心理疾病都属于强迫症的范畴。强迫症是以反复出现强迫观念和强迫动作为基本特征的一种神经症性障碍,患者体验到冲动的思想来源于自我,意识到强迫症状是异常的,但又无法摆脱,生活中这样的事例并不鲜见。对于大多数人来说,强迫症状只是轻微的,或暂时性的,当事人不觉得痛苦,也不影响正常的生活和工作,也不需要治疗。而有些人的强迫症状每天出现的次数较多,且干扰了正常生活,对工作和学习有很大影响,就必须治疗。患上强迫症与个人心理、社会因素有非常密切的关系。心理压力过大、情绪长久处在紧张状态、个性上的某些缺陷等都是引起此症的主因。

一般认为,患有整容癖、购物癖、洁癖等强迫症的患者有其特定的人格个性,最突出的就是完美主义,凡事要求"十全十美"。他们的性格特征是为人谨慎、墨守成规、缺乏通融和幽默感、太过理性;内心常常有明显冲突现象,徘徊于服从与反抗、控制与爆发两种极端之中。这类人对自己和别人要求过高,总是批评别人不好,怀疑和否定自我,缺乏自信心,也因此而无法接受自己。如果不及早接受治疗的话,会给个人的心理及身体带来严重危害。

实训练习

实训一:性格的内外向测验

一、实训目的

学会判断美容客户的性格类型及其特点。

二、实训情境

从心理的角度分析,不同性格特点的人对美的要求不同,因此,美容从业者要学会根据美容客户的不同性格特点来满足美容客户的审美要求。在美容咨询室,一位求美者正坐在你的对面,求美者本人并没有明确的求美目标,希望你能根据她的性格特点对其求美行为进行指导。

三、实训要求

1. 环境要求:安静、和谐的环境,如美容接待室或美容咨询室。

2. 测试者要求:能理解内外向性格测验量表的内容,掌握内外性格测验量表的评价标准并会计算结果。

四、测验问卷

内外向性格测验

指导语:以下60道题,描述了个体不同的行为表现,请客观回答,以便于判断您的性格类型。符合您的情况的画"√",不符合您的情况的画"✕",不确定的画"○"。

1. 在大庭广众面前不好意思。

2. 对人一见如故。

3. 愿意一个人独处。

4. 好表现自己。

5. 与陌生人难打交道。

6. 开会时喜欢坐在被人注意的地方。

7. 遇有不快事情,能抑制感情,不露声色。

8. 在众人面前能爽快地回答问题。

9. 不喜欢社交活动。

10. 愿意经常和朋友在一起。

11. 自己的想法不轻易告诉别人。

12. 只要认为是好东西立即就买。

13. 爱刨根问底。

14. 容易接受别人的意见。

15. 凡事很有主见。

16. 喜欢高谈阔论。

17. 会议休息宁肯一个人独坐,也不愿同别人聊天。

18. 决定问题爽快。

19. 遇到难题非弄懂不可。

20. 常常未等别人把话讲完,就觉得自己已经懂了。

21. 不善和人辩论。

22. 遇有挫折不易丧气。

23. 时常因自己的无能而沮丧。

24. 碰到高兴事极易喜形于色。

25. 常常对自己面临的选择犹豫不决。

26. 不大注意别人的事。

27. 好把自己同别人比较。

28. 好憧憬未来。

29. 容易羡慕别人的成绩。

30. 相信自己不比别人差

31. 注意别人对自己的看法。

32. 不大注意外表。

33. 发现异常现象容易想入非非。

34. 即使有亏心事也很快会遗忘。

35. 总把家里收拾得干干净净。

36. 自己放的东西常常不知在哪里。

37. 做事很细心。

38. 对于别人的请求乐于帮助。

39. 十分注意自己的信用。

40. 热情来得快,消退得也快。

41. 信奉"不干则已,干则必成"。

42. 做事情更注意速度而不是质量。

43. 一本书可以反复看几遍。

44. 不习惯长时间读书。

45. 办事大多有计划。

46. 兴趣广泛而多变。

47. 学习时不易受外界干扰。

48. 开会时喜欢同人交头接耳。

49. 作业大都整洁、干净。

50. 答应别人的事情经常会忘记。

51. 一旦对人有看法不易改变。

52. 容易和人交朋友。

53. 不喜欢体育运动。

54. 对电视节目中的球赛尤有兴趣。

55. 买东西前总要估量一番。

56. 不惧怕从来没做过的事情。

57. 遇有不愉快的事情可以生气很长时间。

58. 自己做错了事,容易承认和改正。

59. 常常担心自己会遭遇失败。

60. 容易原谅别人。

内外向评分标准:凡单数题,回答"是"记 0 分,"不置可否"记 1 分,"否"记 2 分。凡双数题,"是"记 2 分,"不置可否"记 1 分,"否"记 0 分。

结果分析:90 分以上为典型外向;81~90 分为较外向;71~80 分为稍外向;61~70 分为混合型(略偏外向);51~60 分为混合型(略偏内向);41~50 分为稍内向;31~40 分为较内向;30 分以下为典型内向型。

实训二:气质类型测验

一、实训目的

学会判断美容客户的气质类型及其特点。

二、实训情境

从心理的角度分析,不同气质类型特点的人对美的要求不同,因此,求美者要学会根据客户的不同气质类型特点来满足客户的审美要求。在美容咨询室,一位求美者,正坐在你的对面,求美者本人并没有明确的求美目标,希望你能根据她的气质特点对其求美行为进行指导。

三、实训要求

1. 环境要求:安静、和谐的环境,如美容接待室或美容咨询室。

2. 测试者要求:能理解气质测验问卷的内容,掌握气质测验问卷的评价标准并会计算结果。

四、气质测验问卷

气质类型问卷

下面 60 道题可以帮助您大致确定自己的气质类型,在回答这些问题时,您认为:

符合自己情况的   记 2 分   比较符合的   记 1 分

介于符合与不符合之间   记 0 分   比较不符合的   记 -1 分

完全不符合的   记 -2

1. 做事力求稳妥,一般不做无把握的事。

2. 遇到可气的事就怒不可遏,想把心里话全说出来才痛快。

3. 宁肯一个人干事,不愿很多人在一起。

4. 到一个新环境很快就能适应。

5. 厌恶那些强烈的刺激,如尖叫、噪音、危险的情境等。

6. 和人争吵时,总是先发制人,喜欢挑剔。

7. 喜欢安静的环境。

8. 善于与人交往。

9. 羡慕那种善于克制自己感情的人。

10. 生活有规律,很少违反作息制度。

11. 在多数情况下情绪是乐观的。

12. 碰到陌生人觉得很拘束。

13. 遇到令人气愤的事,能很好地自我克制。

14. 做事总是有旺盛的精力。

15. 遇到问题常常举棋不定,优柔寡断。

16. 在人群中从不觉得过分拘束。

17. 情绪高昂时,觉得干什么都有趣;情绪低落时,又觉得干什么都没有意思。

18. 当注意力集中于一事物时,别的事很难使我分心。

19. 理解问题总比别人快。

20. 碰到危险情景,常有一种极度恐怖感。

21. 对学习、工作、事业怀有很高的热情。

22. 能够长时间做枯燥、单调的工作。

23. 符合兴趣的事情,干起来劲头十足,否则就不想干。

24. 一点小事就能引起情绪波动。

25. 讨厌那些需要耐心、细致的工作。

26. 与人交往不卑不亢。

27. 喜欢参加热烈的活动。

28. 爱看感情细腻、描写人物内心活动的文学作品。

29. 工作学习时间长了,常感到厌倦。

30. 不喜欢长时间谈论一个问题,愿意实际动手干。

31. 宁愿侃侃而谈,不愿窃窃私语。

32. 别人说我总是闷闷不乐。

33. 理解问题常比别人慢些。

34. 疲倦时只要短暂的休息就能精神抖擞,重新投入工作。

35. 心里有话宁愿自己想,不愿说出来。

36. 认准一个目标就希望尽快实现,不达目的,誓不罢休。

37. 学习、工作同样长的时间后,常比别人更疲倦。

38. 做事有些莽撞,常常不考虑后果。

39. 老师讲授新知识,总希望他讲得慢些,多重复几遍。

40. 能够很快地忘记那些不愉快的事情。

41. 做作业或做一件事情,总比别人花的时间多。

42. 喜欢运动量大的剧烈体育活动,或参加各种文艺活动。

43. 不能很快地把注意力从一件事转移到另一件事上去。

44. 接受一个任务后,就希望把它迅速解决。

45. 认为墨守成规比冒风险要强一些。

46. 能够同时注意几件事物。

47. 当我烦闷的时候,别人很难使我高兴起来。

48. 爱看情节起伏跌宕、激动人心的小说。

49. 对工作抱认真严谨、始终一贯的态度。

50. 和周围人的关系总是相处不好。

51. 喜欢学习学过的知识,重复做自己掌握的工作。

52. 希望做变化大、花样多的工作。

53. 小时候会背的诗歌,似乎比别人记得清楚。

54. 别人说我"出语伤人",可我并不觉得这样。

55. 在体育活动中,常因反应慢而落后。

56. 反应敏捷、头脑机智。

57. 喜欢有条理而不甚麻烦的工作。

58. 兴奋的事常使我失眠。

59. 老师讲新概念,常常听不懂,但是弄懂以后就很难忘记。

60. 如工作枯燥乏味,马上就会情绪低落。

胆汁质	题号	2	6	9	14	17	21	27	31	36	38	42	48	50	54	58	总分
	得分																
多血质	题号	4	8	11	16	19	23	25	29	34	40	44	46	52	56	60	总分
	得分																
黏液质	题号	1	7	10	13	18	22	26	30	33	39	43	45	49	55	57	总分
	得分																
抑郁质	题号	3	5	12	15	20	24	28	32	35	37	41	47	51	53	59	总分
	得分																
计算结果	你的气质是:																

气质类型的评定标准:

1. 如果某一类气质得分明显高出其他3种,均高出4分以上,则可定为该类气质,如果该型气质得分超过20分,则为典型,该型得分在10~20分之间,则为一般型。

2. 两种气质类型得分接近,其差异低于3分,而且明显高于其他两种类型4分以上,则可定为这两种气质的混合型。

3. 3种气质得分均高于第4种,而且接近,则为3种气质的混合型。

模块三　把握人体审美心理和体像心理

内 容 提 要

　　模块三主要介绍人体审美心理和体像心理的基本知识,通过对这部分知识内容的介绍,让学习者对人体美的内涵、人体美的心理学评定、容貌审美评价与标准、体像的形成以及影响体像形成的因素等内容有清楚的认识。

学 习 目 标

知识目标:

1.了解现代人审美趋势,体像与医学美容的关系。

2.掌握人体美的概念及基本特征,医学美容中的审美关系,体像的概念。

3.熟悉审美意识与美感,容貌审美的评价及标准,影响体像形成的因素。

能力目标:

具有人体审美的初步鉴赏能力和健康的自我体像。

 导入案例

　　一位青春期的少女在一次心理咨询中,关于自己的性心理发育问题向辅导老师咨询:"我是一位高一的女生。最近我发现有不少男生总是盯着我的一举一动。刚开始,我感觉人家只是看看我罢了,后来我发现他们好像总是盯着我的胸部看,令我真的很尴尬。而且我长得不漂亮,他们那一双双眼睛总是不停地打量着我,有时,他们还朝我指指点点,议论着什么。甚至有时我还感到有人在跟踪我。为此我感到很害怕,害怕他们要和我交朋友。我是个好女孩,我不能做出对不起自己的事情。可是,我又有点儿想和他们交朋友,我该怎么办? 我是不是变坏了?"

　　这位前来咨询的女生所感到的烦恼,其实在很多青春期的少男少女身上都出现过。请您回忆一下,您是否曾经也出现过类似烦恼呢? 为什么青少年会存在这类烦恼? 您知道这类烦恼是哪些原因引起的吗? 如果您对上述问题感兴趣,请您认真学习以下知识内容,它将帮助您解决上述问题。

　　(资料来源:http://baby.sina.com.cn/health/2005-09-09/095674310.shtml)

任务一 人体审美

人体审美心理是美容医学实践中的一个基础问题。进入文明社会以来，人体美的发展同社会进步密切相关。文明的社会环境，美好的社会生活，长期的锻炼和保养，为人体的日益美化提供了可能性，鉴定了人们对人体审美本质的自信。

一、人体美概述

（一）人体美的概念

人体美的概念有广义和狭义之分。广义的人体美是指人体在正常状态下的形式结构、生理功能和心理过程的协调、匀称及和谐统一，是人的自然美和社会美的交叉表现，但又以自然美为主，并且为其最高表现形式。狭义的人体美主要指人的形体和容貌的形态美，如常用英俊、漂亮等词汇来形容。人体美从自然和社会的角度又有外在美和内在美之分。前者指人的容貌、体态（身材）、服饰的美，即人体的物质形态的美；后者指人的风度、气质、内涵、韵味，即人体精神气质的美，是人体美的高级形态。

人体美是人处于自然美和社会美之间的外在美的重要组成部分，就人的生理形态而言，由于人所能表现出的思想和性格毕竟有限，人体基本上属于自然美；就人体打上人的思想、性格的烙印来讲，又属于社会美。人体有和谐匀称的体态，有均衡适当的比例，有柔美流畅的线条，有饱满且富有弹性的肌肉和光洁的皮肤，有灵巧的双手，有顾盼的眼神和喜怒哀乐的表情，有充满韵律节奏变化的姿态，这些使得人体美成为自然美的最高形态。

容貌美是人体美最重要的组成部分，其决定因素有头发的色泽和质地、面型、头型、五官形态，以及以上诸因素完满和谐的统一。此外，容貌美更突出体现出人体美的社会属性，要求面部与五官形态与人的气质、精神状态完美统一。容貌美是人体审美的核心和主要对象，是评价人体形象美的最重要方面。

对人体美的把握应注意三个方面：健康是人体美的基础，比例匀称、整体和谐是人体美的必备条件，精神美是更高层次的美。

（二）人体美的特征

1. 人体是和谐统一的整体 人体和谐统一的整体美，集中表现在局部和整体、局部和局部、机体与环境、躯体与心理所对应关系的协调和谐上。比例适度是构成美的形象的必要条件之一，五官端正是人的容貌美，就是五官之间的比例适度。著名画家达·芬奇研究了五官的距离、大小后认为，耳朵应当与鼻子一样长，两只眼睛的距离等于一只眼睛的大小，如果鼻子和嘴的距离太近或太远，或两只眼睛挤在一起，人的相貌就不美了。理想的人体上下身比例体现黄金分割的原则。体现黄金分割比例关系的事物以其有序性、规律性、最佳性、适应性、协调性为特征，使人产生和谐悦目的感觉。和谐体现了事物各方面配合良好，协调发展。黑格尔曾指出：各种因素之中的这种协调一致就是和谐。就人体而言，在正常情况下，人的机体组织各部分和谐组合在一起，任何缺损都会造成和谐的破坏。

2. 人体具有均衡匀称的形态 人体均衡匀称的形态主要表现在人体左右对称、比例均衡、体形匀称、动作协调上。环绕一个轴心组成的事物，轴心两边的重量和距离大体相等，这是一种规则的均衡,通常人们称之为"对称"。人的面容、体形结构的对称,就是一种稳定的均衡。美也需要一定的对比度。人的眼睛的黑白对比、人的头发眉梢与肤色的对比,都是人体美的重要特征之一。

3. 人体的生命活力美 人体是生命的载体,只有生命才能赐予人体现实的美。节奏是形式美中一个很重要的规律。节奏不但能引起人们心理上的愉悦,而且还能引起生理上的快感。人体的组织结构、生理节律和活动规律也是富有节奏的。一旦生理和机体上有缺陷,会导致节奏的破坏。单调和重复的形式显示不了美,而多样事物杂乱无章的凑合也不能产生美感。两个以上的事物组合在一起,应该有一个中心或一个主题,或服务于一个目的,这是形式美的要求。就人体来说,机体组织复杂多样,但各器官组织互有内在联系和影响,均统一于生命。凡是有生命的人,多样的机体功能都在发挥生命的活力,更能体现人的本质美。

二、美感与人体审美意识

(一)美感

1. 美感的定义 美感即审美感受,它是客观事物美的属性被人的感官所接收,并通过神经网络把信息输送到大脑所引起的感受。这种感受伴随着人的情感因素,是一种复杂的心理活动。美感有广义和狭义之分。广义的美感包括人的审美趣味、审美能力、审美观念、审美理想、审美感受等;狭义的美感则专指审美感受,它是审美意识的核心部分。

2. 美感的基本特征

(1)美感的直觉性 审美活动中,当美的事物出现在面前时,人们立即得到了美的感受。尽管事前并没有经过一定的思考推敲,这种在刹那间产生的美的感受,就是美感的直觉性。其特点可理解为:直接性、瞬间性、无意识性和无期待性。美感的直觉性来自于审美客体的形象性特征和主体的审美经验。当然,强调美感的直觉性,并不否认美感的理性内容,美感的直觉性含有理性因素,达到和谐的统一。

(2)美感的愉悦性 美感是一种赏心悦目的精神快感。在审美活动中,作为审美主体的人是充满感情色彩的,表现了对审美对象一定的情感态度。人们面对各种各样美好的事物,往往会全身心地沉浸到该事物中去,被深深地感动,从而感到愉快、喜悦、惬意、舒畅、满足、陶醉,甚至销魂,这就是美感的愉悦性。美感的愉悦性源于美的感染性和审美主体的特定心境及修养。愉悦性是美感最基本的特征。

(3)美感的非功利性 在审美活动中,审美主体对对象采取一种凝神静观的态度,即无实际功利追求、无欲望、无所为的态度。这就是美感的非功利性特征。事实证明,当人们带着某种欲望、某种功利眼光去看世界时,美就远离了他们,美感就不可能发生。非功利态度,是美感的特征,也是美感的心理前提条件。正如马克思曾说:贩卖矿物的商人只看到矿物的商业价值,而看不到矿物的美和特性。但必须指出的是,美感的非功利性是就个体心理形式而言的,同时美感在个人的无功利形式中潜藏着某种社会功利内容。例如,当某物对人造成伤害时,就很难引起美感,这表明美感是与功利密切相关的。简而言之,美感是一种潜伏着社会功利内容的个体非功利心理形式,是功利性与非功利性的矛盾统一。

美感的直觉性是从对审美对象感知、接受的方式来说的;美感的愉悦性是从主体对客体的情感体验所达到的审美效果来说的;美感的非功利性是从审美活动的内容和目的来说的。而在具体的审美活动中,这三个基本特征是融合在一起的,不能截然分开的。

3. 美感的生理学基础 美感的实质是美的事物通过感官作用于大脑引起的一种高级神

经活动,其中皮质下中枢神经和自主神经在美感产生过程中处于显著地位,而大脑皮质则起着调节作用。美感的生理基础主要是人的感觉系统和人脑。美感的心理过程是感觉、知觉、想象、情感以及理解等诸心理要素的相互渗透、层层深入的综合运动。

美感作为一种高级的社会性情感,是以人的感觉系统和大脑高级神经的活动为其主要生理基础,这些美的信息经过视觉、听觉等构成了人的美感外部生理机制,它使人获得外界的各种各样美的信息,这类美的信息经视觉、听觉渠道传入神经通路传导到人的大脑高级神经中枢后,就能使人产生美的感受(见图3-1)。

美的形象 → 感觉器官 → 皮质下中枢和自主神经兴奋 → 大脑皮质相应区域
(容貌美)→ (主要是视觉)→ (物理过程转化为生理过程) ↓

(机体健康)→ (良性的生理变化)→ (生理过程转化为心理过程)
美的心境 → 作用于内脏、腺体等 → 获得美的理性认识 → 获得美的感性认识

容貌表情的变化

图 3-1 美感的生理-心理过程

4. 美感与健康的关系 美感与人的心身健康的关系极为密切,这种关系是通过人情绪活动作为中介来实现的。一方面美感依赖于正常的生理过程,来源于生理快感的升华;另一方面美感又有助于生理调节,甚至可以保健治病。

美感是一种高级情感活动,是一种十分有利于人体健康的正性情绪。当人们在欢乐舒畅时,神经系统功能处于平衡状态,血压、呼吸、脉搏、面色均进入生理常态,外貌表现平静、轻松。一旦美感丧失,则表现为神经系统功能失调现象。如愤怒时,血液循环加强,呼吸快而短促,心跳加快,机体处于生理应激状态;忧郁时,血糖降低,胃肠蠕动和消化液的分泌受到抑制,面色苍白,语调低沉。

当美感存在时,神经-体液调节系统功能保持平衡。当美感遭到破坏时,肾上腺皮质激素、甲状腺素、儿茶酚胺等升高,而5-羟色胺的水平下降。这些生化物质浓度的改变,会导致机体水电解质代谢紊乱和内脏功能的失调。美感还可以增强机体的免疫能力,主要是通过增强巨噬细胞、粒细胞、淋巴细胞的活力,促进血球蛋白形成,来提高机体的免疫功能。反之,美感受损,可导致机体抗病能力下降。

(二)审美意识

1. 审美意识的含义 审美意识是客观存在的诸审美对象在人们头脑中的能动反映,是广义的美感(包括人的审美趣味、审美能力、审美观念、审美理想、审美感受等)。

2. 审美意识的形成和发展 审美意识与社会实践发展水平有关。它是在人类长期的审美实践的基础上形成和发展的,是社会实践造成的审美主体和审美客体相互作用的结果,并随着人类的社会实践和审美实践的发展而发展。它的生理基础是审美主体敏感、健全的感官和神经系统;它的心理基础是审美的感觉、知觉、表象、判断、思维、想象、情感等相互作用的活动;它的认识基础则是人们在审美实践活动中所建立起来的、特有的、把握现实的感性方式。

3. 审美意识的差异性和共同性 审美意识存在一定的差异性,如因为不同的时代、不同的民族、不同的阶级,或者不同的个性,使得审美意识具有差异性。但同时也存在着一定的超越个人、时代、民族、阶级的全人类共同性。如古代人、现代人,不同民族、不同阶级的人在社会实践中生活环境和基本生活条件有大体相同的一面,审美感官也有共同的生理和心理机

能,因此面对某些审美对象,会产生共同的美感。审美意识的差异性和共同性二者辩证统一,同中有异,异中有同。正如国家领导人习近平在比利时布鲁日欧洲学院发表的重要演讲中提到:"中国是东方文明的重要代表,欧洲则是西方文明的发祥地。正如中国人喜欢茶而比利时人喜爱啤酒一样,茶的含蓄内敛和酒的热烈奔放代表了品味生命、解读世界的两种不同方式。但是,茶和酒并不是不可兼容的,既可以酒逢知己千杯少,也可以品茶品味品人生。"

任务二　医学美容中的审美

一、医学美容中的审美关系

(一) 审美

审美是指主体人对客观事物的审美意识,是人们在社会实践中逐步形成和积累起来的审美的情感、认识和能力的总和。它包括审美感受、审美趣味、审美观念、审美能力和审美理想等范畴。

(二) 审美关系

审美关系是人们在社会审美交往和审美活动中所发生的一种涉及美丑问题的具有情感倾向的关系。对这一表述的理解包括以下两个方面:一是人的社会交往和社会活动都是一种社会行为。伴随着人的社会行为,随时都会出现审美心理活动,它是人在自觉或不自觉地状态下出现的;二是审美关系具有情感倾向,这种情感倾向来自审美感受。如美感让人愉悦,使人振奋和神往;丑恶让人厌恶。因此,审美关系是一个教育影响过程,同时也是一个心理活动的交流过程。

医学美容中的审美关系是人们在医学美容审美交往和审美活动中发生的一种涉及美丑问题的具有情感倾向的关系,它是审美关系的一个组成部分,有特定的主体和客体。医学美容中的审美关系首先是一般医学审美关系的重要组成部分,包括人与人、人与物两方面的关系。

一方面,在医学审美交往和审美活动中出现的人与人的关系有两种:一种是医务人员与求治者、医务人员与患者、医务人员与社会人群之间的审美关系,医务人员是主导方面,是医学审美的主;求治者、患者和社会人群是医务人员的服务对象。但是接受服务的对象也是有意识和主观能动性的人,他们并不是作为纯粹的审美客体而存在。在一定情况下,他们也会以审美主体的姿态出现,根据自身的审美观点和需要进行审美评价和审美选择。因此,协调这种医学审美关系需要处于主导地位的医务人员的努力,同时虚心听取意见和合理化建议,也需要求治者、患者和社会人群的协作配合。另一种是医务人员之间的医学审美关系,他们之间不是单纯的主客体关系。

另一方面,在医学美容审美关系中人与物的关系则是指人与客观医学实物间的关系,即医务人员、患者、社会人群将医疗卫生机构的基本设施、医院布局以及能影响人体健美的自然和社会环境等作为审美对象,在医学审美活动中出现的关系。

医学美容实践中美容医师与求美者建立的关系是一种特殊的医学审美关系。特殊性在于以容貌、形体审美为对象或核心内容,美容医师与求美者共同参与审美过程,并需要达到一定程度上的共识。这就使得医学美容审美关系成为医学美容实践的不可缺少的重要内容。

（三）医学美容中审美关系的主客体

1. 医学美容中的审美主体 审美主体指在社会实践活动中进行审美创造和欣赏的人。因此审美主体是需要具有一定审美能力的人，并不是任何主体都能成为审美主体的。只有当主体具有敏感的感知能力，能对客体对象的审美特性做出特殊的反应，具有一定的意象生成和形象创造能力，这样的主体才能成为审美主体。

在医学美容中实践的审美主体由美容医师与求美者共同组成，两个审美主体之间的审美联系有着十分重要的意义（见图3-2）。从审美关系方面来看，美容医师与求美者的联系可以划分为三个阶段。第一阶段是求美者提出容貌审美要求，美容医师做出审美判断，并与求美者沟通，力求达成一致；第二阶段是美容医师根据医患双方达成的审美共识，设计美容方案，实施美容手术；第三阶段是求美者对美容结果的初步判断，得出满意或不满意的结论，美容医师对求美者做好解释说明。这三个阶段都非常重要。若能顺利进行，则算得上是一个成功的美容手术；否则即使美容手术本身很成功，也未必能取得满意的结果。

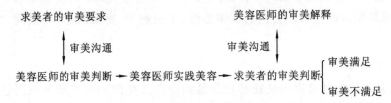

图 3-2　医学美容中的审美主体关系

2. 医学美容中的审美客体 审美客体即审美对象，与审美主体相对，和审美主体处于审美关系中，能使审美主体产生美的感受，被审美主体欣赏的客观事物。

医学美容中的审美客体是医学美容审美处理的对象。具体而言就是求美者的容貌与形体。医学美容审美客体的容貌与形体不同于一般的审美对象，它是一个具体而又具有特殊性的人的容貌与形体。在美容医师眼里，相对能够客观地审视求美者的容貌或形体，但求美者审视自己就不一样了。求美者始终既是审美主体，又是审美客体，他们的感觉与美容医师有所不同。这样美容医师的判断就不能不受到具体个体不同境遇的影响。要知道没有适应性、可塑性的审美变化，就不能适应医学美容中的审美活动。

二、人体美的心理学评定

人体美的评定分为人体美学评定和心理学评定。其中人体美学评定即制定出人体美的客观标准，根据专家的评定定量，确定人体的美学等级。这种测定相对客观。而人体美的心理学评定则主要采取外表吸引力评定。外表吸引力是一种较为主观的人体美的判定方式。通常没有具体的客观标准，而是根据被测定者对审美对象的主观笼统的综合感觉来判别。外表吸引力也需要分等级，但没有专业人体美学评定那样具体。Hay's评分表就是容貌吸引力的一种通用心理量表，该量表将容貌好坏分为1～9个等级，1分表示十分完美，9分表示明显不足。此外，《应用心理学》期刊公布的一项研究显示，按照无偏见观察人士对图片的评分，与外表没有吸引力的人相比，外表吸引力高的人可以直接增加更多的机会。

三、容貌审美评价与标准

容貌又称相貌、面貌、容颜，是指人的头面颈部及五官的轮廓、形态、质感及其神态和气色。容貌,不仅是人的生命活力的体现,而且是内心活动的外化形态。容貌又集中体现了人体美的个性,是评价人整体形象的主要部分,它给人以"第一印象"。古今中外,每个人都受着容貌魅力的吸引和诱惑。容貌美是每个人都十分看重的,即使是清教徒和道学家也不能无视这种美。根据人类工程学的研究资料,人们对容貌的审视,视线依次按眼睛、嘴唇、颏、面部轮廓、鼻、耳的顺序移动。

容貌美的外在评价标准是:端正的五官,形态正常的眉、眼、颊、口唇、颏;轮廓清晰,富有立体感的面型;健康、润泽的颜面皮肤;自然闭合的双唇,微笑时不露牙龈,侧看鼻、唇、颏曲线适宜;面部双侧对称,颧颊及腮腺咬肌区无异常肥大或凹陷;牙齿整齐、洁白,咬合关系正常等。

然而,我们在生活中对一个人的容貌进行审美评价时,实际上不只是看到了容貌外在的漂亮与否;容貌同时还深深烙印着人的性格、气质、经历和文化修养等,投射出内在生命力,这是容貌内在的美。因此,容貌审美评价还必须进入性格范畴和气质层次来进行考察。如儿童容貌的魅力来自生命力的直接感染;青春期少年的魅力则是生命力整个化为青春活力而通过肉体发育投射出来;中年人的魅力在新的层次上展开,内化为更丰富的精神性——风度、文化素养的结晶和外化;老年人的魅力在于自我超越。

此外,容貌审美评价还和每个人的审美观念有关。审美观念是对什么事物具有美的一种认识,是在审美认识基础上积累而形成的一定的审美心理定势,具有相对的稳定性,决定了美感的产生和偏爱。

四、现代人体审美趋势

随着人们物质文化生活水平的不断提高,人们的感官审美意识日益强化,审美需要从日常的实用功利观念中对立出来并形成独特的审美创造活动,人们对美的追求与向往更加强烈。那么现代人体审美趋势如何,人们又会提倡哪些美容观念?

(一) 崇尚健康美

美是人们的追求,也是人们的享受。但是在追求美的同时不能忽视了健康。健康是美的基础,也是美的前提。如果把美丽比作树叶,那么健康就如同树根。只有树根的养分充沛,才能有树叶的饱满和色泽光亮。现在有越来越多的人认识到,人体美是建立在健康基础之上的。健康美的观念将深入人心,并成为现在和未来社会人体审美和美容的主流趋势。

1. 重视心理美容 为了保持自己年轻的容貌,很多人会选择使用各种各样的护肤保健品,但实际上他们却都忽略了一点,那就是心情也会影响到相貌。正所谓相由心生。性格好的人,面容温和常带微笑。笑能使人的面部和眼部血液循环加速,两眼明亮有神,面颊红润光滑。笑是人体心情舒畅、愉悦欢快的标志之一。笑能使人的心理和生理趋向最佳状态。笑能使人消除紧张情绪,增加食欲,使人体处在最佳的生理水平,促进健康长寿,延缓衰老。有人说爱笑的人大多心胸宽、为人谦、性格好。实践也证明,性格稳健的人大多身体健康,面部表情柔和,看起来比实际年龄年轻得多。真可谓"心宽愉悦身自健,润泽光滑好容颜"。相反,爱发脾气、爱吵架、性格不好的人,由于经常生气、发火、多怒,大多面色暗淡,表情阴沉,颜面灰暗无光泽。因为心情不好,总爱生气,会使面部皮肤紧缩,次数多了,面部易紧缩的地方就容易出皱纹,让人看来未老先衰。生气容易致怒,怒是一种强烈的精神刺激后而爆发出来的情感。人在暴怒时,脸红脖子粗,血管扩张使头颈部充血,中枢神经对血管的调节机能失调,面部由充血变成淤血,面色由红变青紫,有时面部还出现淤斑。头面部失去血液中营养的供应,出现缺氧;怒又使头颈部血管剧烈收缩,使颜面苍白成缺血状。面容在连续不断的"怒火刺激"下皮肤色泽变暗,由于面部缺少营养的供应,皮肤会失去弹性而松弛,出现皱纹,使细胞角化加快而衰老。更主要的是内分泌功能失调,使全身的生理状态及新陈代谢发生异常,疾病随之而来。北京师范大学于丹教授曾说过:"女人20岁前的美是父母给的,20岁后的美则是自己修的。"这说明不论父母给了我们怎样的面孔,我们都有机会去修养一个美丽的心灵。每个人都应该为自己的相貌负责。此外,随着心理学的发展,催眠的应用领域也已经扩展到美容和瘦身等方面。这也将会成为美容领域一支新生的强大的队伍。

2. 提倡无伤美容 越来越多的人正确认识到美容与健康的关系,倡导无伤美容。美容产品的制造商集中宣传自己的产品如何有效,对身体没有伤害。这足以证明现代人对美容健康的重视。比如隆胸手术,传统的硅胶假体植入易引起的并发症成为目前很多女性进行手术的一大顾虑,现在则更多开始采用自体脂肪隆胸技术,相比假体隆胸来说创伤更小,同时也能避免机体自身组织出现排异反应。又如现代女性都追求苗条身材,所以各种减肥药品和减肥手术流行,但传统的外科切脂手术或者服用副作用较大的减肥药会导致神经性厌食症或造成身体其他器官的损伤,现在人们会选择伤害性小的吸脂术。相信随着高科技的不断发展以及美容技术的不断提高,美容的伤害性会越来越小,效果会越来越好。无伤美容和无伤性美容用品将大有市场。

（二）追求自然美

回归自然是目前全世界都普遍倡导的新观念。这一观念已经渗透到社会、家庭生活的各个方面。追求自然的美容风格,更多、更广泛地采用自然的美容方法,将是人们最主要的选择。

1. 遵循自然规律 人的衰老是一种自然现象,任何人都无法抗拒。违背自己生理年龄的装扮,非但不能给人美感反而会让人反感。余秋雨曾说过:"没有皱纹的祖母是可怕的,没有白发的老者是让人遗憾的。"一个进入老年的女性,却要强装少女,这种外表与年龄实质上的不协调,会让人产生反感。老艺术家田华的苍苍白发,代表岁月的历练,看上去自然而厚重,让人不由地产生崇敬之情。所以,真正的美源自于健康和自然,那些以损害身体为代价的人工造美,以及那些违背自然规律的伪美,都是不值得提倡的。

2. 崇尚自然美容法 所谓自然美,是指人体本身所具有的本体美。"清水出芙蓉,天然去雕饰"的自然美,其审美价值高于整容、化妆的美。自然美是最高贵的美和最典范的美。自然美首先要是健康美。试想,如果一个人病魔缠身,精神萎靡,形体消瘦,脸色苍白,则决不会给人以美感。而自然美容法则是采用自然手段去获取人体自然美的美容方法。自然手段通常包括激发人体内在活力的手段(如针灸、按摩、体育运动、文化娱乐、瑜伽、灵修、催眠等)和利用自然界中对人体有利的物质(如矿物质、有机物质、天然维生素等)。

3. 挖掘中医美容 尽管整容、化妆等修饰性的美容可以美化人的容貌,但这仅仅是用人为的手段掩盖人体的缺陷。而建立在健康基础上的美,才是一种真实的美。对此,中国传统医学有其独特之处。因为在中医看来,养身、健体和美容则是浑然一体的。它更强调人整体的美,强调阴阳平衡、人由内而外的美。以"有诸内必形于外"为总原则,强调调理内脏,以内养外,根据人的全身健康状态、精神状态进行整体调适。中医美容已有数千年历史,美容方法丰富,手段多样,主要包括中药美容、针灸美容、按摩美容和火疗美容四种方式。中医美容的各种方法已被无数人反复使用、甄选,日臻完善,其精华将为现代中医美容及世界美容提供行之有效的天然药物及自然方法。

（三）展现个性美

美是有个性的，没有个性的美只能算是平庸的美，只有个性的美才能给人留下深刻的印象，也只有个性的美才能够久远。太过标准会失去差异性，人人都一样的面孔就没了特点，是无法烙印在人的脑海中的。

1. 追求个性　个性美是抗拒流行文化的最有力武器。流行文化是人的从众心理和商业化宣传的产物，但对于审美观成熟的人来说，这将变得越来越缺乏价值，人们最终能够把握的只能是体现个性美的东西。聪明的人往往能够跟上个性和潮流，同时从来就不让潮流淹没自己。比如整形美容已被很多人慢慢地接受，整形美容已经开始大众化，成为一道"家常菜"。然而，在崇尚个性的年代，人们整形美容的观念趋于理性，打造个性美，将逐渐成为主流趋势。现在很多求美者已跳出"模仿明星脸"的整形误区，要求整形医生根据自身条件和各自不同特点，从美学的角度为自己量身打造整形方案。整形美容只有符合自身的气质、性格和追求，才能成就独一无二、经久耐看的美丽。因此，拒绝模仿，追求个性，这将是未来整形美容的趋势。

▌相关链接▌

世界最"丑"名模吕燕

吕燕是中国首席名模，是获得国际国内荣誉最多、知名度最高的模特，是中国第一个走向国际的名模。吕燕在获得各项荣誉的同时，也曾因为她的相貌而成为模特界颇受争议的人物。围绕在吕燕身边最多的疑问都是与她的容貌有关的，小眼睛、塌鼻梁、扁平脸、厚嘴唇，外加不少雀斑，出道以来她甚至被冠上"最丑"名模的称号。然而，正是因为吕燕眼睛很有特点，嘴唇也很性感，再加上高挑曼妙的身材和从容淡定、率真大方的个性，让她在T台上大放光芒。她特有鲜明的个性美，可以穿透人心，征服了评委，也征服了观众。可以说，吕燕的美很特别，也很夺目。国外媒体评价吕燕："一半是天使，一半是魔鬼"——既可以像天使那样笑得很灿烂很纯净，也可以像魔鬼那样很酷很野性。

2. 张扬个性　超越文化的限制，大胆地表现个性美，是现代社会人个性解放的产物，这相对于传统的美容文化来说是一种进步。现代社会是一个开放的社会，人们的个性不再受到束缚，可以得到释放。如个性张扬的"90后"引领着美的个性时尚，非主流与流行便是显著特征，这种反叛的个性美也不失为现代美的一种趋势。头发、服饰、妆容是最容易用来表现个性的。在今天，人们的选择超越了社会的、政治的实际意义，真正体现了突出个性，强调了个人的审美选择，这是一个历史性的进步。生活中，有的人充分发挥自己的创造力和想象力，把自己打扮得与众不同。如许多年轻人把头发染成红色、金黄色、蓝色等鲜亮的颜色，甚至染成花白色。甚至也有的男士留着齐背长发，有的女士选择光头等，以此张扬自己的个性，看上去很抢眼。其实，个性化的极端选择在任何时代都有，但极端的个性毕竟是少数人的，很少会形成流行。可以想象，未来社会在修饰美容方面将会更加变幻莫测，出人意料。

任务三　体像心理

一、体像的概述

对于大多数非专业人员而言，或许对体像这个概念还很陌生。但是随着现代人对自己身体形象越来越多地加以关注,诸如体像、体像障碍等概念已逐渐被大众所熟悉。体像已成为心理学、精神病学领域应用十分广泛的概念,是人格理论的重要组成部分。此外,在美容医学中体像已成为与美容医学关系最密切的一个心理学基本概念,也是美容医学实践的心理学焦点问题。

1. 体像的概念 体像(body image)也称身体影像、自像、身像等,是人们对自己身体的心理感受和主观评价,是对自己相貌、身体姿态和感觉的总和。简单来讲,体像是个体对自己身体给予美丑、强弱等主观评价。这是典型意义上的体像,是狭义的体像概念。有人在更广泛的意义上使用体像这一词语,如将体像从对形态的审美价值评价扩大到与身体有关的身体语言,即身体动作、姿势、面部表情等起表达情感和交流作用的非语言系统等,这是广义的体像概念。本任务提到的体像若无特别说明均指广义的体像,即包含外表、姿态等身体形象。专指个体对自己身体的心理感受和主观评价,则用自我体像来表示。

Velde(1985年)认为,传统意义上的体像一般都是指自我体像,即对自己身体的心理感受。然而,每个人还有一个外部体像,即对他人身体外表和身体语言的认知。因此,体像其实是通过自己对自己身体或者他人对自己身体的感知觉得以形成。从发展心理学角度讲,人们首先是借助理解他人体像而了解自己体像的。母亲是婴儿外部体像形成的根据,对母亲身体特征的心理图像是婴儿最初的外部体像。外部体像的建立,对于理解他人、参与人际交往以及对他人的评价都有重要的意义。Velde认为外部体像形成的重要意义在于:外部体像勾画出关于人的最初的心理框架,有利于认知能力的发展;外部体像是婴儿构建人作为客体(他人)的心理模式;可以将心理体验通过外部体像形象化。人的外部体像影响着对他人的容貌、形体,甚至衣着举止的评价。同时,外部体像也会影响自我体像的形成。当幼儿拿自己的身体与他人比较时,这种影响就深刻地存在了。

体像会对一个人的心理与行为产生很大的影响。从对个体心理发展及导致的结果来看,体像可以分为积极体像和消极体像。积极体像是一种利于自我肯定、自我接受的体像;消极体像是一种不利于自我肯定、自我接受的体像。对于消极体像对个体的影响程度又可以分为体像困扰(如体像蔑视)和病态体像(如体像变形、体像障碍等)。

2. 体像知觉 知觉分为内部身体知觉和外部身体知觉。内部身体知觉包括痛觉、饥饿、本体感觉等,是由内脏感觉、触觉等刺激引起的躯体感觉状态的认识。这类内部身体知觉并不能形成体像。比如真正的主观知觉别人则是感受不到的,比如饥饿只有自己知道。而外部身体知觉是通过视听获得的对身体各部分的认识知觉,这类知觉等同于所有非主观的知觉。比如,我们能够听见自己说话的声音,别人也能感受到;反过来,别人能够看到我们的外表,而我们自己也可以借助于镜子、照片等媒介看到自己。因此,这类身体外部知觉可以形成体像。同时,体像知觉必然要受到多种社会心理因素的影响而会产生很大的偏差,比如审美观的影响。人们的审美观不同,体像知觉的结论也会不同。

▌**相关链接** ▐

面部伤痕实验

美国科研人员进行过一项有趣的心理学实验。他们向参加实验的志愿者宣称,该实验旨在观察人们对身体有缺陷的陌生人作何反应,尤其是面部有伤痕的人。每位志愿者都被安排在没有镜子的小房间里,由好莱坞的专业化妆师在其左脸做出一道血肉模糊、触目惊心的伤痕。志愿者被允许用一面小镜子照照化妆的效果后,镜子就被拿走了。关键的是最后一步,化妆师表示需要在伤痕表面再涂一层粉末,以防止它被不小心擦掉。实际上,化妆师是偷偷地处理掉了之前化妆的痕迹。对此毫不知情的志愿者,被派往各医院的候诊室,他们的任务就是观察人们对其面部伤痕的反应。规定的时间到了,返回的志愿者竟无一例外地叙述了相同的感受,均表示人们对待他们比以往粗鲁无理、不友好,而且总是盯着他们的脸看!然而,事实上,他们的脸与往常并无二致,没有什么不同。他们之所以得出这样的结论,看来是错误的自我认知影响了他们的判断。这真是一个发人深省的实验。这个实验给我们的启示是:一个人内心怎样看待自己,在外界就能感受到怎样的眼光。同时,这个实验也从一个侧面验证了一句西方格言:别人是以你看待自己的方式看待你。

（资料来源:http://www.360doc.com/content/14/0703/12/974066_391691480.shtml)

3. 自我体像的形成与发展 在这里,我们把狭义的体像,即个体对自己身体的心理感受和主观评价用自我体像一词来表示。自我体像不是生来就有的,它是伴随着个体的成长,逐渐形成和发展起来的。

个体对自我的认知起初主要是对躯体"我"的认识,即主要是通过对身体的感觉。一个正常发育的儿童,对自己身体的外部知觉一般是要到儿童后期或青春期才逐渐形成的。这时他们对身体外观表现出强烈的关注。然而,在语言和理解力发展的最后阶段,儿童总是通过环境的评价来认识身体特征和行为。也就是说,孩子对自己的认识,并不仅仅是通过对自己的观察,还要依赖于外界的评价,如父母、老师、朋友的评价等。

在小学期间,儿童会逐渐认识到自己的身体特征,如身高、体重、力量、协调性、长相和肤色等,会被同学、老师等用来评定他们在社会和体育活动中的地位顺序。天生的身体条件成了被同学喜爱和被同伴接受的资本;而身体缺陷则变成了一种潜在的折磨和羞辱。因此,当儿童到了成长晚期开始真正认识自己身体外表时,会不可避免地意识到这样的事实,身体的特征将成为其人格中所具有的"社会标记"。

自我体像的充分形成开始于儿童进入青少年阶段。特别是伴随着身体的发育、抽象思维能力的增强和继之而来的自我反省能力的增强,标志着心理和生理统一的自我意识的开端。进入青春期后,青少年身高、体重和容貌等发生显著变化,以及出现第二性征。由于生理上的各种急剧变化以及自我意识的高度发展,个体开始将注意力从客观世界转移到自身上来。比如他们常常照镜子,研究自己的身体各个部位的形状和特征,反复检查哪个部位"好"或者"不好",哪个部位"漂亮"或者"不漂亮",表露喜欢自己哪里或者不喜欢哪里。他们会尝试各种姿态、发型等,会与同伴一起讨论自己到底给别人留下什么印象。

这些对自我的关注和研究,使得个体对自己身体的知觉不断增长和积累。每一个体像描绘了对身体不同部位的知觉,虽然还不能在心理上对身体的认识有一个完整的勾画,但是这些认识的积累成了完整的自我体像观念的组成部分。

自我体像的形成与发展有两个基本的意义。第一,因为自我体像是个体对自身身体方面的心理描绘,这恰恰是自我概念的基础;第二,自我体像是自身外表和其对他人起作用的一面心理镜子,是设计个体社会行为的心理蓝图。

二、体像与医学美容

体像是美容心理学的一个核心问题,也是医学美容的一个焦点。体像与医学美容的关系可以从理论和实践上概括为以下几点。

（一）医学美容的目的是重塑体像

从根本意义上讲，医学美容不仅是对人体形态的重塑，更是对求美者体像的重建。这是因为不少求美者存在不同程度的体像困扰和体像障碍，而且也因为体像本身就是一种心理的知觉。求美者或多或少存在对自身的不满，也就是说存在着体像问题。对这些求美者来说，缺陷不仅有生理学外表的依据，也是心理发展过程中多种要素对体像影响的结果。

具有良好体像的人在工作中表现积极，处世融洽，人际关系和谐。体像还有其他方面的表现，但最重要的是对外貌的认识。有时，矫正了一个微小的美容问题可产生巨大的良性心理变化，从中我们也可以理解医学美容的意义。如刘晨等人（2008）对340名整形美容外科受术者的调查研究就发现：整形美容外科受术者术前自我躯体缺陷意识强烈，非常关注他人对自身体像的评价，希望通过手术治疗的方法来改善自己在他人心目中的形象。合理适当的整形美容外科手术可以通过改变受术者的外貌来调整其对自身体像的再认识，以纠正其不良体像，树立适合其自身审美要求的新体像，从而明显改善受损情绪，恢复正常的社会交往。

（二）求美者的特征是体像困扰

人的美与丑不仅仅在于客观生理形态的存在，还在于自己对自己的感受，也就是自我的体像。表面上大多数人是为美而去美容的，但深入研究后就会发现这些人存在着对自身容貌形态的不满。比如国外一位心理学家做过一次著名实验，他请大学生对自己进行评价，结果有95%以上的学生对自己的相貌和身材都不满意。而当研究人员对测试录像进行研究时，发现98%以上的测试者都是发育正常身体健康的人，相貌没有任何缺陷。又如询问任何一位妇女她最喜欢自己身体的哪一部分时，她一般不能立即给出回答；而你若是问她最不喜欢自己的哪一部分时，她会迅速给予诸如鼻子、眼睛、嘴巴、乳房、腰、臀部、小腿和体重等答案，以及一些对诸如外科手术、绝经或衰老等带来的变化的不安或不满。不仅妇女会这样，男性同样会对体像感到担忧。求美者中间存在大量与体像有关的心理问题。对求美者和普通人体像认知的调查研究发现，求美者的体像困扰明显比一般调查对象多。研究体像问题的心理学家估计有2%～10%的人总对自己的外貌存在神经过敏的感觉，认为这种"不足"影响到他们的生活，并影响到他们的恋爱乃至婚姻。少数人还发展为病态体像，一种与体像有关的心理障碍，包括神经症或精神病症。如有一位23岁的男青年为自己的门牙外突而苦恼，经常反复照镜子，反复察看，不愿外出，放弃工作，在家时常流露出抱怨与愤怒；他曾多次进行整形手术，但始终认为没有解决问题。对他来说，好像门牙外突问题解决了，就什么问题都解决了，否则就没有前途。各方劝导都无效。而事实上问题并没有像他本人所认为的那么严重。

▌ **相关链接** ▌

体像障碍是一种心理疾病

长期被大多数人忽略的一种心理疾病——体像障碍终于得到了应有的重视。在南京通过专家鉴定的《体像障碍临床特征及相关研究》明确了体像障碍的发病机制为"体像认知失调"，首次提出体像障碍应在国内成为一个独立的学科。

体像障碍者躯体外表并不存在缺陷，但其主观想象外表丑陋，导致极为痛苦的心理疾病。由于目前国内对体像障碍的研究几乎是空白，就连许多临床医生也对其缺乏正确的认识,故在社会经济迅速发展、生活质量不断提高的今天,大多数患者表现出的强烈的想要改变外表的要求不被看成病态,反而被视为追求美。患者很少找心理医生治疗,而是求助于矫形或美容。随着美容热的兴起,越来越多的体像障碍患者前往医院矫形科或到美容院,要求纠正其想象的容貌缺陷,但矫形或美容后对效果不满,导致病情加重并带来许多医疗纠纷及司法问题。

为解决以上问题,以南京脑科医院鲁龙光教授为负责人的课题组,在国家自然科学基金的资助下,首次在国内外较全面地对体像障碍、神经症、正常人群进行了体像障碍的临床调查和心理测量的比较研究,指出了体象障碍与神经症等的内在联系和区别,建立了中国人的体像障碍评量表和诊断标准。研究人员提出了中国人体像障碍的临床特征是:好发颈部以上暴露部位,外生殖器也占一定比例;呈慢性病程,平均病程为 6.27 年。研究明确了体像障碍的发病机理为心理疾病——体像认知失调,从而为体像障碍患者的心理治疗提供了理论依据并开辟了新的治疗思路。

（资料来源:http://www.psy525.cn/art/5113.html）

（三）医学美容的手段是体像纠正

部分求美者存在体像困扰,医学美容的目的就是重塑体像,让求美者建立良好的体像。然而,要达到这个目的,单独靠手术并不能解决这个问题,因为不少求美者需求美是由于病态的体像。因此,需要心理学和精神医学配合美容手术治疗或将其单独运用于对求美者的治疗。

近年来,不少美容整形医生与精神、心理医生合作,开展了手术加心理治疗的工作。Edgerton(1991)的研究报告指出,采用手术加心理治疗对 100 名体像障碍的求美者进行治疗,获得了良好的疗效。同时,研究还表明,通过美容手术对求美者的体像进行改变,能有效提高其自尊。此外,一些医生还会根据求美者心理异常的具体情况,分别侧重地使用手术或心理治疗。通过实践证明,美容手术与心理治疗有异曲同工的效果。如 Ohjimi(1998)的研究中,他们将 25 名具有心理障碍的求美者分为手术与非手术组,分别采用手术和心理治疗。结果令人惊奇,不但手术组取得了良好的效果,非手术组的心理治疗也取得了同样好的效果。总之,无论是采取心理治疗还是美容手术治疗,只要能有效纠正求美者的体像,都可以帮助求美者解除体像困扰。

三、影响体像形成的因素

（一）性格的影响

性格是指个体对现实稳定的态度和习惯化了的行为方式。好的性格有利于积极自我体像的形成,不良性格则有可能形成消极自我体像,甚至出现体像障碍,影响正常的生活。以自我为中心、虚荣心强、争强好胜、过分追求完美;特别是对自我形象要求比较高,总想以相貌取悦于异性;性格内向、固执,容易受外界影响,多有自责、自卑、敏感、多疑、胆怯、沉默寡言等性格特征,这样的人容易形成消极的自我体像。如芮颖(2012)的研究结果显示,外倾性人格的个体有更高的身体意象评价,这可能源于外倾性人格个体为人活泼、健谈、热情,人际关系良好,因此对自己的相貌比较乐观,对自己的身体相对满意。而高度神经质性格的个体对自我身体的评价比较低,会经常担忧,遇到刺激时会有较强烈的情绪反应,面对自己的外貌时,表现得过于担心而使自己对自我意象的评价过低。

（二）性的影响

当个体对以第二性征为重点的体像不认可,而且很难将其改变时,就会出现烦恼和焦虑,这就是性对体像的影响。如认为自己个子矮,乳房太小或太大,身上多毛或胡须过多过少等。他们自觉不自觉地认为体像不佳会大大影响自己的吸引力。对于青少年来说,年龄越大,越是接近恋爱、婚姻和过性生活的年龄,这方面的烦恼和焦虑越是严重。

青少年对体像的关注有着性别差异。对女性来说,体态肥胖是令人烦恼的事。而对于男性来说,为肥胖烦恼的人较少,为自己个子矮烦恼的人较多。这显然与当前社会普遍的审美心理有关。年轻的女性一般都喜欢身材高大的那种,认为身材高大才富有男子汉的气概,如常有女性择偶要求对方身高必须在 1.75 米以上,这种观念加剧了男性的烦恼。相反,社会对女性体型的审美要求是苗条的身材,因而女性更容易为自己体像肥胖而烦恼。

（三）社会文化因素的影响

社会文化是体像知觉产生的背景。也就是说一定的体像总是产生于一定的文化背景中,因为体像是一种社会知觉。文化价值观与人体审美观无时无刻不在影响人们对自身的认知。国内外大量关于社会文化因素对身体意向的影响研究中,普遍认为媒体、家庭和同伴因素是影响身体意象的三大社会文化因素。

1. 媒体　在日渐成熟的商业化社会中,电视、网络、报纸、杂志等大众传媒的涌现对青少年身体意象造成一定的影响。如年轻女性出现在大众媒体的形象大多都拥有"天使的脸蛋"与"魔鬼的身材",虽然拥有苗条的体形和完美容貌的女性在现实生活中只占据很少的比例,却成为了大众媒体大肆宣扬的对象。这种经过层层修饰下的理想体形通过媒体的不断传播,使得年轻女性逐渐知晓并接受了"瘦即是美"的观念,将苗条体形奉为追求的目标。在理想体形被内化的过程中,她们对自己的体形越来越不满意,呈现消极的身体意象,如对自己体形跟外貌的评价降低、满意程度降低以及过分注意自己的外表,并进而引发种种生理和心理疾病,如可能会引发饮食紊乱、自尊下降、焦虑、抑郁情绪等一系列问题。媒体对身体意象的影响探讨较多的是对女性的影响,并且多认为媒体会对女性身体意象产生负面影响。如孔怡(2014)的调查结果表明电脑和移动设备(包括手机跟平板电脑等)已经成为女性大学生接收美容美体类信息的主要渠道;有相当比例的女性大学生通过微博主动关注或被动接收着美容美体的相关信息,也容易受到其影响而产生负面身体意象。岳筝(2014)的研究表明女大学生群体的身体意象会受减肥视频广告的负面影响。也有少数研究认为媒体对女性身体意象有着积极影响,或媒体与女性身体意象没有关系。如刘达青(2009)对厦门大学 426 名女性大学生的调查结果显示,大学生的负面身体意象具有普遍性,近一半的大学生对自己的身体外表不满意。不满意程度从高到低依次为整体、矮、胖和相貌。然而大学生虽然普遍都关注自己的身体外表,也较关注媒体中与身体外表有关的信息,但关注并不等于将媒体中宣扬的外表标准内化。研究中"相比低内化程度者,高内化程度的女大学生注视有吸引力的女性形象后,其负面身体意象更容易增加"的假设并没有得到验证。此外,近年来,男性身体意象失调越来越普遍,大众媒体被认为是一种重要的影响因素。大量研究证实了媒体对男性身体意象的消极影响,主要表现在对身体意象的认知、情绪情感和行为调控等方面。

2. 家庭 家庭因素对大学生身体意象的影响主要体现在父母的影响。Rieves 和 Cash (1996)对女大学生的研究发现,她们的身体意象障碍与父母对她们的身体不满意有显著正相关。Kanakis 和 Thelen(1995)发现女大学生的进食障碍和父母对她们身体的嘲笑有显著关系。但是,研究忽略了家庭凝聚力、家庭经济状况等因素的影响。芮颖(2012)的研究结果显示大学生家庭环境因素和身体意象之间的关系显著。父母的尊重理解、友好亲近、支持关爱、鼓励期望等对青少年的积极身体意象形成都起到至关重要的作用。因此,营造一个接纳、关爱和支持的良好的家庭环境是青少年成长并形成积极身体意象和拥有健康心理的保障。

3. 同伴 同伴在大学生的生活中扮演着重要的角色,他们是大学生的外部参照系,也是社会信息的主要来源之一。Stormer 和 Thompson(1996)对女大学生的研究发现,同伴的嘲笑对她们身体意象扭曲和不满有显著关系。Berg(2002)等也发现,那些由于体重而被同伴嘲笑的大学生,在他们对自己身体不满意和饮食失调行为的产生和持续中有重要作用。该研究发现,大学生与同伴的比较能够导致身体不满和进食障碍。刘达青(2009)的研究发现一半以上的大学生时常与同伴谈论和外表有关的话题,并受到同伴影响。李中良(2013)的研究结果发现,同伴影响类型对身体意象影响显著,积极同伴影响情境下个体负面身体意象水平较低,消极同伴影响情境下个体负面身体意象水平较高。

(四)其他心理因素的影响

知觉除依靠感觉器官的生理功能接收信息外,更重要的是靠个人对引起刺激的主观解释。对事物的知觉并不是仅凭客观刺激决定的,还要看什么人,在什么情况下的感受。事实上,决定知觉的是心理因素,包括注意、经验、观念、动机和需要。体像错觉除了遵循一般错觉的规律外,还可能受到多种主观因素的影响,特别是对自我体像的否定认知。根据对知觉的影响因素,探讨体像错觉的一般性根源。

1. 经验的影响 体像不是生来就有的,它是个体后天逐渐形成的,因此经验会影响体像的形成。人与动物相似,最基本的直觉多是本能性的,很少需要学习。但是知觉是需要学习与经验的。体像知觉就是一种十分复杂的知觉,受主观经验的影响。人们在进行人体审美时,容易产生先入为主的观念。

2. 观念的差异 人的知觉往往是以一个着眼点作为知觉解释的根据,这就形成了个人对某一事物的观点。观点不同,知觉经验自然会不一致。体像知觉更是如此,这是因为人们看待身体形态美与丑的观点是非常复杂的。如张三认为女孩很漂亮,李四可能会认为她不漂亮,甚至很丑。

3. 注意与敏感 注意与知觉有相关性,注意越深刻,知觉就越深切、清晰。这就是为什么注意会影响学习和记忆的原因。对于体像知觉来说,过分注意会引起一些问题。如有些对自己体像不满的人,特别注意自己的某些缺陷,越看越觉得丑陋或难看。但是外人看起来,并没有像他本人描述的那样丑陋。人们对缺陷的过分注意会导致知觉的一种敏感状态,甚至导致体像障碍。

4. 情绪与情感 情绪与情感也会影响知觉的准确性。"情人眼里出西施"便是情绪对知觉影响的最生动的例子。人们在心情不好的情况下,会看什么都不顺眼;相反,愉快时会感到什么都挺美。体像知觉会更多地受到情绪与情感的影响。不论爱一个人因为觉得她美丽,或者恨一个人而感觉她丑陋,均是由于情绪与情感所造成的体像错误的知觉。

模块小结

人体美的概念有广义和狭义之分。广义的人体美是指人体在正常状态下的形式结构、生理功能和心理过程的协调、匀称及和谐统一。狭义的人体美主要指人的形体和容貌的形态美。容貌美是人体美最重要的组成部分,是人体审美的核心和主要对象,是评价人体形象美的最重要方面。

对人体美的把握应注意以下几个方面:健康是人体美的基础;比例匀称、整体和谐是人体美的必备条件;精神美是更高层次的美。

人体美的特征:人体是和谐统一的整体;人体具有均衡匀称的形态;人体的生命活力美。

美感即审美感受,它是客观事物美的属性被人的感官所接收,并通过神经网络把信息输送到大脑所引起的感受。美感有广义和狭义之分。广义的美感包括人的审美趣味、审美能力、审美观念、审美理想、审美感受等,也称审美意识,审美意识是客观存在的审美对象在人们头脑中的能动反映;狭义的美感则专指审美感受,它是审美意识的核心部分。美感具有直觉性、愉悦性、非功利性这三个基本特征。

医学美容中的审美关系是人们在医学美容审美交往和审美活动中发生的一种涉及美丑问题的具有情感倾向的关系,它是审美关系的一个组成部分,有特定的主体和客体。医学美容中的审美关系是一般医学审美关系的重要组成部分,包括人与人、人与物两方面的关系。

现代人体审美趋势为崇尚健康美、追求自然美、展现个性美。

体像是人们对自己身体的心理感受和主观评价,是对自己相貌、身体姿态和感觉的总和。简单来讲,体像是个体对自己身体给予美丑、强弱等主观评价。

体像与医学美容的关系可以从理论和实践上概括为:医学美容的目的是重塑体像、求美者的特征是体像困扰、医学美容的手段是体像纠正。

影响体像形成的因素有:性格、性、社会文化因素(如媒体、家庭、同伴)和其他心理因素(如经验、观念、注意与敏感、情绪与情感)。

自测训练题

一、名词解释

1.人体美　2.美感　3.体像

二、简答题

1.简述人体美的基本特征。

2.如何理解美与健康的关系?

3.简述医学美容中的审美关系。

4.现代人是如何崇尚健康美的?

5.现代人是怎样追求自然美的?

6.自我体像是怎样形成与发展的?

7.简述体像与医学美容的关系。

8.影响体像的形成因素主要有哪些?

案例分析

奇妙的心理美容

案 例 一

心理学家从某校某班的大学生中挑选出一位大家公认的最愚笨、最不招人喜欢的女同学,让全班同学以假作真地认定她是位漂亮聪慧的姑娘,并不断赞美她,向她献殷勤。不到一年,这位女同学出落得很漂亮,连言谈举止也同以前判若两人,气质和风度更是改变很多。何故如此? 心理学家解释说:这就是心理和美容的相互作用。假如能建立心理上美好的自我体像,其自信不仅使人展现出自身蕴藏着的美,还能逐步增加体表形象和气质的美。

案 例 二

人的相貌也可以"活到老,学到老",这是有科学证明的。美国一位研究人类相貌的学者雷伯特·惠斯太尔经过大量的调查研究后发现,相貌是后天文化因素造成的,或者可以说是"学"来的。他指出,初生婴儿的相貌都差不多,几乎没有明显的面部特征。他们通过以后的观察,模仿自己身边的亲属及其他人,逐渐学会安置自己的相貌位置与形态。例如,把眉毛调整到适当的位置,嘴唇、鼻子也都按大脑中的"脸谱图"(主要是父母的相貌)发育。嘴的外形也不是生来就确定的,要等到恒牙出全后才能确定,许多人进入青春期后才能定型。

案 例 三

除了美的一种学习过程以外,还有一种美的期望效应。例如,当一个人求生的渴望异常强烈的时候,她不仅能战胜病魔和各种困境,而且能在绝境之中出人意料地生存下来。也就是说,强烈的期望心理会产生意想不到的现实效果。当人的心理处在一种强烈的期望(渴望)状态时,就能通过心理对生理的作用,去改造或者强化自己的生理过程。上了岁数的人会很感叹,他们认为现在的女孩子比几十年前的女孩子漂亮多了! 这不仅仅是美容化妆等形象设计的效果,还有心理因素在起作用。这是为什么呢? 原因显而易见:几十年前的女孩子首先是要解决自己的温饱问题,而现在呢? 社会进步了,生活富裕了,女孩子们想得更多的是自己的形象,是怎样把自己修饰得比别人更漂亮。这不仅是现代社会竞争性加大、道德文明的进步、文化层次的提高、审美观念的改变,更与现代人的求美意识急剧加强有关。尤其是女性,把美看得比生命本身更为重要。强烈地追求美、需要美,对美化的高期望值,形成了强烈的意念,持续作用于自身生理过程,迫使身心做出必要的努力。于是从小时候便开始追求美、塑造美的体型的运动,甚至一直到老年。

案 例 四

随着社会的进步,人们对美的追求已不是盲目地模仿与追赶潮流,人们已不再仅仅关注一张脸,而是讲究从发式、化妆到服饰选择的整体修饰,讲究内在气质、性格和外部形象的个人整体形象。为了达到美化自己的目标,就必须研究怎样利用个人的自身条件,将个体的年龄、职业、体型、肤色、发质及个性、气质等诸方面因素作为一个整体来构思。比如,许多演员看起来都比实际年龄小得多,这是因为职业使他们活泼、好动,赋予他们一颗年轻的心;因为打扮得很艳丽,自然会显得年轻而美丽。著名国际影星索菲亚·罗兰深谙此道。她在谈到美容经验时,首先就说要有自信,要喜欢和欣赏自己的形象——你认为自己年轻、美丽,你就会显得年轻、美丽。

(资料来源:http://www.njxlzx.com/xlzx/detail.asp? ID=698)

分析与讨论:以上案例资料对你有何启发? 请结合案例谈谈心理美容的意义,以及现实生活中如何实践积极的心理美容?

实训练习

实训项目:健康的自我体像

一、实训目的

通过小组活动,获得健康的自我体像。

二、实训情境

自我体像是个体对长相、身材、第二性征等外表的自我认识和评价。由于社会各种媒体和狭隘的审美观念的误导,或者部分家长在教育方法上的欠缺,造成青少年对美的追求与自身情况存在一定的不平衡性,大多数青少年会存在不同程度的体像烦恼。如有人因对自己的长相不满意或对自己的身材不满意,整天照镜子;又如有人认为自己个子太矮、太胖或是五官哪个部位不漂亮,而不愿见人,害怕参加集体活动,逐渐脱离群体,造成自我封闭的性格,这样就会产生心理障碍,影响学习和正常生活。还有些同学,因为对体型不满意而盲目地节食,造成营养缺乏,身体免疫力下降,诱发各种疾病,如贫血、肺结核和其他感染性疾病;甚至有的同学因为减肥得了神经性厌食症,甚至造成休学和退学。因此需要青少年针对体像烦恼及时进行自我调节和自我疏导,获得健康的自我体像。

三、实训过程

(一)小组讨论

小刘同学长得并不难看,爱对着镜子微笑,理理头发,整整仪容。有一天妈妈看到了,就开玩笑说:"照什么照啊,再怎么照也还是那么丑。"当她再看自己的时候,就发现自己真难看,嘴巴大,眼睛小,眉毛不修长……

小王同学活泼爱笑,但是变胖以后开始沉默寡言了。有一次出去买衣服,看中一条裙子,服务员看了她一眼,说:"你穿不下。"小王顿时觉得无地自容,之后走到哪里都觉得别人在以鄙夷的眼神看着她,在背后笑话她。从此不爱和同学集体活动,变得急躁爱发脾气。

小组讨论:

1. 分小组讨论,案例中妈妈和服务员的态度分别会对小刘和小王造成什么影响?

2. 分小组讨论,假如你是小刘同学和小王同学的好友,你可以用什么方法帮助她们走出困境?

(二)小组活动

每个小组成员要求找出自己身体最漂亮的部位,比如身材、脸蛋、眼睛、嘴巴、手等,并跟小组成员分享。然后要求用一周的时间,每天五分钟在镜子前,看着自己最漂亮的地方,对自己说:"外貌是先天的,心态是后天决定的,无论如何,我是独一无二的,在这个世界上,只有一个我。"看看自己会发生什么变化? 一周之后小组成员再次分享感受和收获。

模块四　掌握社会心理与美容

内 容 提 要

　　模块四主要介绍社会心理学的基本知识,通过对社会心理学的介绍,使学习者了解社会心理学的内涵,掌握社会心理学的概念、容貌与第一印象、容貌与社会态度、容貌与人际吸引等与社会心理学相关问题。

 学 习 目 标

　　知识目标:

　　1. 了解美容医学的社会心理价值。

　　2. 掌握社会心理学的概念、容貌与第一印象、容貌与社会态度、容貌与人际吸引等社会心理学问题。

　　3. 熟悉容貌与社会态度、社会影响等相关问题。

　　能力目标:

　　1. 能够应用美容社会心理学的知识进行自我印象整饰、增强人际吸引力、提高人际交往能力。

　　2. 初步具备应用社会心理学的知识对在美容工作实践中遇到的社会心理现象进行分析的能力,协调好美容工作中的人际关系。

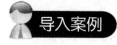 导入案例

以貌取人,是人的社会道德问题呢? 还是人类的本能呢?

　　荷兰阿姆斯特丹自由大学近日发表科学研究报告说,男人爱看美女,并不是男人道德败坏,而是一种十分自然的条件反射。

　　阿姆斯特丹自由大学人类行为学家哈妮·范霍夫教授经过研究发现,当一名美貌女子进入男人的视线范围之内,无一例外,男人的目光立刻就会被这名女子吸引过去,这个过程完全是人体自然机能在起作用,是一种条件反射,根本不经过任何大脑的思考。哈妮·范霍夫教授说:“观看一位有吸引力的女性,对男人来说十分重要,因为女性能向男人提供许多信息,比如:她是否年轻? 她是否健康? 如果答案是肯定的,接下来,这名女子能为男人提供许多想象

空间。"这个条件反射过程在半秒钟之内就能全部完成。哈妮·范霍夫教授说,男人的条件反射是由生物进化决定的,这从一个方面保证了人类物种的延续和进化。这就是男人喜欢看美女的原因所在。

根据哈妮·范霍夫教授的进化理论,与男性一样,女性的行为也是由进化决定的,但两者的进化结果截然不同。虽然女性也愿意看健康的男人,但女性最在意的是男人将来能否照顾她和孩子。因此,对女性来说最重要的是这个男人是否有地位? 是否有志向? 同样,这一连串的条件反射,都是在半秒钟之内自然而然产生并完成的,与个人道德毫无关联。

拥有得天独厚的身体构造的女性,在生存与人种的繁衍上处于优势,她们能吸引更多更优秀的男性,将她们的基因遗传给出色的后代。通过以上阅读,我们不妨讨论一下,男性为什么喜欢容貌和身材都完美的女性,而女性为什么更看重的是男人的社会地位、志向、经济实力等方面的才能呢? 在整个生物进化过程中,与遗传和社会因素有哪些关系呢? 容貌和身材又有哪些审美价值和社会影响呢? 通过学习本模块的相关知识,将有助于我们解决上述的有关问题。

（资料来源：http://baike.baidu.com/subview/553257/11145996.htm）

任务一　社　会　心　理

人类对美的追求从未停止过,进入文明社会以来,形体美和容貌美成了人类永恒的追求。随着社会文明的进步,经济的发展,人类对自身的形体和容貌越发关注,甚至不惜重金追求重塑形体美和容貌美,这与容貌的社会审美价值是密不可分的。人类对形体和容貌的审美属于社会知觉的过程,人类的求美行为不仅仅是个体的行为,也会受到多种社会因素的影响,因而从社会心理学的角度来研究和探讨人类的求美行为具有重要的意义。

一、社会心理学的概念

社会心理学由"社会"和"心理学"两个词汇组成,给社会心理学下一个准确的、所有社会心理学家都能接受的定义并不是一件容易的事情。由于受心理学和社会学这两门学科的基本理论影响,西方社会心理学界对社会心理学的定义大体可分为两大类:一类是强调社会心理学要研究人的社会行为,认为社会心理学是研究人的社会行为的科学;另一类则强调社会心理学应把人与人之间的关系或人与人之间的相互影响作为研究对象。

美国著名社会心理学权威 G. W. 奥尔波特(G. W. Allport)认为,社会心理学的含义是"设法了解与解释个人的思想、情感和行为怎样受到他人存在的影响;这个'他人存在'包括实际存在、想象中的存在或暗指的存在"。

美国心理学家弗里德曼(J. L. Freedman)从行为主义的思路出发,认为社会心理学是系统研究社会行为的科学,其研究范围既涉及人们如何认识他人、如何对他人做出反应,又涉及他人如何对人们做出反应以及个体所处的社会环境对个体产生怎样的影响等。

我国著名心理学家潘菽提出:社会心理学是心理学的一个主要分支,它所研究的是和社会有关的心理学问题。我国当代社会心理学家吴江霖指出:把普通心理学中研究人的心理活动的社会基础这一侧面独立出来,给予更详细、更深入的研究,便构成心理学的另一重要分支,称为社会心理学。我国学者胡寄楠指出:社会心理学应该突出社会与个体的相互作用,重视个体所处的社会情境及个体内在的心理因素。

虽然社会心理学家们对社会心理学所下的定义不尽相同,但都比较关注个体的心理和行为如何受到社会的影响,人与人之间的相互关系和相互影响。社会心理学可以定义为是从社会与个体相互作用的观点出发,研究特定社会生活条件下个体心理活动发生、发展及其变化规律的科学。个体的社会心理与行为、人际相互作用和社会影响是社会心理学的三个主要构成部分。

二、求美行为与社会心理

(一)社会动机与求美行为

求美行为是一种社会行为,有社会心理学的背景。由于人是社会性生物,人的求美行为既是一种生物性行为,又是一种社会性行为。从社会心理学角度看,人们的一切动机都具有社会性。在分析人们的求美行为时,必须考虑求美行为的原因,引起人们行为的原因通常称为动机。动机是行为的原因,行为是动机的外在表现。动机一般被认为涉及行为的发端、方向、强度和持续性。求美行为来源于求美动机,而求美动机产生于对美貌的心理需要。根据动机的性质不同,人的动机可分为生理性动机和社会性动机,分别以个体的生物需要和社会需要为基础。人的求美行为在求美动机的基础上产生,而人的求美动机的产生一方面应有求美需要,即追求美的欲望,它是人的求美行为的原动力;另一方面社会外部条件的影响可使求美动机产生,并使进一步求美行为成为可能。"爱美之心,人皆有之"这句话说明人都有颗追求美丽的心,人都喜欢美丽的事物。"女为悦己者容"则说明女人愿意为欣赏自己的人精心装扮。人们常用"爱美是人的天性"来解释人为什么喜欢美、追求美,其实,追求美是人类不断进化的产物,也是人类文明的标志。求美行为之所以普遍存在,是因为人是社会性动物,人们为了获得社会认同、他人关爱、异性吸引、自我尊重及他人尊重这些需要的满足。

(二)两性求美行为的社会差异

男性和女性的求美行为存在一定的社会差异性,女性比男性爱美,更加关注自己的体形和容貌,如女性与男性相比更加关注自己的体重、更愿意购买化妆用品和参与美容护肤行为等。人是审美的主体,具有审美的能力,而审美又属于社会的一般意识形态,与一定时代的社会生活文化发生较为直接的联系。男性喜欢漂亮的女性,女性则喜欢强壮的男性。男女两性的求美行为差异是社会生活文化的产物,来源于两性不平等的父权制度。在父权制度文化下,女性处于被欣赏的地位,女性因此十分关注自己在他人心目中的形象,认为自己是美丽的,才会得到他人的认可。而男性在父权制度文化下,要想得到他人认可主要是事业上的成功和财富的积累。

(三)个体行为与求美行为

求美行为表面上看是个人行为,但实际上个体在社会生活不断发展变化的影响下,个体的心理活动和行为也在不断成长变化,个体将随着环境和自身状况的变化继续学习社会知识、价值观念与行为规范,接受新的期待和要求。在社会生活中,一部分群体的求美行为并非从美学角度出发,而是为了满足个体的心理需要,受社会流行趋势、明星的榜样作用、追求另类等心理因素的影响。

从社会心理学角度研究个体的行为包括从众行为、服从行为、利他行为和侵犯行为等。个体的求美行为在社会力量的作用下,会出现不同类型的行为表现。不正确的求美行为是以牺牲自身健康为代价的美容行为。如有极个别的医生为了多做美容外科手术,夸大整形手术效果,隐瞒手术风险,给患者身心造成不良的影响。再有就是不考虑自身特点、短视的求美行为。如高考的时候,部分艺术考生选择"微整形",通过时间短、见效快的瘦脸针、水光针等方式来提升颜值博取面试老师好感。正确的求美行为应该是在生物-心理-社会医学模式下,开展整体的医学美容,美容外科与美容内科联合应用,人体形态矫正与心理疏导相结合,拒绝病态美和伤害性美容,达到美容与健康相统一。

> **相关链接**
>
> 奥尔波特(Gordon W. Allport,1897—1967),美国人格心理学家,现代个性心理学创始人之一,美国人本主义心理学家的代表人物之一。1939年当选为美国心理学会主席,1964年获美国心理学会颁发的杰出科学贡献奖。他的研究成果之一是证明他人在场对完成大多数任务起促进作用,对完成某些任务也可能产生不利影响。他把群体区分为工作群体和面对面群体。发现工作群体中存在的社会刺激,使个人工作在速度和数量方面有所增加。这种社会性增值与年龄、能力和人格特性有关。奥尔波特对社会促进作用的研究在美国社会心理学界中产生了很大影响。

任务二　容貌的社会心理价值

美国总统林肯曾因为相貌原因拒绝了朋友推荐的一位议员。当朋友愤怒地责怪林肯以貌取人,说任何人都无法为自己的天生脸孔负责时,林肯说:"一个人过了四十岁,就应该为自己的面孔负责。"虽然林肯以貌取人也有其主观因素,我们却不能忽视第一印象的巨大影响作用,因而必须通过提高自身修养来整饰自己的形象,为将来的成功奠定基础,搭好台阶。《三国演义》中庞统准备效力东吴,面见孙权。孙权见庞统相貌丑陋,心中先有不快,又见他目中无人,因此将其拒于门外。

以上两个案例体现了容貌对人的职业发展有很重要的社会心理价值,尤其在第一印象的形成过程中具有重要的作用。当然,容貌固然重要,但是在职业发展过程中,能力和才华也很重要。当今社会,容貌和才华都是人们走向成功的关键因素。

一、容貌的概述

(一)容貌的含义

容貌指人的相貌,包括面部及五官形态,气质、精神状态完整的统一。容貌不仅是人的生命活力的表现,而且是其内部心理活动的外化形态,突出容貌的社会属性。同时容貌还具有一定的社会功能,表现在对人的社会心理的影响。在社会交往中,姣好的容貌可以在一定程度上增加人们的自信,对其生活和工作、恋爱和婚姻会有积极的影响;相反,容貌丑陋者在心理和社会生活的方方面面都会受到不同程度的消极影响。

(二)容貌与第一印象

第一印象,也称初次印象,是人与人相识的第一次见面所形成的印象。第一印象的获得主要是对人的表情、态度、谈吐、姿态、容貌、身材、仪表、年龄、服装等外在因素做出的评价。

第一印象往往十分鲜明和牢固,是印象形成的重要依据,对今后生活中的交往可以起到积极或消极的影响。

一位心理学家曾做过这样一个实验:他让两名学生都做对 30 道题中的一半,但是让学生A 做对的题目尽量出现在前 15 题,而让学生 B 做对的题目尽量出现在后 15 道题,然后让一些被试者对两名学生进行评价:比较谁更聪明一些? 结果发现,多数被试者都认为学生 A 更聪明,这就是第一印象效应。

人们在与陌生人进行交往接触的时候,第一印象往往起到先入为主的作用。第一印象的作用也称为首因效应,首因效应是指最初获得的信息对今后交往关系的影响。生活中一切美好的东西都可以给人们带来愉悦,受到人们的欣赏。在人与人的交往中姣好的容貌往往给人留下美好的第一印象。

容貌对于第一印象的形成尤其重要,如果站在我们面前的是漂亮的姑娘或英俊的小伙子,我们会情不自禁地赞叹他们,打心眼里喜欢他们;如果是五官不正、丑陋的人,我们会有一种厌恶之感。著名心理学家弗洛姆说过:"漂亮的脸蛋就像一张好的介绍信。"美不但是自我欣赏的需要,还是衡量一位女士社会价值的尺度。女士在求职、公务、社交等场合,外表所形成的好感、亲和力和第一印象是非常重要的,会给人留下深刻的第一印象。

影响第一印象的因素如下。①穿着。一个人的穿着打扮体现了他的精神风貌。得体的穿着,给人一种美的享受,能给人留下良好的印象,深深地吸引着他人。②仪态。素不相识的两个人初次见面时,都彼此注意对方的姿态。一举手,一投足,这些细微的动作都会影响着第一印象的形成。如果举止不得体,不合时宜,或者故作姿态,必然给人不好的印象,更不用说吸引人了。③风度。风度是一个人的外貌、言语、表情和姿态的总和,是一个人性格气质的外在表现,是一个人全部人格修养的外部显现。通过一个人的音容笑貌、言行举止,我们往往可以了解他的精神世界,把握他的内在特质。一个人风度翩翩,无形中给人一种吸引力,显而易见更讨人喜欢。④仪表之所以影响着第一印象的形成,成为人际吸引的一个重要因素,这是因为人们都有对美好事物的需求,人们都向往美,感到与有魅力的人交往是一种需要的满足,能给人以美的愉悦。这决定了仪表印象在人际交往中起着举足轻重的作用。在人们交往之初,容貌的作用较大,但随着相互认识的加深,容貌的作用则不断降低。

(三)容貌的社会心理价值

容貌在特定的社会情景中,有其重要的社会功能,能对人的社会心理产生重要的影响。

第一,容貌的社会心理价值体现在其对人际关系的影响上。美貌可以提升一个人的人际吸引,美貌具有一种社会心理力量。在异性的交往过程中,无论是在人类历史的发展过程中,还是现代社会里,美貌起到了增强人际吸引的重要作用。

第二,容貌的社会心理价值还体现在其对人们的职业影响上。在当今社会环境下,就业问题是大家普遍关注的一个社会话题,对于求职者来说,这是一个非常现实的话题。据相关调查显示,97.2%的招聘者承认,应聘者的第一印象会对自己的招聘录用决策产生影响。企业的人力资源部主管也坦言:面对诸多的应聘者,他们首先审查是否符合职位条件,在同等条件和同等能力的应聘者中,企业确实会偏向选择容貌姣好的女性求职者。相信容貌在求职中的第一印象形成过程中的影响是非同一般的。

第三,容貌的社会心理价值并不总是正价值,容貌有时也会具有负价值。如果人们感到有魅力的人在滥用自己的美貌,则会反过来倾向于对她们实施更为严厉的惩罚。

如西格尔(Sigall&Ostrove,1975)等人的研究中,给被试者一套详细的案例材料,让他们设想自己是法官,对罪犯进行判决,罪犯均为女性。实验分三组:一是魅力组,附有照片;二是无魅力组,附有照片;三是对照组,没有照片。案件有两种类型,诈骗与盗窃。

表 4-1 研究案例材料

罪　　　行	判刑的平均年数		
	有魅力组(年)	无魅力组(年)	对照组(年)
诈骗	5.45	4.35	4.35
盗窃	2.80	5.20	5.10

从表 4-1 中可以看出,对于被认为与美貌有关的诈骗罪,被试者倾向于认为,有魅力的女性罪犯利用美貌进行诈骗,因而明显给予重判,平均刑期明显长于其他两组,而其他两组则没有差别。而在明显与外貌无关的盗窃罪上,有魅力的罪犯得到了更多的同情,有明显辐射效应存在,平均判刑年数远低于其他两组。无魅力组和对照组则没有显著差异。

通过这些研究可以看出,尽管通常情况下美貌会产生积极的社会心理正效应,使人们对拥有美貌的人其他方面做更为积极的评价,但是,如果人们感到有魅力的人在滥用自己的美貌,则会反过来倾向于对她们实施更严厉的惩罚,反而会形成消极的社会心理负效应。

▌相关链接▐

　　保罗·艾克曼(Paul Ekman,1934),著名心理学家、全球首席识谎专家,专精于非语言沟通,主要研究脸部表情辨识、情绪与人际欺骗。1991 年获美国心理学会颁发的杰出科学贡献奖。通过 40 年的研究,Paul Ekman 发现某些基本情绪(快乐、悲伤、愤怒、厌恶、惊讶和恐惧)的表达在人类文化中都很雷同,因此他提出不同文化的面部表情都有一定的共通性。

二、容貌与人际吸引

(一)人际吸引的含义

从心理学的角度说,人际吸引是个体之间在情感方面相互亲近的状态,是人际关系中的一种肯定形式。人际吸引是人与人关系开始的第一步,人与人之间互相喜欢和接纳,可以推动友情和爱情的发展。容貌作为每个人进行辨识的基本特征,在社会交往中具有重要影响,许多人为了提升自己容貌的人际吸引程度,获得更美貌的面孔而采取各种美容,甚至整容等方式。

人际关系受到许多因素的制约,相互之间的吸引程度是人际关系的主要特征。影响人际关系的因素如下。①空间距离的接近性:两个人能否成为朋友的最佳条件是他们住的远近,在空间上的接近是导致人们之间相互吸引的重要条件。空间距离越接近,人们交往的频率可能就越高,更容易有密切的人际交往,建立起良好的人际关系。②熟悉性:人际关系的建立是循序渐进、由浅入深的,是从相互接触和初步交往开始的,通过不断接触变得越来越熟悉,熟悉性对人际吸引产生重大的影响,容易引发吸引。③外貌的吸引力:虽然我们都知道不可以"以貌取人",但是在现实的人际交往过程中,英俊、美丽的人容易给人形成美好的第一印象。在其他条件相同时,漂亮的人具有更高的吸引力。④互补性:人际交往过程中,短期交往熟悉、外貌以及价值观等方面的相似是形成人际吸引的主要因素,在交往中人格特征方面的互补性起到非常重要的因素。双方能否获得相互满足的心理状态，正是好感产生的原因。⑤相似性：人们在社会交往中，更容易与自己在态度、价值观、兴趣、经济状况、社会背景等方面相似的人建立起亲近的关系。正所谓"物以类聚，人以群分"。⑥相互性：人际关系的基础是人与人之间的相互重视和相互支持。当一个人给对方以友好、热情的态度，对方又能给予积极的回应时，他们之间就会形成良好的人际互动关系。相反，如果对方给予冷漠、消极的反馈，就会影响两个人之间的继续交往。

（二）容貌与人际吸引的关系

在现实生活中，容貌对于人际交往来说是个重要的吸引因素，起着非常重要的作用。尤其是在人际交往中，与异性第一次见面时，表现尤为显著。容貌漂亮的人有着更好的人际吸引力，容易获得异性的芳心。我们知道，两个素不相识的人初次见面，第一个反应就是用眼睛去看，彼此先观察对方的相貌、穿着、仪态、风度。这些从眼睛所获得的视觉信息在第一印象中捷足先登，起着先入为主的作用。人们根据第一印象给陌生人一个初步的判断与评价，并根据第一印象判断自己是否喜欢对方。美丽的外貌很容易给人以好的印象。

D. Landy & H. Sigall（1974 年）研究向男性被试者呈现一篇关于电视影响社会的短文，并且告诉被试者短文的作者都是女性，让被试者对短文质量做出评价。短文的客观质量有好坏两种。

实验分为三组：魅力组（短文附有作者照片，一个公认很有魅力的女性）、无魅力组（所附的照片则是没有魅力的女性）和控制组（没有附照片）。

从结果中可以清楚看到，由于辐射效应的存在，同样质量的文章，被认为是有魅力的作者所写时，得到的分值更高（见表 4-2）。

表 4-2　实验案例材料

短文的客观质量	作者的外表吸引力			总　　计
	有魅力组	对照组	无魅力组	
好	6.7	6.6	5.9	6.4
不好	5.2	4.7	2.2	4.2
总计	6.0	5.5	4.3	

日常生活中拥有美貌的人更受人们的欢迎，原因就是美貌的先入为主作用。美丽给了我们好的印象，吸引了我们。外貌美还可以产生一种光环作用，即认为外貌美的人也同时具有其他优良品质。1972 年，狄恩、沃尔斯特、伯恩查特等人曾做了这方面的实验。实验结果表明了"美就是好"的光环效果。这种光环效果当然是令人产生良好的印象，从而吸引人。当然"人不可貌相"，而且一个人的长相一般是不以我们的主观意愿而改变的，但人们往往会凭人的相貌而推断其人格，产生认知上的偏差。这种偏差影响着第一印象的形成，从而也影响着自己对他人的吸引程度。

为什么容貌姣好的人在人际交往中更具有吸引力呢？从社会学和心理学的角度来分析，容貌姣好的人在人际交往中具有吸引力的原因如下。

第一，容貌姣好的人可以给人带来视觉上的美感，会引起他人的积极态度，产生积极交往效果。美感是一种高级的情感体验，可引起个体的唤醒和心理愉悦感，会促使个体产生想要进一步接近目标人物的动机。尤其在异性交往中更为显著，漂亮或者帅气的人，容易给对方带来美好的情绪体验,在人际交往中也更具有人际吸引力。

第二,容貌姣好可以给人带来光环效应,即认为外貌美的人也同时具有其他优良品质,正如亚里士多德所说的"美丽好比一封介绍信更具有推荐力"。人际交往作为社会生活的重要内容,经常受到容貌的影响。个体的容貌越好,就越容易被理解成聪明、善良、成功、重要和有价值的人,人们把美好的品质与美貌联系起来,形成了一种习惯性的思维定势。

第三,俗语说得好:爱美之心,人皆有之。容貌的重要性与人的进化过程也有着密切的关系。容貌对于个体人际吸引的重要性在人类进化的过程中就有所体现。不同文化下的人们对某些容貌特征的高吸引力存在高度一致性,甚至连婴儿都会表现出对于容貌姣好者的偏好,这说明容貌吸引力是根植于进化过程中的。

第四,人们常常认为,同容貌姣好的异性在一起时,自身的人际吸引力也会提高,心理上有一种荣耀感和满足感。在现实的社会生活中,许多男性为了满足自己的虚荣心,都愿意找漂亮的异性进行交往。许多研究也证明了,一个男性与一位面容姣好的女性进行交往和与一位容貌平庸的女性进行交往,得到的社会评价是不相同的,人们更倾向给予与容貌姣好的女性进行交往的男性以更高的评价。

第五,我们从生活中各方面习得知道,漂亮的人才值得爱,不论从影视剧还是其他文学作品中,被爱的人常常是漂亮的,因此,美貌起到了爱的反应线索的作用。

三、容貌缺陷的社会心理学问题

在社会生活中,美貌被视为一种正价值,得到许多积极肯定的评价。那么与美貌相对应的丑陋自然而然地成为了一种负价值,得到了许多消极否定的评价。人们在欣赏美貌的同时,对丑陋产生了厌恶的情绪。人体的缺陷与丑陋关系非常密切,在当今这个社会,无论身材、容貌哪一方面存在缺陷或是不协调,都会给人带来不同程度的自卑感,严重的还会引起许多心理问题,影响其正常的工作、学习和生活。有些人可能因为自己鼻梁不够笔挺、下颌过宽、皮肤不够白皙、乳房不够丰满、身材不够苗条等问题而产生痛苦、恐惧、担忧等心理,甚至出现人格障碍。

随着社会不断发展,容貌缺陷的社会心理问题越来越受到人们的关注。作为一名优秀的美容工作者,不仅要具备高超的职业技能,还要关注求美者是否存在各种社会心理问题:一方面在美容医学上给予求美者以帮助,另一方面还应该在心理上给予疏导。通过实施有效的医学美容手段和积极的心理暗示,使求美者得到他人的认可,重新建立自尊心和自信心,从社会负面影响中解脱出来。

任务三 美容与社会态度、社会影响

一、美容与社会态度

(一)态度的定义

态度是个体对特定对象(人、观念、情感或者事件等)所持有的稳定的心理倾向。这种心理倾向蕴含着个体的主观评价以及由此产生的行为倾向性。

（二）态度的特性

态度作为一种重要的社会心理现象，具有以下几种特性。

1. 态度的社会性 态度不是与生俱来的，它是个体在社会实践过程中不断通过学习获得的。个体对美容的态度，也是通过后天与他人相互接触和相互作用，在周围环境和社会文化的不断影响和感染下逐渐形成的一种态度。

2. 态度的主观经验性 个体的意识世界可分为两种：一种是观念的世界，它是在后天社会生活中不断积累各种经验的基础上形成的，包括信仰、价值观、人生观等各种思想观念；另一种则是经验的世界，它是在个体与周围环境的直接相互作用中形成的，以一定经验形态而存在的认识、判断、评价及各种体验与感受。

3. 态度的动力性 态度对个体自身内隐的心理活动和外显的行为表现都具有一种动力性的影响，表现为一种激发、始动和调整的作用。

4. 态度的双重性 人们对待同一个问题可以有内隐的或外显的态度，内隐的态度是我们自然而然产生的，有时是无意识的。外显的态度是那些我们明确意识到的、易于报告的。

相关链接

美国著名心理学家罗森塔尔和雅各布森在小学教学上予以验证后提出，人的情感和观念会不同程度地受到别人下意识的影响，人们会不自觉地接受自己喜欢、钦佩、信任和崇拜的人的影响和暗示。美国心理学家罗森塔尔考察某校，随意从每班抽 3 名学生，共18 人写在一张表格上，交给校长，极为认真地说："这 18 名学生经过科学测定全都是智力型人才。"过了半年，罗森塔尔又来到该校，发现这 18 名学生的确进步很大，并且后来这18 名学生全都在不同的岗位上干出了非凡的成绩。这一效应就是期望心理中的共鸣现象。

（三）态度的构成要素

迈尔斯（1993 年）指出，态度的结构涉及三个维度：认知、情感和行为意向，即态度的 ABC 结构。认知成分就是指个人对态度对象带有评价意义的叙述。态度必须有明确的态度对象，对象可以是人、物、团体或事件，也可以是代表具体事物本质的一些抽象概念，如善与恶，美与丑。叙述的内容包括个人对态度对象的认识、理解、相信、怀疑以及赞成或反对等。如人们对明星整形的认知、理解、赞成或反对等。态度情感成分就是指个人对态度对象的情感体验。人对态度对象有了认知后，会形成某种态度，即有一种情绪上的反应。如"我喜欢美瞳线""我喜欢化妆""我讨厌变胖"等。行为意向成分就是指个人对态度对象的反应倾向或行为的准备状态，也就是个体准备对态度对象做出何种反应。例如，"我想绣眉""我想微整形注射除皱"等。意向还不是行为本身，而是做出某种行为之前的准备状态。

态度的结构中三种成分之间是相互协调一致的，如果出现了矛盾，则个体会采用一定的方法进行调整，重新恢复其协调一致的状态。

（四）态度与价值观、动机、行为

1. 态度与价值观 个体所持有的态度与价值观有着密不可分的联系。一方面，个体的态度往往反映个体的价值观；另一方面，个体的价值观影响和决定着个体所持有的态度。价值观是一个较为宽泛和抽象的概念，它为人们提供了一种进行判断和决策的准则。态度能表达人们深层次的价值观，这是态度性质中最重要的一点，价值是态度的核心部分。G. 奥尔波特把人的价值取向分为 6 个方面:经济价值、理论价值、审美价值、权力价值、社会价值和宗教价值。每个个体所处的社会环境和家庭背景都不相同,会形成不同的审美价值取向,因此对于整形美容等行为就会持有不同的态度。有些个体受传统观念的影响较深,对于整形美容存在排斥的否定态度;有些个体对现代文化接受迅速,意识到社会赋予美貌的附加值的客观事实,对于整形美容就会持肯定的态度。态度与价值观的根本不同在于价值观是比态度更宽泛、更抽象的内在心理倾向。它没有直接的对象,也没有直接的行为动力意义。它对行为的作用是通过态度来实现的。价值观和态度两者又是相互支持的,人们经常会使用价值观来证实或防御某些已经形成的态度,同时也需要通过表明自己的态度来表达自己的价值观。

2. 态度与动机　动机是激励和维持人的行动,并将使行动导向某一目标,以满足个体某种需要的内部动因。个体的某种态度决定了某种期望、某种目标。态度具有动机的功能,即态度的动力特性。例如,在求美动机的激励和维持下,个体采取绣眉的行动,以满足自己求美的需要,达到求美的目标,表现出个体对绣眉行为持积极肯定的态度。

3. 态度与行为　态度对行为产生的影响,是以行为方式进行的。态度的情感成分和人们行为是紧密联系的,积极的情感趋向接近态度对象,消极的情感趋向回避态度对象。一个人的各种态度会构成一个具有整体性的态度体系,越接近态度体系中心的核心态度,对行为的影响越大。但是态度和行为并不是完全一一对应的关系,因为行为除了受态度的影响之外,还受人格、社会及当时的情境等因素影响。如一个人对美容本来持中立的态度,但由于职业的要求和周围人的影响,可能产生美容的行为,以适应个人所处的环境。再如有的人对美容有积极的态度,乐于接受多种形式的美容,但由于担心预期的效果和受到家人的反对而没有实施美容行为。

> ### 相关链接
>
> ## 杜 根 定 律
>
> 　　D. 杜根是美国橄榄球联合会前主席,他曾经提出这样一个说法:强者未必是胜利者,而胜利迟早都属于有信心的人。这就是心理学上的"杜根定律"。美国的哈佛大学进行了一次调查,一个人能否胜任一件事,有 85% 取决于他的态度,15% 取决于他的智力。如果他自信,事情肯定会办好。所以一个人的成败取决于他是否自信,假如这个人是自卑的,那自卑就会扼杀他的聪明才智,消磨他的意志。

(五) 美容与偏见

1. 偏见的定义　偏见是对个人或团体所持有的一种不公平、不合理的消极否定的态度。由于偏见是社会生活中的一种独特的态度,因而也包括态度的三个主要成分,即认知、情感、意向。但是偏见认知成分往往较少,情感成分较多,因而受情感因素的影响较大。偏见是人类社会的普遍现象,偏见不是与生俱来的,而是个体社会化的结果。偏见形成之后常带有固执的、刻板的、繁华的性质。偏见对社会生活的协调和谐往往产生破坏性的后果。

2. 偏见形成的原因　社会心理学家对偏见形成的原因进行了大量的研究,提出了各种各样产生偏见的因素。

(1) 偏见从群体中习得　现今有许多理论解释人们从群体中习得偏见的原因,例如最常见的社会学习理论,它认为偏见的习得途径与其他态度和价值观的习得相同。人们从他们的家庭、伙伴、大众媒体以及所处的社会中学会了偏见。动机理论用来解释偏见是如何满足个体需要的,如有一种动机理论认为,偏见起源于群体间的竞争,是"群体资源或权力必然的结果"。随着竞争活动的进行,两个群体间的社会距离越来越大,而且产生了强烈的对自己有力而对对方不利的看法。即使双方的成就差不多,也倾向于高估自己而低估对方。两个群体的这种对立不仅仅限于实际竞赛活动中,而且还扩散到其他场合。

(2) 偏见从区域隔阂中产生　一定的区域中的人往往有着一些相同的生活方式,这些相同的生活方式导致其能相对融洽地在同一个群体中生活,久而久之形成一种该区域独有的人文环境。一方面,这种独特的情感和生活方式的相同会影响同一个地区的个体,有利于提升他们对于这个群体的认同感,加强对该群体的凝聚力。另一方面,由于各个区域相互独立,特别是在交通、通信不方便的时代,每个区域之间的交流少之又少,因此在某种情况下,当两个或几个不同的区域中的群体存在交流时,往往会因为彼此的生活方式、信仰、意识形态导致一种不相容的状态,特别在群体间有利益的竞争和冲突时,会产生所说的拉帮结派,在此情况下,群体间的对其他群体生活方式等的主观评价就会形成偏见。例如,人们习惯评价南方人有经济头脑、办事圆滑,北方人性格直爽、蛮横,这些都是区域间产生的偏见。

(3) 个体间差别引起偏见　人们在一定的群体中会有一定的共性,但社会群体中的个体之间会有各种的差别,例如,在社会地位、思想观念、外貌特征、性别、宗教信仰、家庭背景、经济状况、成长环境、知识水平、经验阅历等方面上都有着差别,这些差别就会影响到人们认知的准确性。贫富间的差距也是影响个人偏见的一个重要因素,并且在舆论和现代即时通信的有意或无意的引导下,仇富心态似乎正不断地在社会群体中扩大,以至于人们一看到有钱人的孩子,就先入为主地想到富二代,继而联想到纨绔子弟,奢靡颓废等。社会中的富人群体便被大众带有偏见,可见偏见的影响范围是多么迅速而深远。

(4) 个体的人格和心理因素　在同一社会文化氛围中成长个体由于人格和心理因素影响,偏见的倾向也存在一定的差异性。首先,个人的认知能力及程度、性格表现出或深或浅的某些偏见倾向。例如一个人性格上较强势,喜欢处处出众,当在某些方面比不上别人的时候,就会对别人产生片面的认识。其次,个体偏见的产生还有许多心理因素。第一,信息的来源不正确或者不全面。如听到电视宣传某种美容护肤品,未经详细了解或实践证实就盲目相信。第二,个体的心理在认知过程中存在刻板印象。人们认识事物往往根据它们的特征加以分门别类,把同一个特征往往归属于该群体中的每一个人,而不管这些群体中成员的差异,从而导致偏见的产生。如认为爱打扮的人生活奢侈,经济条件好;不讲究穿着的人生活朴素,经济条件收入一般。第三,心理上的过度类化。过度类化指对某人或物的某一方面的肯定或者否定,放射到其他所有的方面均加以肯定或否定。如容貌姣好的人聪明、善良、友好、可爱等;容貌丑陋的人笨拙、凶恶等。第四,心理上先入为主的判断。人们往往获得一些信息后就过早下结论。在印象的形成过程中,先入为主即是我们先前提到的第一印象。人们对负面信息具有更大的敏感性,因此负面信息在印象形成过程中更容易使人做出先入为主的判断。

(5) 历史与文化的遗留　文化传统具有很牢固的性质,即使最初的文化因素消失之后文化传统还长时间继续存在。津巴多与利佩认为,当前对一个目标群体的歧视,可能是若干年前的某一特定历史时期形成的价值观的体现。这些原因也许还存在,也许已经不再存在。这种历史的视角强调对群体间甚至国家间的敌意的理解,这些敌意起源于代代相传的传统、刻板印象、戏谑和信念系统,而没有考虑到事情的真相或变化着的环境。

┃**相关链接**┃

莱昂·费斯汀格(1919—1989),美国社会心理学家。他主要研究人的期望、抱负和决策,并用实验方法研究偏见、社会影响等社会心理学问题,提出的认知失调理论在心理学界有很大影响。1959年获美国心理学会颁发的杰出科学贡献奖,1972年当选为美国科学院院士。

二、美容与社会影响

社会影响指在社会力量的作用下,引起个体思想、情感、态度和行为变化的现象。这里所说的社会力量是指影响者用以引起他人思想、情感、态度和行为变化的各种力量,其来源非常广泛,既可以来自个体,也可以来自群体;既可是强制性的法律、法规,也可是自发的流言、时尚等。个体的求美行为看起来是个人行为,但实际上任何个体的行为都受到社会的影响。个体在求美过程中,与美容关系比较密切的社会影响有从众、模仿、流行时尚等社会心理因素。

(一)美容与从众

从众是个体在真实或想象的群体压力下,改变知觉、判断、信仰或行为,使之与群体中的大多数人一致的一种倾向。从本质上说,从众是个体受到社会影响之后产生的一种适从性行为或反应。由于受到群体一致性的压力,个体为了解除自身和群体之间的冲突、增强安全性,而采用一种与群体保持一致的手段,以获得心理上的平衡,减少内心的冲突。

从众行为是人类社会实际中普遍存在的一种现象,从众行为具有双重性,其本身并无好坏之分。从美容角度来谈,从众行为积极的一面是,人们通过学习他人可以获得求美经验,增长知识,拓宽视野,修正自己的思维方式,满足人们的某种精神需要和社会安全感的需要。从众行为消极的一面是,不利于个体独立思维的发展,人们容易在"随大流""赶时髦"中失去个性,容易在盲目从众中失去自我的个性美。如锥形的脸型,是当今流行的脸型之一,在竞争日益激烈的娱乐圈,光有漂亮的五官已经不够用了,还需有一张非常上镜的锥形脸。于是磨腮成为了时尚,仿佛锥形脸成了美女的必需脸型。

根据外显行为是否从众以及行为与内在的自我判断是否一致,可以将从众行为分为以下三类。①真从众。这种从众不仅在外显行为上与群体保持一致,内心的看法也认同于群体。人们自觉接受了群体的判断,在观点与行为上都与群体保持一致。②权宜从众。在有些情况下,个人虽然在行为上保持了与群体的一致,但内心却怀疑群体的选择是错误的,真理在自己心中,只是迫于群体的压力,暂时在行为上保持与群体的一致。这种从众,就是权宜从众。③不从众。不从众的情况有两类。一类是内心倾向虽与群体一致,但由于某种特殊需要,行动上不能表现出与群体的一致。如在群体由于某种原因而群情激奋时,作为群体的领导者,情感上虽认同于群体,但行动上却需要保持理智,不能用自己的行动鼓励群体的破坏性行动而逞一时之快。这是表里不一致的假不从众情况。另一类不从众是内心观点与群体不一致,行动上也不从众。这是表里一致的真不从众情况。通常情况,只有在群体对个人缺乏吸引力,因而个人在行动时不需要考虑与群体的一致性时才出现。

在社会生活中,有时人们还存有一种叛逆心理,有从众的,就有反从众的。反从众行为是不愿意顺从群体压力和意志,对群体怀有对立情绪。反从众体现了人们的独立性,具有反从众行为的人表示自己不愿意随波逐流,不随便受人安排。反从众也是一种社会存在,在求美过程中这部分人敢于追求自己的个性美,在穿着上另类随意,有可能不断地制造流行。如当街上的女性穿上性感的短裙时,有人却穿上飘逸的长裙,也可能会引领新的流行趋势。

▌相关链接▌

如果你发现周围的人都犯了错误,你敢跳出来坚持真理吗? 心理学家阿希(Solomon Asch)在1951年设计的从众实验会告诉你,很可能你也会随大流的将错就错了。实验是在校园中招聘志愿者,号称这是一个关于视觉感知的心理实验。实验在一间房间内举行,形式非常简单,就是给被试者呈现两张纸,一张纸上印着一条线段,被试者需要在另一张上印有几条线段的纸上找出与标准线段长度相同的线段。实验需要测试多组不同的被试者,7~9人一组,每组人要做18个测试。

当被试者来到实验房间时会发现,屋子里的七个座位已经坐了6个人,只有最后一把椅子空着。被试者以为别人都来得比他早,没有想到那6个人其实都是实验助手。接着好戏就上演了,如图4-1所示的那样,测试的答案都是非常简单的,只要是智商正常的人都不可能答错。在回答问题的过程中,被试者是按座位顺序一个接一个回答问题的,每次被试者总是最后一个回答。在18次测试中,实验助手有12次故意出错,当然他们是一起给出相同的错误答案。

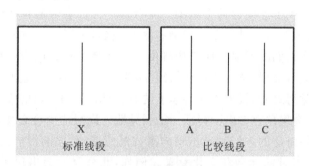

图4-1 测试图

结果,这项测试的最终正确率为63.2%,而没有干扰、单独测试的对照组正确率是99%。75%的被试者至少有一次从众行为,也就是选择了与助手们相同的错误答案。有5%的人甚至从头到尾一错到底。只有25%的人可以一直坚持正确的观点。

阿希认为,人们从众的行为还和人群数量有关。所以他又进一步改进了实验,分别将被试者同若干名实验助手组成小组。当只有志愿者和实验助手组成的两人小组进行测试,助手故意回答错误时,志愿者的最终成绩几乎和单独回答时一样好。但是当助手增加到两人时,志愿者的错误率上升到13.6%。当助手增加到3个人时,志愿者的错误率达到了31.8%。当再继续增加助手数量时,被试者的错误率已经没有显著改变。在实验中,被试者普遍体验到一种严重的内心冲突。

(资料来源:http://www.xinli001.com/site/note/2953/)

(二)美容与模仿

模仿与从众的区别就在于模仿是在榜样的作用下主动地追求一致,而从众是在社会压力下的被动服从。另外,它们的目的也是不同的,即模仿是为了获得群体的关注,而从众是为了获得群体的认同。模仿从本质上说是一种学习,通过学习榜样的行为而发生模仿行为。

模仿大致可分为直接模仿、间接模仿和创造模仿。直接模仿即原封不动的模仿,如儿童对大人行为的模仿,这种模仿容易产生盲目跟从的现象。间接模仿是指在一定程度上加入自己的意愿和见解的模仿,这种行为可以促进流行的迅速传播。创造性模仿是在模仿中加以创造,既可以区别于他人,又能使自己跟上时代的潮流。

模仿与美容,是通过观察和仿效其他个体的行为而改进自身技能和学会新技能的一种学习类型。在时尚的流行过程中,模仿是赶潮者得以实现求同于领潮者的基本的心理机制之一,是人们对崇拜者的最高褒奖。譬如,随着国外电视剧的大量引入,剧中主人公的打扮自然就流行起来,服饰也开始受到人们的青睐,人们开始纷纷模仿剧中人物的服饰搭配方式。在社会心理学家看来,模仿是人们有意或无意对某种刺激做出类似反应的行为方式。模仿的内容是极其广泛的,不仅限于行为举止,而且包括思维方式、情感取向、风俗习惯甚至个人性格等。几乎可以说,自人类社会诞生以来,模仿就一直与人类相伴而行,以至于许多人都认为模仿是人的一种天性。亚里士多德曾提出:"模仿是人的一种自然倾向,人之所以异于禽兽,就是因为善于模仿。"

(三) 美容与流行

流行是指社会上相当多的人在短时间内,追求某种行为方式,使其在整个社会中到处可见,使人们相互之间发生了连锁性社会感染。流行是一种社会普遍存在的现象,具有鲜明的时代特点。流行表现为在某一时间段迅速地扩展与蔓延,过了这一时间段就不再流行,若长时间持续,就会转化为人们的习惯。如广场舞由一种社会流行到成为一部分人的生活习惯。在美容领域里,曾经流行文眉、文眼线,但随着时间的推移,当年的颜色和形状早已过时,人们觉得不流行了,甚至觉得难看,接下来便兴起了洗眉、绣眉、切眉等新的美容方式。

流行作为一种社会现象存在以下特征。①新异性。流行的内容必须是新近出现的,不同于现有的样式,具有好奇心的人们对新出现的事物愿意追随,逐渐形成流行的趋势。②社会性。流行突出反映了当时的社会和文化背景。例如,北京奥运会出现了很多激励人心的歌曲,成为了2008年流行歌曲的风向标。③消费性。讲究流行是对财富的一种享受和消费,每次新的流行出现,都会引导大众出现新的消费浪潮。④周期性。流行从形成到消失的时间较短,但在消失之后的若干时期,又会周而复始地出现。在服饰的流行方面,这种周期性表现得比较突出。⑤选择性。流行可由人们自由选择,不具有强制力。⑥规模性。流行要有一定数量的社会成员参加,才能发生连锁性的社会感染。

(四) 美容与时尚

时尚是时间与品位的结合体。时尚不仅形容事物,还往往形容一个人的整体穿着、言行、事态等。时尚是结合流行的元素和小细节,经过拼凑和搭配,穿出自己的个性和品位。法国时尚学院(IFM)和巴黎 HEC 商学院认为:懂得穿着的内涵是时尚最重要的,时装是一种态度,和谐的组合、色彩的搭配、产品的多样性反映了内在的品位与修养。同时人们也意识到,人类对时尚的追求,促进了人类生活的更加美好,无论是精神的还是物质的。

1. 时尚和流行存在一定的差别　流行更倾向于大众化,而时尚相对而言是比较小众化的,时尚具有前卫性、新奇性和消费性等特征。流行的意义很简单,一种事物从小众化渐渐变得大众化,即是流行。时尚可以流行,但范围是十分有限的。如果广为流行,也就失去了时尚原有的感觉。例如佩戴银饰品的人多不代表佩戴银饰品就是时尚,骑自行车的人多不代表骑自行车时尚,时尚比流行来得前卫得多。时尚是引领流行潮流的群体所崇尚的品位和风格,这是其前卫性；追求时尚的心理有意与社会其他群体区别开来，体现自我独特的风格，这是其区别性；时尚往往是短期的、阶段性的产物，因而也就具有消费性。时尚与流行具有共生和共斥的双重关系，在某一物品由时尚向更大范围的流行时，同时也会逐渐成为时尚所抛弃的对象，时尚通过流行得以传播，流行是时尚普及的表现。

2. 时尚的特征 作为一种独特的社会现象，时尚具有以下特征。

（1）前卫性与新奇性 在不同的社会历史阶段，人们对时尚也具有不同的追求和向往，但时尚永远走在时代的最前沿。比如在张扬个性的时代，越前卫、越新奇的东西，越容易成为时尚的元素。时尚在追求的过程中具有一定难度，追求的事物越稀少、新奇，才越有可能成为时尚；如果可以轻而易举地得到，也就失去了时尚的意义。佩戴玉石成为时尚，是因为玉石的宝贵和稀少。减肥瘦身能成为时尚，是因为在物资丰富的时代，肥胖者越来越多，苗条身材者越来越少。同时时尚的前卫性与新奇性特征要有一定的现实合理性和接受的群体。如果事物过于前卫，其新奇程度超过了现实和人们的接受能力，这就有可能导致此类事物在还没有演变成时尚之前，就已经被社会常规所扼杀，或者只是在小范围存在，形成被边缘化的"非主流"。

（2）奢侈性与消费性 时尚往往是在社会物质财富相对丰富的基础上产生的，人们只有具备了相对宽松的时间和金钱，才有可能追求时尚。这说明时尚在产生之初首先是在上层社会中出现的。社会成员只有在衣食无忧，物质需要得到一定满足时，才可以追求时尚以满足自身的精神需要。而商品经济也是催生时尚的最佳土壤，时尚在流行和追逐过程中，必然引起新的消费浪潮。从时尚产生的心理因素考虑，人们在追求时尚的过程中，社会群体成员之间很容易出现攀比与奢侈的行为，在这种心理因素的影响下，人们很容易过度消费，成为时尚的奴隶。

（3）短暂性与周期性 在现代社会，由于互联网的大量普及和发展，人们在接收信息方面非常迅速敏感，时尚便具有从产生到消亡这一周期的短暂性。人们在选择和追求某种时尚的过程中，由于时尚的这种短暂性而往往会产生盲从的心理。时尚的短暂性主要表现在时尚的两种发展方向上，一种是时尚在产生后，因为没有引起社会群体的普遍关注而逐渐地消亡，这种时尚很快就离开了人们的视野并被其他时尚所代替。另一种是时尚在流行发展之后，很快受到社会上大多数群体的关注，人们纷纷模仿，使这种全民的时尚成为一种大众化，渐渐地不再引起人们的足够兴趣，成为习惯性的一部分。

时尚变化的周期性主要表现在时尚的流行规律。每一种得以存活的时尚在重新成为新的时尚的时候都是沿着产生、发展、传播、高峰和衰落这样的途径。我们在新生的时尚中都可以找到已经衰亡的时尚的踪影，这种变相的模拟和复制也是时尚能周期存在的一个可能性。如中国女性的传统服装旗袍，在一段时间曾被冷落，但随着传统文化重新重视而再次成为流行时尚。

（4）模仿性与规模性 社会心理学中，人们对时尚的研究大多从研究模仿这一行为开始，所以无论在哪种关于时尚的定义中，"模仿"这一特性都是不可或缺的。在时尚的流行过程中，模仿者和被模仿者之间永恒的差距就是时尚得以传播的一个原动力，在时尚的传播过程中，只有模仿和被模仿才能促成新鲜事物不断地诞生，从而促使时尚的不断前进。

时尚虽然是在短暂的瞬间完成从产生到消亡这一历程的，但是，时尚通常是以席卷的方式而出现，在社会上某一特定时期蜂拥而至，并且很快地受到社会大多数成员的积极响应。时尚流行的规模大小取决于人们对该流行方式的评价，评价越高，社会影响力越大，越能唤起人们的流行意识,规模也就越大。在现代社会,广告在促成时尚的规模性上起到的作用是不可忽视的。

（5）创新与保守的双重性　这也可以理解为时尚的矛盾性。时尚以新奇的面目出现,对传统和陈旧的事物给予新的发展和创新,同时这种发展与创新又是极其有限的,它只是在社会生活的层面上进行,而不会去触动社会根本性的社会制度。时尚会对社会生活层面的平淡施与活力,同时它会让这种活力激发人们积极地生活。

3. 当代中国美容时尚的整体特征

（1）从保守到开放的渐变　改革开放以来,中国社会发生了翻天覆地的变化,人们的思想由保守到开放逐渐变化,传统的思想观念日渐式微。美容时尚是时代、社会发展的产物,随着中国经济的不断发展,中国美容时尚消费也悄然发生着变化,作为美容时尚消费的载体,身体对此做了最完美的诠释。身体的解放使得美容消费有了施展的空间,裸露的肌肤不再让人感到羞耻,而是美丽的展现和自信的体现。尤其是当代青年,他们具有自己对美容时尚的理解和追求,有着自己的美容爱好、审美情趣和消费观念,有着自己的个性特征和生活方式。同时,美容时尚又以其特有的方式为青年的个性发展创造了有利条件,有助于实现青年人的渴求自由、表现自我、不愿束缚的人生价值。随着经济全球化的发展,中国市场的开放,给国人提供了增强时尚意识的土壤,服装的搭配和面料的选择,面部的化妆技术和头发的造型与染色愈来愈大胆创新并与国际接轨。手足、美体也逐渐成为美容时尚的一部分,"身体发肤,受之父母,不敢毁伤,孝之始也"的传统道德约束力日渐削弱,人们可以在各种秀场上大胆地展示身体之美。

（2）从面部局部美容发展到多元化整体美容　面部美容一直是美容业的最大领地,因此也促使面部皮肤护理产业链的出现。新中国成立后,上海家化和广州化妆品厂一直承担着为中国消费者供应面部护肤品的重任。改革开放后,外资或合资企业也以美容化妆品为主要美容时尚消费品,例如资生堂、羽西、欧莱雅等。美发在改革开放时流行起来,当时人们的美发观念还只停留在烫发上,真正美发观念形成的标志是广州宝洁的成立,海飞丝广告铺天盖地地进入人们的视野。此时,人们才真正意识到美发的含义,懂得护发的重要性。随着人们生活水平的不断提高,当代人们又开始关注身体及手部、脚部护理。美体、美甲行业如雨后春笋般蓬勃发展,丰胸、美臀、美腿、瘦脸以及对指甲的消毒、清洁、护理、保养、修饰美化也成为美容的重要组成部分。随着美体、美甲不断发展,时尚消费比重不断扩大,随着时代的不断变迁,美容时尚将呈现更加多元化的发展。

（3）从美容到整容　随着我国改革开放的步伐加快,中国整容的发展主要受到了国外整形潮流的影响。在大量影视剧的影响下,明星近乎完美的容颜与身材让人无不羡慕和追捧,甚至成为了大众的审美标准,而事实的真相却是大多明星皆为"人造美女"。化妆技术可以修饰人们容颜的缺陷,美容护肤可以延缓容颜的衰老,但在人们追求自身完美的道路上,整容潮流似乎可以解决更多人的苦恼。正是因为有这样那样的需求,整容行业在国内蓬勃发展起来。2012年,我国美容机构有154万家以上,年产值达到1680亿元以上。2014年,我国美容机构产值已达到5530亿元。其中,医疗整形美容市场约占3.8%的份额。近几年,由于整形美容市场需求旺盛,而与此同时国内医疗整形美容机构的发展相对滞后,去国外做整容手术的中国人数量激增。据不完全统计,目前到韩国整容的外国人占总顾客的30%,其中亚洲人最多,而在亚洲人当中,中国人又占了大约90%。

（4）从美容到运动健身美体　现在的医学模式是生物-心理-社会医学模式,随着人们文化水平的提高,人们认识到了心理和社会适应与身体健康的密切关系。化妆技术虽然可以修饰和遮掩身体的部分缺陷,整容可以重新塑造容貌和身型,文眉可以锦上添花。但是这一切美容方式都无法阻挡身体的衰老,遮盖岁月的痕迹。如何保持健康的身体和不老的容颜逐渐成为美容时尚又一关注的现象。美容不再仅仅关注于外力的加工,人们逐渐意识到了从身体内部机能的调节来保持身体美的重要性。在这种社会需求下,健身出现在人们的视野中,健身操、游泳、瑜伽、舞蹈、跑步、器械运动成为时尚达人生活中的重要组成部分。健身是最自然的美体方式。运动可加快身体的代谢功能,愉悦身心,排出体内毒素,提升机体免疫力,增加皮肤紧实度和皮肤弹性,减缓身体的衰老。以健身为具体形态的美体时尚与以医学手段为基础的整形时尚,都属于美体时尚。健身时尚更加注重锻炼在身体塑形中的作用,是一种健康的美容发展趋势,具有回归自然的性质。

模块小结

1. 社会心理学是从社会与个体相互作用的观点出发,研究特定社会生活条件下个体心理活动发生、发展及其变化规律的科学。个体的社会心理与行为、人际相互作用和社会影响是社会心理学的三个主要构成部分。

2. 第一印象,也称初次印象,是人与人相识的第一次见面所形成的印象。

3. 容貌的社会心理价值 第一,容貌的社会心理价值体现在其对人际关系的影响上。美貌可以提升一个人的人际吸引,美貌具有一种社会心理力量。在异性的交往过程中,无论是在人类历史的发展过程中,还是当今的现代社会里,美貌起到了增强人际吸引的巨大影响作用。第二,容貌的社会心理价值还体现在其对人们的职业影响上。在当今社会环境下,就业问题是大家普遍关注的一个社会话题。在现实生活当中,容貌对求职起到了重要的影响作用。第三,容貌的社会心理价值并不总是正价值,容貌有时也会具有负价值。如果人们感到有魅力的人在滥用自己的美貌,则会反过来倾向于对她们实施更为严厉的惩罚。

4. 容貌与人际吸引的关系 在现实生活中,容貌对于人际交往来说是个重要的吸引因素,起着非常重要的作用。第一,容貌姣好的人可以给人带来的视觉上的美感,会引起他人的积极态度,产生积极交往效果,并引发进一步接近的行为。第二,容貌姣好可以给人带来光环效应,即认为外貌美的人也同时具有其他优良品质,人们把这些美好的品质与美貌联系起来,形成了一种习惯性的思维定势。第三,容貌的重要性与人的天性和进化过程也有着密切的关系。容貌对于个体人际吸引的重要性在人类进化的过程中就有所体现。第四,人们常常认为,同容貌姣好的异性在一起时,自身的人际吸引力也会提高,心理上有一种荣耀感和满足感。第五,我们从生活中各方面习得知道,漂亮的人才值得爱,不论从影视剧还是其他文学作品中,被爱的人常常是漂亮的,因此,美貌起到了爱的反应线索的作用。

5. 态度是个体对特定对象(人、观念、情感或者事件等)所持有的稳定的心理倾向。这种心理倾向蕴含着个体的主观评价以及由此产生的行为倾向性。迈尔斯(1993年)指出,态度的机构涉及三个维度:认知、情感和行为意向。

6. 偏见是对个人或团体所持有的一种不公平、不合理的消极否定的态度。由于偏见是社会生活中的一种独特的态度,因而也包括态度的三个主要成分,即认知、情感、意向。社会心理学家对偏见形成的原因进行了大量的研究,提出了各种各样产生偏见的因素。①偏见从群体中习得;②偏见从区域隔阂中产生;③个体间差别引起偏见;④个体的人格和心理因素;

⑤历史与文化的遗留。

7. 从众是个体在真实或想象的群体压力下,改变知觉、判断、信仰或行为,使之与群体中的大多数人一致的一种倾向。

自测训练题

一、名词解释

1. 社会心理学 2.第一印象 3.偏见 4.态度 5.从众

二、简答题

1. 简述容貌与人际吸引的关系。

2. 简述偏见形成的原因。

案例分析

案 例 一

那天上午,马鸣赶到鸿达公司参加最后一轮应聘,主考官正是鸿达公司的谢总。临到考试时间快要结束,马鸣才满头大汗地赶到了考场。谢总瞟了一眼坐在自己面前的马鸣,只见他大滴的汗珠子从额头上冒出来,满脸通红,上身一件红格子衬衣,加上满头乱糟糟的头发,给人一种邋遢的感觉。谢总仔细地打量了他一阵,疑惑地问道:"你是研究生毕业?"似乎对他的学历表示怀疑。马鸣很尴尬地点点头回答:"是的。"接着,心存疑虑的谢总向他提出了几个专业性很强的问题,马鸣渐渐静下心来,回答得头头是道。最终,谢总经过再三考虑,决定录用马鸣。第二天,当马鸣第一次来上班时,谢总把马鸣叫到自己的办公室,对他说:"本来,在我第一眼看到你的时候,我就不打算录用你,你知道为什么吗?"马鸣摇摇头。谢总接着说:"当时你的那副尊容实在让人不敢恭维,满头冒汗,头发散乱,衣着不整,特别是你那件红格子衬衫,更是显得不伦不类的,不像个研究生,倒像个自由散漫的社会小青年。你给我的第一印象太坏。要不是你后来在回答问题时很出色,你一定会被淘汰。"

马鸣听罢,这才红着脸说明原因:"昨天我前来应聘时,在大街上看见有人遇上车祸,我就主动协助司机把伤员抬上的士,并且和另外一个路人把伤员送去医院。从医院里出来,我发现自己的衣服沾了血迹,于是,我就回家去换衣服。不巧我的衣服还没干,我就把我二弟的一件衬衫穿来了。又因为耽误了时间,我就拼命地赶路,所以,时间虽然赶上了,却是一副狼狈相⋯⋯"

谢总这才点点头说:"难得你有助人为乐的好品德。不过,以后与陌生人第一次见面,千万要注意自己给别人的第一印象啊!"

马鸣的工作很出色,不出半年,就被升为业务主管,深得谢总的器重。

问题:1. 应聘时如何给公司领导留下良好的首因效应?

2. 首因效应所起的作用如何?

案例二 调查美容行业四大偏见

如果美容行业是漆黑一片,如何有今天的高速发展?记者为此致电中国美容美发协会,工作人员向记者提供了该协会网站上的一篇题目为《质疑？"10年毁脸20万张"？》的文章,该文章历数了社会上对美容行业的偏见。

偏见一:"10年毁了20万张脸"

事实真是如此吗？中国美容美发协会专门走访了中国消费者协会。据了解,中国消费者协会对于美发美容行业的投诉统计是从1999年开始的,而对于安全性事件的分类投诉是从2002年开始的。2002年美发美容行业安全性投诉案件为741件,2003年为1170件,两年合计1911件。中国消费者协会表示,自1999年开始对该行业进行投诉统计至今,从来没有发布过美容业"10年毁了20万张脸"这样的数据。

偏见二:美容业投诉居高不下

从中国消费者协会提供的投诉统计列表来看,消费者对于美发美容洗浴行业的投诉排位在全国各行业中居第三位,投诉增幅在第七位,该统计对美发行业、美容行业、洗浴行业是作为一个行业对待的,其中对洗浴业的投诉占10%,而洗浴与美发美容行业属于不同的行业。自1999年至2003年,美发美容行业的投诉率处于相对稳定的状态,投诉增幅分别为0.5%、15.2%、28.3%和12%。另据中国消费者协会透露,美发美容行业并不是投诉问题最突出的行业,这与中国美容美发协会掌握的情况基本一致。

偏见三:美容业是暴利行业

中国美容美发协会统计,美发纯利一般在15%左右,美容纯利在25%左右。一般只计算了产品成本,却没有把房租、水电、人员服务的费用计算在内,而且美容行业的服务一天营业13个小时,也就是说营业额是在一天半的时间里获得的。美发师、美容师的工资也是如此,他们一个月的工资实际是在相当于一个半月的工作时间里得到的报酬。

(资料来源:http://www.138job.com/shtml/Article/08605/32899.shtml)

问题:阅读完以上内容对你有什么启发？结合案例谈谈偏见产生的原因。

实训练习

实训项目:容貌对大学生人际关系影响的问卷调查

一、实训目的

通过问卷调查,使学生深入了解容貌在大学生人际交往中的作用,分析容貌对大学生人际关系的影响。

二、实训要求

1. 整个问卷调查过程,由学生根据固定的实训团队共同完成。

2. 根据调查对象提供已经设计好的调查问卷,学生可以通过电话、互联网平台、现场等方式进行一对一访谈,与被调查者进行有效沟通,填写问卷中的问题。

3. 为了使调查数据具有代表性,每个团队的调查对象中应涉及各个年级的大学生,并注意男女比例的均衡。

4. 完成调查问卷后,每个团队回收问卷,并汇总问卷信息,书写实训报告。

三、问卷样本

容貌对大学生人际关系影响的问卷调查

您好:

谢谢您对我们这次调查工作的支持,我们问卷的主题是关于容貌对大学生人际关系影响的问卷调查。我们这份问卷是采用匿名填写方式,因此您在回答问题时不必有任何顾虑。请先填写基本情况,然后仔细阅读问卷中的项目,根据现实情况真实、独立地做出选择,不要漏填任何项目,答案无对错之分。感谢您的支持。

个人情况(请务必填写)

性别: 年级:

生源(城镇、农村):   专业类别(理工科、文科、医科、艺术):

---

1. 你认为在大学建立良好的人际关系重要吗?(   )[单选题]

A. 重要   B. 一般重要   C. 不重要   D. 无所谓

2. 在你的人际交往中,你觉得你的人际关系怎样?(   )[单选题]

A. 关系不错,很满意   B. 关系一般,勉强过得去

3. 你对自己的容貌满意吗?(   )[单选题]

A. 非常满意   B. 相对满意   C. 不满意

4. 你认为容貌对你的人际交往有影响吗?(   )[单选题]

A. 影响很大   B. 影响不大   C. 没有影响   D. 没有关注

5. 你在人际交往中会因你的容貌而感到困扰吗?(   )[单选题]

A. 会经常感到困扰   B. 会有时感到困扰   C. 不会感到困扰

6. 你在与异性的人际交往中会以貌取人吗?(   )[单选题]

A. 不会   B. 一般会   C. 完全会

7. 在人际交往中,你会比较在意他(她)的什么?(   )[多选题]

A. 容貌   B. 性格   C. 学习成绩   D. 兴趣爱好   E. 道德品质

F. 家庭背景   G. 经济状况   H. 个人能力   I. 处事风格   J. 其他

8. 在人际交往中,你认为哪些因素在你人际交往中建立自信有巨大影响?(   )[多选题]

A. 个人能力   B. 容貌

C. 学习成绩   D. 人格品质

E. 经济状况、家庭背景   F. 互补性、相似性

G. 他人影响   H. 其他

人际吸引的规则

1. 请写下你最要好的朋友或班上人缘特别好或特别受欢迎的人,并写出他身上的 5 项特点。

2. 请写下目前自己最讨厌的或不喜欢的人,并写出他身上的 5 项特点。

模块五　探知容貌缺陷与美容心理

内 容 提 要

　　模块五主要介绍容貌缺陷心理概述、容貌缺陷心理形成与心理特征、容貌缺陷者的心理防御机制与心理应对策略等内容,通过对此模块的学习可进一步了解求美者心理障碍的成因及本质,进行心理评估,为心理干预提供依据。

学习目标

知识目标:

1. 了解容貌缺陷心理学的概念。

2. 熟悉容貌缺陷心理的形成与心理特征。

3. 掌握容貌缺陷患者的心理防御机制与心理应对策略。

能力目标:

1. 能准确剖析容貌缺陷患者的心理特征。

2. 能正确引导容貌缺陷患者进行有效的心理应对。

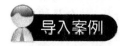

情绪美容——不花钱的昂贵化妆品

　　个体精神状态的好坏与其皮肤的好坏息息相关。皮肤的色泽往往取决于表皮黑色素的含量、分布,皮下血管组织收缩与扩张的程度。这些因素受控于内分泌系统的调节,从人的丘脑分泌至肾上腺,又分泌至淋巴系统,其中情绪则起着一种调控功能。

　　生活中的事例告知我们,笑不仅能够传达感情,而且能够排除压力,使人显得年轻。笑能让人身心舒畅,耳聪目明,精神焕发,调动全身的肌肉运动,重要的是脑部会释放出一种物质,令人心旷神怡并年轻化。心理学专家告知大家:你不必担心笑容会使你脸上增加诸多的皱纹。

　　哭能缓解人的心理负担和紧张情绪,流泪的过程不仅可保护眼睛免受各种烟尘、有毒气体的侵害,同时还有美容的效果。哭可以利用泪腺功能收到良好的美容效果,有助于消除皮肤皱纹。女人在哭的时候已经将压抑倾诉宣泄,心理得到减压。常言道,爱哭的女人就比不爱哭的女人年轻,也许有一定道理。

宣泄、倾诉则是一种感情与精神的排遣,属自我心理调节。如人的内心有超负荷的压力,使自己长期处于心理的亚健康状态,就会损害自己的身心健康,寻求心理帮助,接受心理咨询或心理治疗,可及时地扫清心理上的阴影,保持心理上的健康。

对于容貌缺陷者来说,如何让自己快乐,保持心情愉悦,如何调理情绪,最大程度发挥自己的正能量至关重要,请跟我走进模块五,以下内容会让您找到自我。

（资料来源:http://www.sina.com.cn 2 美容时尚报）

任务一　容貌缺陷心理概述

众所周知,无论是先天的容貌缺陷,还是后天形成的容貌缺陷,都会影响个体的心理。容貌缺陷心理可能使人们在生活中或是求美过程中导致某些行为异常。因此,为了更好地了解顾客,服务于顾客,美容工作者必须了解容貌缺陷者的心理。目前国外对容貌缺陷心理相关知识研究得较多,在美容外科行业也有资深心理学和精神科医生积极加入,参与整个美容的科研和临床工作。而国内随着人们对美的需求度的增加,人们对美容心理也越来越重视。本模块论述了容貌缺陷心理的一些基本理论,希望能够对美容工作者和求美者有一定的指导和引导的作用。

一、容貌缺陷心理的含义

（一）容貌缺陷与容貌缺陷感

容貌缺陷(defect of appearance)是指人体美学方面的缺陷或是指能引起丑感的躯体缺陷,包括影响身体外在部分某组织器官的畸形、异位、缺损、色泽异常等以及可能引起丑感的相貌形体。

正因为如此,在实际生活中我们又很难界定什么是容貌缺陷。因为万物都是相对而言的,美与丑也是如此。我们要全面地把握个体特点,根据具体情况做综合分析,学会具体问题具体分析。例如人们都崇尚大眼睛和双眼皮,于是有很多小眼睛、单眼皮的人认为自己有缺陷,纷纷投入到重睑手术之中,但殊不知小眼睛单眼皮也有它的精彩。又如现在流行一种平眉,追求潮流的人不顾自己的脸型特点硬生生画出一条又长又浓又平的眉毛,其实按照美学标准这种不符合生理特点的容貌并不美丽,而这些追求潮流的人却认为是完美的、时尚的。

所以个体容貌缺陷的存在与否,不仅与客观的躯体形态因素有关,还与社会心理因素密切相关。因此,我们把容貌缺陷的标准分为生物学标准、社会学标准和心理学标准三种。

（1）生物学标准,按照一般的生命个体所应有的组织器官的位置、数目、形状、大小、颜色及功能作为标准;如果出现异常则为缺陷。例如唇裂、前牙错位、骈指、脊柱弯曲、皮肤颜色异常、多毛、斜视等。

（2）社会学标准,按照一定的民族文化、历史背景和一定人群的生活习惯作为标准;如果与所属的社会规范不吻合,则视为缺陷。例如普通人群的体重标准,对于模特来说则是不合格;而且不同年代人们对美的要求也不同,环肥燕瘦就是这个道理。

（3）心理学标准,按照心理常态人群的认知评价作为标准,若个体容貌明显偏离大众的审美标准则为容貌缺陷。心理异常者的判断不能作为依据,因为有妄想的或感知综合障碍者(如某些精神病患者)或某些人格障碍患者(如偏执性人格、分裂性人格等)对正常形状、大小及颜色方面的认知并不客观。

容貌缺陷有多种形式和不同标准,我们把生物学和社会学标准下的缺陷(即人们都可以发现、公认的客观存在的容貌改变)称为客观畸形;还有一种称为主观缺陷,即有些人的容貌,用生物学和社会学的标准来衡量是正常的,但是个体心理却认为自己容貌不佳、形体不美,自己主观猜忌,也就是我们说的容貌缺陷感。

容貌缺陷感(defective sense of appearance)是指个体对其容貌或形体不满的感觉。一般来说,容貌缺陷与容貌缺陷感是相伴随的,但是两者并不完全一致,这就是说,没有容貌缺陷的人也可能有容貌缺陷感。原因在于人的感觉是有差别的,这种差别的基础源于人与人的心理过程和个性的不同。

其一,容貌缺陷引起容貌缺陷感为正常现象,反应强烈可能导致心理问题;其二,容貌虽有明显的缺陷,但却无明显的容貌缺陷感,这是心理正常或不正常两种情况都可能存在的状态;其三,容貌无缺陷,但由于心态或认识等方面的心理问题,反而会有容貌缺陷感。可见生物学的标准最普遍、最直接,也最容易把握,而社会学标准和心理学标准范围更为复杂,不容易把握,所以美容医生不可忽视美容心理。

容貌缺陷可能通过社会评价和自我评价以及个体针对缺陷所采取的一些行为,引起心理行为上的改变。容貌缺陷心理是指由于人体在容貌上存在某种缺陷而导致的心理行为的改变。美容的实践证明,容貌缺陷给个体带来的不仅是躯体的变形或缺损,而且对个体的精神活动产生重要的影响。容貌缺陷对个体心理行为的影响是缺陷心理学的研究内容。

▌相关链接 ▌

容貌缺陷与心理的关系可以用三个"d"开头的英文字母来概括:defect→defence→defective。"defect"指缺陷、缺点,"defence"是指防御、防卫,而"defective"则是身心有缺陷的人。容貌缺陷会使人心理不平衡,为使心理免受痛苦,就要实行心理防御机制,过度防卫或防卫无效,就会使个体成为一个有心身缺陷的人。

(二)缺陷心理学与容貌缺陷心理学

缺陷心理学(defect psychology)是医学心理学的一个分支学科。其主要研究容貌形体有缺陷或有缺陷感的人的心理学问题,以心理学的方法与技术,通过行为的补偿和技能的训练,使他们能正常生活,解决其社会适应、家庭生活等问题。

容貌缺陷心理学是以缺陷心理学为基础,研究容貌缺陷对人的心理的影响以及容貌缺陷与心理障碍的关系、心理防御与容貌缺陷者的心理补偿、容貌缺陷导致的心理障碍(如压抑、抑郁、悲观,缺乏信心,封闭自己等)、美容与神经症、变态心理的关系等内容。

二、容貌缺陷心理学的研究任务

容貌缺陷心理学的研究涉及内容较广,主要包括美容学和心理学这两大方面。它对于探索人的心理行为的发展、变化及其规律,对于了解心理障碍的成因和进行心理评估以及对于心理干预均有重要意义。

容貌缺陷心理学的研究内容主要有以下几个方面。

1. 容貌缺陷心理的表现 包括在认识过程、情绪、意志过程、个性等方面是否有改变,有怎样的改变,这些改变与容貌缺陷有怎样的关系,具体表现是悲观、懊恼、愤怒还是无所谓或偏激。

2. 容貌缺陷引起的心理问题或心理障碍 心理障碍有哪些,哪些容貌缺陷会引起这些心理问题,各种容貌缺陷对心理行为的影响有什么规律或特点。

3. 容貌缺陷引起心理问题的途径 容貌缺陷本身是否可以引起心理问题,是否通过生理的、社会的、心理的途径导致心理问题。具体表现为是通过别人的议论还是遇事受挫,或是自认为如此等。

4. 容貌缺陷心理对于美容心理的影响 个体对于美容的动机是什么,对美容过程或结构的要求又是什么,个体通过什么样的途径去美容,个体对美容有什么期望。

5. 容貌缺陷心理对美容过程的影响 如何根据患者容貌缺陷心理决定是否施行美容;如果实施美容,应该做哪些准备;容貌缺陷者的心理问题对于设计美容方案、选择美容方案有什么作用;怎样通过患者的容貌缺陷心理进行美容的预后处理。

6. 容貌缺陷心理的评估 容貌缺陷心理的评估有什么特点,需要运用哪些方法评估?

7. 容貌缺陷心理干预 在美容过程中对哪些容貌缺陷进行心理干预;如何掌握心理干预的时机;美容过程中对容貌缺陷的心理干预有哪些方法;这些心理干预由谁来进行。

在美容过程中,容貌缺陷的心理问题可在不同的时期被发现和进行干预,例如,在决定是否进行美容、施行美容术前、美容术中、美容术后等时期。

三、研究容貌缺陷心理的目的和意义

在临床实践中我们会接触一些有容貌缺陷心理或容貌缺陷感的人,他们的美容行为不仅是要求美,在某种意义上还要满足他们的心理需求,消极的体像直接影响美容者的心理行为。有些人因为形体丑陋,心理上会有挫折感、情绪沮丧;有些人仅有一些轻微的缺陷,却自认为十分丑陋而出现严重的心理障碍;还有一些人即使在外表缺陷纠正后,消极体像也不会随之消除,这些都是容貌缺陷心理问题。容貌缺陷心理是容貌缺陷心理学的研究对象。容貌缺陷心理学是研究容貌缺陷者的心理活动规律和特点的学科,主要研究容貌缺陷对人的心理的影响,容貌缺陷者的心理问题,以及干预容貌缺陷心理的方法与技术。通过对以上内容的学习,有助于求美者形成积极的体像心理,从而对提高求美者的生活质量具有重要的指导意义。

学习容貌缺陷心理也是我们作为工作在一线的美容工作者的基本要求,因为它能让我们更好地分析求美者的心理特点,从而真正掌握求美者的美容需要和美容动机,从而指引我们针对不同的动机采取适当的应对措施,是立即手术还是保守治疗或是否心理治疗,同时这对于美容方案的设计、美容前准备、判断预后、美容过程中的医患关系等都具有重要意义。

任务二　容貌缺陷心理的形成和心理特征

一、容貌缺陷心理的形成

容貌缺陷心理形成的原因是多方面的,一般要根据容貌缺陷的三个标准入手,即生物学标准、社会学标准和心理学标准,容貌缺陷心理的形成主要受这三种因素的影响。生物学因

素主要包括容貌缺陷的性质、程度,对个体生理、心理功能的影响,以及个体原有的生理特点。心理社会因素包括性别、年龄、个体经历、社会规范、民族文化、历史传统、生活习惯、认知评价等。总的来说,个体客观的容貌缺陷及其造成的生理功能障碍会影响其心理活动和行为,可能造成心理问题,但这不是心理问题形成的必要条件。没有缺陷的人也可能会有缺陷感,这主要就是心理社会因素的作用,与其所处的社会环境、风俗习惯、个人认知模式、人格特征、行为方式等有着密切的联系。

（一）体像因素

体像分为积极体像和消极体像。容貌缺陷感是个体对其容貌或形体不满的主观感觉,是一种消极的体像。生活中我们可以将其分为两种类型:第一种是认为自己体像异常,例如体重超标者想变得更苗条。第二种是认为自己有缺陷,比如兔唇患者、招风耳患者等。通常一个人的容貌缺陷感越强烈,其体像困扰也越严重。消极的体像认知使患者产生消极的情绪,面对缺陷,有的自卑,有的恐惧,有的怨天尤人,有的悲观绝望,有的忧伤自怜,有的暴躁愤怒,从而引发各种心理问题,导致心理障碍的形成。

（二）缺陷本身因素

缺陷是人体容貌客观存在的不正常状态,属于生物学范畴。客观容貌缺陷会引起个体心理和行为上的反应,如产生焦虑、抑郁、愤怒等不良情绪,严重的则可能导致心理障碍。但是容貌缺陷发生的原因、部位、程度和性质与心理问题的种类和程度密不可分。

1. 缺陷感发生的原因 首先,先天性缺陷的患者会随着年龄的增长,心理影响越来越明显。由于婴幼儿的无知,先天性容貌缺陷在婴幼儿期对心理发展影响不明显,但是随着年龄的增长,自我意识感增强,个体在交往过程中逐渐体会到自己的缺陷给自身带来的影响,人际关系变得复杂化。随着时间的推移,对其心理影响越来越深刻而持久。先天性容貌缺陷者的人格发展可能逐渐偏离正常,形成人格障碍。其次,意外事故造成的容貌缺陷者,由于缺陷影响到以后的生活和工作,从而他们会产生焦虑和抑郁情绪。有的会产生强烈的自责感,责怪自己不小心;有的抱怨老天的不公,为什么这样的不幸会发生在自己身上。第三,被人为伤害造成容貌缺陷的患者会产生强烈的情绪反应,如焦虑、抑郁、愤怒,心理极度不平衡,甚至产生报复心理,容易引发各种严重的心理问题,如抑郁症、精神病、自杀等。

2. 缺陷程度 一般发生在越暴露的部位,程度越严重的容貌缺陷心理的影响会越大。例如,面部、颈部、四肢等部位的明显缺陷对人的生活和社会交往影响较大,因为这些部位的缺陷经常暴露在众人面前,因而对个体的心理影响大。如果缺陷不易被自己和他人察觉,或者缺陷比较轻微,则对个体的心理影响小。

3. 缺陷性质 一般情况下,影响到了生理功能的容貌缺陷个体比单纯性容貌缺陷个体带来的心理问题要多。有的缺陷仅仅是影响人的外观容貌,让人产生不美感,对个体的生理功能没有任何影响,如躯干部分的疤痕等,这类缺陷对个体心理影响一般较小。有的缺陷既影响美观又影响生理功能,给人的生活带来诸多不便,这类缺陷则对个体心理影响较大。例如,肢体残缺者失去了正常机体功能,生活不便,容易产生自责、自罪和内疚感。

（三）人格因素

人格是指一个人的整体精神面貌,即具有一定倾向性的和稳定的各种心理特征的总和,也称个性。人格健康者,心理问题相对较少,发病轻,易矫正;相反,人格障碍者,心理问题相对较多,发病重,难治疗。性格开朗、乐观、热情、大方、自信者能坦然接受不幸的事实,在经历短暂的痛苦后能客观接受容颜的改变,积极地生活;而性格内向、孤僻、偏执、忧郁、自卑者本身就多愁善感,他们对容貌过分关注,对缺陷比较敏感,不容易接受现实,可能因为缺陷悲观绝望,痛不欲生,更易产生心理障碍。

(四)行为因素

无论是生物学还是社会心理学标准下的容貌缺陷,个体都可能采取一些行为来消除缺陷,以减轻、缓解或消除缺陷感,避免心理上的痛苦和烦恼,但是这些行为和行为的结果又可能会导致新的心理问题。例如,肥胖者为了快速达到苗条的身材,做了吸脂手术,若手术成功,达到了预期效果,心理问题自然迎刃而解;但如果腹部出现瘢痕,或是凹凸不平,或是皮肤松弛,这将会给个体带来新的心理问题。

(五)社会因素

容貌缺陷的个体不是与世隔绝的,他的生活不能脱离社会这个大环境。受多种因素的影响,社会上不可避免地存在对容貌缺陷者的歧视和偏见。无论是个人的恋爱、婚姻、社会交往,还是求职、就业,都可能因容貌缺陷而受到影响,致使他们在这些方面受挫,从而对其心理行为造成不良影响,社会中,部分容貌缺陷者因此出现心理障碍。例如,长相甜美的女孩在各个方面都受到优先待遇,相反,有容貌缺陷的人在某种程度上受到不公平待遇,从而使个体在与人和事接触中形成较为严重的恐惧、自卑、担忧和绝望等情绪。有些人会抱怨社会的不公,甚至会产生仇视社会的变态心理;有些人在人际交往中因自己身体的一些缺陷而受到周围人的歧视和嘲笑,变得自卑、敏感、多疑、敌对,缺乏应有的自信心,严重者甚至会诱发报复或自杀行为。

二、容貌缺陷者的心理特征

由于引起容貌缺陷的原因不同,因而个体各具不同的心理特征,总的来说包括以下两个方面。

(一)先天性容貌缺陷者的心理特征

具有先天性容貌缺陷的幼儿因为接触事物较少,所以心理变化不明显。但是随着年龄的增长,4～6岁的儿童户外活动增加,因为缺陷在游戏中受到排挤和鄙视,因此会产生自卑感,表现为害羞、怯弱、遇事优柔寡断、有的为此哭闹不止。学龄期儿童因为被小朋友讥笑、排斥、嘲讽,使他们变得过分依赖大人,甚至出现一些攻击行为,如发怒、反抗,对周围物品随意破坏,还可能发生兴趣与爱好的突然改变等。进入青春期后,有容貌缺陷的人因担心被人歧视而忧虑不安,尤其女性因为面临求学、就业和恋爱等诸多问题,有很强的自尊心,因为有自卑感而不愿意参加社会活动。到了中年,工作与婚姻问题已成定局,认知水平也渐趋于成熟,心理上容貌缺陷感逐渐减弱,生活的勇气显著提高。老年人则对外貌异常则习以为常。

先天性容貌缺陷的人在求美中能主动与美容医护人员紧密配合,期望值大多是希望恢复生理功能,由于术后改变较为明显,患者大多对术后效果比较满意。

(二)后天性容貌缺陷者的心理特征

后天性容貌缺陷一般是由于突发性意外灾害或故意人为外伤所致。由于患者的平静生活受到破坏,心理活动极其复杂。患者可能会受到来自家庭、社会等诸多因素的影响,造成心情抑郁、自卑、羞怯。有的患者以自我为中心,对健康、前途和家庭特别担心;有的患者富于联想,感情脆弱、易怒、失眠、多疑,渴望见到亲人又害怕见到亲人,渴望走向社会又惧怕走向社会等。严重者甚至认为自己成了家庭与社会的负担，痛不欲生。他们急切希望通过手术矫正外露部位的异常，求美欲望较强，对外形美的要求也较高，对术后结果的期望是能够恢复到受伤前的状况。因此，美容医护人员在针对这些顾客的时候，应调整他们的心态，注重心理护理，鼓励他们树立生活的信心和勇气，同时要说明手术方案的整体要求、手术原理及主要步骤，手术前后机体的反应特点以及注意事项等。手术前应反复征求求美者对手术方案的意见，以取得密切合作，达到最佳治疗效果。

任务三　容貌缺陷者的常见心理问题

曾经有个报道，一个孩子因为看到一位面部严重烧伤的患者而吓得顿时大哭，孩子妈妈就气愤地打了患者一记耳光。事后，这位患者哭诉，他不在乎这位母亲的一记耳光，而在意的是没有世俗观念的孩子都不能接受他，那他要步入社会是多么不易。可见，容貌具有它的社会价值。如果在容貌或形体上存在缺陷，个体在社会生活必然受到影响，也可能会产生不同程度的心理问题。容貌缺陷者的心理问题多种多样，可以概括为认知、情绪、人格和行为四个方面。

一、容貌缺陷者的认知问题

认知或认识（cognition）在心理学中是指通过形成概念、知觉、判断或想象等心理活动来获取知识的过程，即个体思维进行信息处理的心理功能。容貌缺陷者的认知功能会受到不同程度及多种因素的影响，认知活动方面会出现异常，甚至造成认知功能障碍。容貌缺陷者的认知问题主要表现在记忆、感知、注意和思维等方面。

（一）记忆异常

1. 记忆增强　容貌缺陷者对与自身缺陷有关的各种信息（如报刊、杂志、电视、网络等）有关容貌缺陷的信息记忆增强；对伤害自己的人或事件不能释怀；因意外事故毁容者，对灾难发生瞬间有刻骨铭心的记忆，头脑中时常不由自主地闪现当时的场面。

2. 记忆减退　因为患者只沉迷于与容貌缺陷有关的因素，忽略了其他方面，所以可表现为对其他方面的信息的记忆减退，学习、工作和生活直接受到影响。

（二）思维异常

容貌缺陷者的思维异常主要表现为思维判断能力的降低，做事优柔寡断，瞻前顾后，自卑感增强。有的患者出现联想增多、逻辑混乱或诡辩性思维，可表现为不能克制地重复想象自己的缺陷消失了，容貌变美丽了或是颠覆审美标准，认为别人的容貌是丑的而自己是最美的；有的患者把别人无意的目光、表情联想成对自己缺陷的厌恶和歧视。

（三）注意力和感知觉偏移

过分关注自己的缺陷和因缺陷导致的心理痛苦是容貌缺陷者的主要心理问题。有的患者全身心将注意力集中在自己的缺陷部位，并与别人进行比较，纠结自己与他人的异样，从而严重影响了学习、工作等正常社会活动。有的患者似乎不关心自己的容貌，忽略自己的容貌缺陷，逃避容貌缺陷带来的痛苦。

由于容貌缺陷者对自身缺陷的注意力的偏移，其感知也会出现异常敏感的状态。有的患者会把自身知觉到的缺陷任意地放大或歪曲,不敢照镜子,觉得自己越看越丑,形成恶性循环。有的患者不仅有体像错觉或体像障碍,甚至躯体出现莫名的幻觉,如感到四肢发痒,像有虫在皮肤上爬行。还有的患者产生了时间错觉,把自己穿越到臆想的空间里。有的患者甚至遇事悲观,对自己失去信心,整日郁郁寡欢,度日如年。

二、容貌缺陷者的情绪问题

容貌缺陷者最常见的心理问题是情绪困扰,各种负性情绪折磨着他们,令他们痛苦不堪。容貌缺陷者常见的情绪问题主要有抑郁、焦虑、抱怨和愤怒等。

(一)抑郁

容貌缺陷者由于健康容貌、婚姻、家庭、工作、名誉、地位等的缺失,导致自卑,情绪长期抑郁,伴随的是长久的孤独感,有的沉默寡言形成孤僻的性格,有的性格悲观失望,严重者甚至绝望、轻生。

爱美之心人皆有之,渴望自己拥有美好的容貌和形体是人类应有的天性,而各种原因导致的容貌缺陷使这种天性受到无情的扼杀。在社会生活中,他们婚恋受挫、职场失意等严重影响到情绪。抑郁是使人们求美的需要受挫而形成的必然结果。后天形成的容貌缺陷者比先天性容貌缺陷者更容易产生抑郁情绪反应。尤其是成年后家庭地位等诸多因素已经趋于成熟,若因意外导致缺陷,他们的丧失感会反应更强烈。例如,能歌善舞的人失去下肢,因意外事件毁容等。他们失去了生活能力,失去了熟悉的人际圈,失去了原有的社会地位,觉得世态炎凉,存在感降低,生活消极,陷入抑郁的情绪状态。

(二)焦虑

焦虑是人们面对即将发生的重要事件或预感有危险发生时出现的担心和紧张不安的情绪状态。焦虑是人们日常生活中的一种保护性反应,适度焦虑有益于个体应对环境变化,过度焦虑则有损身心健康。

不同程度的焦虑是容貌缺陷者中普遍存在的情绪问题。焦虑的产生原因随着不同事件的发生或同一事件的不同阶段而有所不同。有的患者因为生活和工作中不得不与人接触,不得不在他人面前暴露自己的缺陷而焦虑;有的患者还会考虑到今后的婚姻、家庭工作等问题而感到焦虑不安;有的人因自我完整性被破坏而产生焦虑;有的患者在寻求整容手术过程中产生新的问题,本来想通过手术解决容貌缺陷问题,但又怕治疗效果不理想;有的患者对手术信心十足,但对高额的医疗费望而却步,担心因治疗而增加经济负担而焦虑。

焦虑会导致容貌缺陷者出现心理异常,在认知方面表现为注意力分散,事事担忧,生活失去兴趣爱好,对外界事物漠不关心,产生思维错觉等。在情感方面表现为烦躁不安、易激动、哭泣,时而发呆不语,时而捶胸顿足,情绪反复无常等。

(三)抱怨

抱怨命运不公是容貌缺陷者的又一表现。怨天尤人或自责是容貌缺陷者普遍的、无奈的心态。因为看到别人花容月貌,而自己却不能改变容颜。表现为很痛苦,恨父母,怨恨天道不公,把灾难降临到自己身上,甚至怀疑自己的生命是无价值的。

(四)愤怒

愤怒是指个体在追求目标和愿望过程中受阻时产生的伴有紧张感的消极情绪反应。愤怒是容貌缺陷者常见的异常心理,多表现为爱发脾气、坐卧不安、躁动、易激惹、对人和事充满敌意、行为失控等。

随着年龄的增长,先天性容貌缺陷者进入社会后自尊心容易受挫,愤怒情绪也会逐渐加重。后天性容貌缺陷者会因造成容貌损害的原因和过程而愤怒程度不同。因意外事故造成的容貌缺陷,容貌缺陷者会对造成事故的原因或过程抱怨,抱怨自己为什么这么不小心,为此自责,长期处于愤愤不平中。如果是他人侵害所致的容貌缺陷,其愤怒感更强,在愤怒情绪支配下,可能对侵害者产生报复心理,施加攻击行为。愤怒使容貌缺陷者在做事时判断能力受到扭曲,人际关系也因此受损,给自身形象带来负面影响。

三、容貌缺陷者的人格问题

容貌缺陷对人格发展的影响也是很明显的。临床分析表明(何伦,1996 年),容貌缺陷者中 52%的人存在不同程度的人格异常。容貌缺陷对人格发展的影响因人而异,与容貌缺陷产生前的人格特征、容貌缺陷的性质和严重程度、缺陷对生理和社会功能的影响程度及个体的社会支持系统等多种因素有关。一般而言,发生在面部或易被察觉到的部位的缺陷对人格影响更大;缺陷发生前就存在一些人格问题者比人格健康者更容易产生人格障碍;缺乏社会支持,缺少关心和同情,经常受到他人歧视者也容易产生人格障碍,生理功能和社会功能受到较大影响的患者更易诱发人格问题。

容貌缺陷者往往会产生否定性的自我评价,自信心下降,自我价值感丧失,形成自惭形秽的自卑感。自卑感作为一种内在的心理压力,会使个体心理上失去平衡和感到不安。强烈的自卑感使容貌缺陷者感觉自己处处不如人,陷入长期性的自我贬低状态,惧怕或不愿与人交往,脱离与人和社会的接触,把自己封闭在一个狭小的生活空间里,极易形成孤僻的性格。有的性格懦弱,过分依赖他人,产生不安全感,易受伤害,优柔寡断;有的性格严重内向,拒绝与人交往,过着孤独寂寞的生活;有的形成扭曲的自尊,对人敏感多疑,仇视社会,易发脾气,性格暴躁,好攻击;有的性格倔强,固执己见,对人缺乏信任,嫉妒心强。

四、容貌缺陷者的行为问题

受社会因素的影响,容貌缺陷者可能会受到不公平的偏见和歧视。积极向上的容貌缺陷者一般能正面接受现实,他会把阻力变动力,能积极克服困难,会在逆境中磨练自己,使意志增强、意志活动增多。有很多人为了弥补容貌上的缺陷,就努力在学业上,或工作中努力,寻求满足感和成就感。例如,奥地利精神病学家,个体心理学的创始人,人本主义心理学的先驱,现代自我心理学之父——阿德勒,就是个成功的例子。阿德勒出生于一个商人家庭,条件富裕,但因为他长相既矮又丑,又体弱多病,老师和同学看不起他,被视为差等生,老师甚至建议他去当一名制鞋的工人。就是在这样逆境中,他不气馁,顽强学习,最终成为著名的心理学家。当然也有不励志的例子,有些容貌缺陷者不能接受残酷的现实,在逆境中生活失去信心,自暴自弃,出现意志缺乏或减退,表现为行为消极被动、退缩,缺乏应有的主动性和积极性。自卑感强烈的容貌缺陷者会认为自己是个无用之人,设法逃避外出,不愿意见人,不愿意与人交流,做任何事都需要家人的协助完成,甚至完全依赖别人,主观能动性降到最低。还有的容貌缺陷者产生悲观绝望,厌世轻生的想法,最后可能做出自残、自杀、伤人、杀人等极端行为。例如,深圳新闻网有过报导,一个三岁多的全身长满黑毛的孩子,因为觉得自己与别的孩子不一样,怕被别人笑话,用火柴去烧自己的手臂,幸亏发现及时,但还是留下了一道触目惊心的伤疤。还有一些容貌缺陷者,性情暴躁,被人讥讽、嘲笑的时候,会使他的攻击行为增多,可能会正面攻击伤害自己的人，也可能通过其他方式来发泄不满情绪，如摔东西、毁物、对不相关的亲人发脾气等。

任务四　容貌缺陷者的心理防御机制与心理应对策略

一、容貌缺陷者的心理防御机制

（一）心理防御机制的概念

心理防御机制(mental defense mechanism)，也称心理防卫机制或心理自卫机制，指个体在挫折与冲突的紧张情境时，其心理活动具有的减轻内心不安，以恢复情绪平衡与稳定的一种适应性倾向。

目前，心理防御机制已经得到心理学界的广泛认可。该概念最早是由弗洛伊德提出来的，他把人格结构分为本我、自我和超我三个部分。防御在人格结构中属于自我的功能。自我受到超我、本我和外部世界三方面的围攻，如果它难以承受其压力，则会产生不安、焦虑等情绪反应。而这种情绪的产生，促使自我发展了一种机能，即用一定方式调解冲突，缓和三种危险对自身的威胁。既要使现实能够允许，又要使超我能够接受，也要使本我有满足感，这样一种机能就是心理防御机制。一般来说，防御是在潜意识里进行的，因此个体并不会意识到它在发挥作用。根据个体防御机制的特点不同，导致的结果也不同。

心理防御机制广泛存在于任何一个人。当人们遇到伤感、焦虑等不良情绪时或遇到挫折困难时，为使自己恢复平静的心情，人们往往采取两种行为：一种是接受现实，用积极态度和方法去面对现实中的矛盾，善于发现问题，并能设法解决问题；另一种是采取消极的态度与方法回避矛盾。不论是消极方法还是积极方法，人们都能用自己能接受的方式加以解释和处理，从而减少痛苦和不安，获得心理的平衡。这一以恢复情绪上的平衡并保持心情安宁与稳定的反应形式便是心理防御机制。

从某种意义上讲，积极的心理防御机制能激发主体的主观能动性和斗志，最大限度地发挥人的潜能，战胜困难，能使心理达到一个正面平衡。消极的心理防御机制主观上满足了自己，心情得到了释放，但遇事出现退缩甚至恐惧，甚或导致心理障碍。

自我防御机制有三个特点：第一，避免和减轻各种消极的情绪状态是防御机制的主要作用，可用于各种心理冲突和各种挫折；第二，歪曲现实是大多数人对挫折的主要防御机制作用，表现为对各种事实视而不见，听而不闻；第三，大多数防御机制在起作用时，通常是无意识的，不知不觉中采取的自我保护措施。如果人们意识到自己在歪曲现实，这种歪曲就不能起到避免和减轻消极情绪状态的作用。

（二）心理防御机制的种类

1. "自恋"心理防御机制　"自恋"心理防御机制又称为"精神病性"心理防御机制。这种防御机制是最原始的，无视现实而以自己希望为事实的心理防御机制。这些机制是5岁以内的孩子最早时期使用的心理机制，也常见于成人精神病患者的梦中和幻想中。这种机制的使用者不能主观分清自己与现实之间的界限，以"我"为主体，不能用"客观"和"公道"的冷静态度去看外界，常轻易地否定、抹杀或歪曲"事实"，来保护自己。"自恋"心理防御机制主要包括以下几个方面。

(1) 否定作用(denial) 否定作用是指无意识地拒绝承认或彻底"忘掉"那些不愉快的事实来逃避心理上的焦虑,起到保护自我的目的。否定作用是最原始的心理防御机制。意志薄弱而知识结构又单纯的人,常会情不自禁地使用否定机制。如拒绝承认已发生在自己身上的悲剧,已经被严重烧伤的患者,一开始往往不愿意照镜子看到自己的脸,甚至把镜子毁掉来否认现实,使自己沉迷于以前的回忆中,所谓"眼不见为净"就是这个机制。再如,小孩不小心摔坏东西怕被批评,往往一瞬间用手把眼睛蒙起来,以否认已发生的事实,这也是无意识地启动了否定的机制。

(2) 歪曲作用(distortion) 歪曲作用是把客观存在的事实加以曲解变化,并且内心十分肯定自己的主观臆断,以迎合自己内心的需要。如把别人的讽刺当成赞美,把别人的否认当成是嫉妒等。歪曲作用与否定作用性质相同,都是无视外界客观事实,是原本的心理或精神病性的机制之一。因歪曲作用而呈现的精神现象,以妄想或幻觉最为常见。如夸大性地相信自己是神或皇帝等等。

(3) 外射作用(projection) 外射作用也称投射作用,通常是指主观地将自己所不喜欢或不能接受的性格、态度、意念或欲望、不良的思绪、动机等凭空嫁接到别人的身上或外部世界去,或者是用自己的想法去推测客观事实或别人的想法。认为"我"是这样想的,大约别人也是这样想的,把自己的失误归于其他原因,不能承担自己应有的责任或把自己的过错归咎于他人,从而得到一种解脱的防御机制。"以小人之心度君子之腹"、"我见青山多妩媚,青山见我也多情",都是典型的投射例子。这种外投射作用也是产生妄想的基本机制,所以现实中,妄想症患者因为有被迫害妄想,有时会对别人或某些社会团体表现为严重的偏见、过分的猜疑而拒绝与人接触、对外界危险过分警觉。

2. "不成熟"心理防御机制(immature defense mechanism) 常见于五岁到十五岁的青少年、性格障碍者以及在心理治疗中的成人。这种机制在一定程度上改善了人际关系,减轻了一些在别人看来没有必要的但本人十分在意的烦恼。"不成熟"心理防御机制主要包括以下几个方面。

(1) 内射作用(introjection) 内射作用也称摄入作用,与外射作用或投射作用相反的一种心理防卫机制。内射作用是广泛地、毫无选择地、不假思索地吸收外界的事物,而将它们归属于自己内在的人格特征。它是外在客体向内在精神表象所替代的过程,内射使主体的自主性逐渐增强。作为一个防卫过程,内射减轻了自我的分离焦虑。由于内摄作用,有时候人们爱和恨的对象被象征地变成了自我的组成部分。如当人们失去亲人时,常会模仿亲人的特点,使亲人的举动或喜好在自己身上出现,慰藉内心因丧失亲人而产生的痛苦。相反,对外界社会或他人的不满,在极端情况下会变成对自己的恨,自罪感强烈,有可能产生抑郁和自杀行为。

(2) 仿同作用(identification) 仿同作用是把自己崇拜的人,一般是指比自己地位或成就高的人的特征加到自己身上,并以此自居。这种机制可以消除个体在现实生活中因无法获得成功或满足时,而产生的挫折所带来的焦虑。这是一种潜意识的心理自卫机制,他能选择性地吸收、模仿或顺从自己所向往的人或团体,取别人之所长归为己有,并将其作为自己行为的一部分去实现,以此掩饰自己的短处。他的期望是自己崇拜的人就是自己,别人也会同样来敬佩我。一般来说仿同的动机是爱慕,是正常的心理现象,也是儿童早年的心理防御机制,是未成熟的心理活动。"东施效颦""狐假虎威"就是这个例子。例如在现实生活中,一些明星的粉丝纷纷效仿明星的一言一行,甚至不惜重金去做整容手术,并在现实中渴望自己和明星一样受到追捧,在一定程度上减少了因挫折而引起的焦虑情绪。

(3) 退行作用(regression)　当人们遭受到挫折时,采取与自己年龄不符的幼稚行为来应对现实困境,使用幼稚的方式去回避现实,从而摆脱痛苦或满足自己的欲望,这也属于退化现象。

对于已养成了良好生活习惯的儿童来讲,若遇到自己不喜欢或担心的事就表现出尿床、吸吮拇指、好哭、极端依赖等行为。对于成人,遇到问题时本来应该采取成人的方法和态度来处理事情,由于某些原因,他们会采用较原始的行为反应。例如,成人会在无法忍受痛苦时会像小孩一样失声痛哭;父亲在地上扮马给孩子骑等。偶然"倒退",能使患者减轻压力,释放心情,还能给生活增添不少情趣。但是如果经常使用这种原始而幼稚的方法来面对困难,通过利用自己的原始行为来取得别人的同情与照顾,其退行就是一种心理症状了,需积极治疗,及时纠正。

(4) 幻想作用(fantasy)　幻想作用是指个人遇到现实困难时,将自己暂时脱离现实,在幻想的世界中以幻想的方法,使自己内心得到平静,让欲望得到心理的满足,如"灰姑娘"型的幻想。青少年经常以"白日梦"的形式幻想自己无法实现却觉得就在眼前的情景,在幻想中满足某种欲望。可以说幻想是一种思维上的退化。因为在幻想世界中,可以不必按照现实原则与思维逻辑来解决问题。可根据个体的臆想需求,天马行空。可见幻想所得到的心理满足并不是真正意义上的满足,他最终无法摆脱残酷的现实问题,是人格不成熟甚至是心理疾病的一种表现。人们应该以积极的态度勇于面对现实,并积极应对困难,竭尽全力来解决问题,使自己的心灵得到彻底的净化,否则经常生活在自己的幻想世界中,只能放纵和麻痹了自己,会显现出歇斯底里和夸大妄想等症状。

3. "神经症"心理防御机制　"神经症"心理防御机制较前两类防御机制有所进步,渐趋于成熟,能分辨出什么是自己的冲动、欲望,什么是现实的要求与规范,尽管表面上可能没做出过激的行为,但心理可能隐藏着巨大的纷争,心理上给不自信的自己找到自信的理由。此防御机制因常被神经症患者使用,故被称为"神经症"心理防御机制。

(1) 潜抑作用(repression)　潜抑作用是各种心理防御机制中最基本的方法,是指把不能被意识所接受的思想、愤怒、冲动、情感等,在无意识状态下抑制到潜意识中去的作用。在生活交往中,有些事件会触发我们的情感,一般地,我们会做出顺其自然的直接表达,但在特别的情况,我们的反应会无意识地将真正的情感、感受控制到潜意识之中,从而不会破坏已有的平静。这些潜意识中的念头、情绪和行为,虽不被意识发现,却很可能不知不觉地影响我们日常的行为。"俄狄浦斯恋母情结"就是潜抑作用。

(2) 隔离作用(isolation)　隔离作用是从意识境界中把部分已然发生的不好的事实加以隔离或代替,不让自己意识到,避免产生不愉快的感受。最常被隔离的是整个事情中与事实相关的感觉部分。人死了,不说死,而说"仙逝"、"长眠"和"走了"等,用以减轻悲痛,化解不祥之感。这就是隔离作用的结果。

(3) 转移作用(displacement)　转移作用是指个体由于某种原因无法向某一对象发泄情感时,便通过潜意识转移到另一替代者身上,通常是把对强者的情绪、欲望转移到弱者身上。它是将在一种情境下是危险的情感或行动转移到另一个较为安全的情境,使心情释然。如"迁怒"就是典型的事例。如有的人在工作中受到不公平待遇,迫于面子不敢发泄,就回家与自己的家人发脾气,以求释放,家人受到无名火又把气撒在孩子身上,孩子再接力给自己的玩具,这种愤怒的转移能使心情得以平静。"爱屋及乌"、"一朝被蛇咬,十年怕井绳",也是转移作用的一种。

(4)反向作用(reaction) 反向作用又称为"反感形成"或"矫枉过正"现象,是个人有些隐藏在潜意识中的欲望不愿显露,除了压抑之外,在行为上采取与欲念相反的方向表现出来,或者说主观采取某种与潜意识完全相反的看法和行动,表面上完全符合社会道德规范,一定程度上麻痹了自己内心焦虑或恐惧的情绪,也蒙蔽了大家的心理。例如心里对某人憎恨,因碍于身份或道德观念,报复之心不便显露,反而改以超乎寻常的友善态度对待之。难怪小品中也有这样的段子:丈夫对妻子突然特别好,妻子就怀疑丈夫是不是背着自己干了对不起自己的事。还有"此地无银三百两"的故事也是反向作用的例子。

(5)抵消作用(undoing) 抵消作用是指以象征性的事情来抵消已经发生了的不愉快的事情,以减轻心理上的罪恶感,抵消自责感,达到心理上的安慰。例如,在我国习俗中,新年最好不要摔坏东西或说不吉利的话,但万一不小心打破了碗,老人们会说"岁(碎)岁(碎)平安",来抵消心理的不安。

(6)补偿作用(compensation) 补偿作用指个人因身体或心理的某个方面有缺陷,不能达到某种目标时所采取的有意识地用其他能够获取成功的事件来代偿身体的缺陷,从而弥补因失败造成的自卑感。阿德勒认为:人天生的自卑感是靠补偿来克服的。但补偿又分为积极性的补偿、消极性的补偿和过度补偿三种。①积极性的补偿:指以合宜积极的态度和方法来弥补其缺陷。例如,一个相貌平平的女子,致力于学问上的追求,以卓越成绩赢得别人的尊崇。②消极性的补偿:指个体用来弥补缺陷的方法,对个体本身并没有带来帮助,有时甚或带来更大的伤害。例如,一个失恋的人,不去积极争取或查找自己的不足,而是整日沉溺于醉酒的状态中,无法自拔;一个想得到父母关注的孩子,常常做一些坏事来获得他人的注意。③过度补偿:补偿的结果超过了一般正常的程度,过犹不及。补偿具有一种"向后拉(补救)"以"防前倒(失败、障碍)"的功效,对个体之心理及行为而言,颇有裨益;然而使用错误补偿方式则有害而无益了。人生是不完美的,人或多或少都会使用补偿方法来克服缺陷,但现实生活中我们应该正确选择补偿方法,做一些对有社会价值的事情。

(7)合理化作用(rationalization) 合理化是指用一种掩盖的方法把本来没有理由站不住脚的解释合理化成表面合乎常理的事情,是将其难以接受的情感、行为、动机进行辩解,以求得心理平衡的一种方法。合理化作用有三种表现。①酸葡萄心理。即贬低自己得不到的东西,以此来缓解焦虑,以恢复心理平衡。此机制是引申自伊索寓言里的一段故事,在日常生活中像这样的例子很多,例如,容貌平凡或有缺陷的女子特别爱说"自古红颜多薄命"、"红颜是祸水"等来平衡自己。②甜柠檬心理。把自己已有的说成是最好的,即当得不到葡萄而只有柠檬时,就说柠檬是甜的,企图说服自己和别人。引申到生活中所发生的一些不如意的事,有时我们也会像这只狐狸一样,努力去强调事情美好的一面,以减少内心的失望和痛苦。如娶了姿色平平的妻子,说她有内在美,出门在外比较放心;这种"知足常乐"的心态,有时适当地运用,能协助我们接受现实,但过分使用这种方法,会妨碍我们去追求生活的进步。③推诿。此种防御机制是指将个人的缺点或失败,推诿于其他理由,找人担待其过错。将个人的缺点或失败,推诿于他人,以平衡心理的方法。例如,学生考试失败,不愿承认自己准备不足,而推托说老师教得不好、老师评卷不公或说考题超出范围。

4. 成熟心理防御机制 成熟心理防御机制(mature defense mechanism)是指自我心智比较成熟以后,才能表现的自卫机制。其防御的方法不但比较有效,而且可以解除或处理现实的困难,满足自我的欲望与本能,也比较为一般社会文化所能接受。该类机制主要有以下几类。

(1) 压抑作用(suppression) 压抑作用是最重要、最基本的成熟心理防御机制。当一个人的某种观念、欲望、情感、冲动或本能等因无法得到满足或表现时,将极度痛苦的经验或欲望有意识地去压抑、控制,使个体不再因之而产生焦虑、痛苦。其实质上就是克制,是"自我"机能成长到一定程度以后,才能执行的心理功能。如幼儿在商店看到好吃的东西可能会伸手去拿,而大一些的孩子会向妈妈要钱去买。

压抑的概念在弗洛伊德的理论中占有极其重要的地位。弗洛伊德认为压抑有两个重要特征。第一个特征指的是:压抑是一种主动性遗忘。它不同于一般性遗忘。主动性遗忘是个体有选择地把某些能导致个体痛苦或紧张的思想观念从意识中删除,表现为一种积极主动的心理过程。一般性遗忘是由于各种外在原因所致,表现为一种消极被动的心理过程。第二个特征指的是:被压抑的思想观念并没有消失,而是储存在潜意识中,如果由于某种原因,伴随被压抑内容的消极情绪体验消失,则这些思想观念还可重返意识领域。

(2) 升华作用(sublimation) 用社会许可的方式表达出来,通过升华作用可使个体改变冲动的目的和对象而并不抑制它们的表现。

升华作用是指被压抑的不符合社会规范的原始冲动或欲望另辟蹊径,用符合社会认同的思想和行为方式积极地表达出来,并得到本能性满足。升华是心理防御的一种积极形式。人原有的行为或欲望中,如果直接表现出来,可能会受到处罚或产生不良后果,从而不能直接表现出来。但如果将这些行动和欲望导向比较崇高的方向,具有价值性,有利于社会和本人时,这便是升华作用。例如一位有强烈嫉妒心的人,看不得别人的成就,但理智又不允许他将这种心理表现出来,于是他可能通过发奋学习、工作来试图超越对方。

(3) 幽默作用(humor) 幽默也是一种积极的心理防御形式。当一个人处境困难或尴尬时,有时可以用幽默的语言或行为来应付紧张的情境或表达潜意识的欲望,从而来化解困境,维持心理平衡。例如有一次,林肯正面对着观众进行演讲。突然,在人群中有人递给他一张写着"傻瓜"两个字的纸条。林肯接过纸条,不假思索地打开纸条。当时,在林肯旁边的人已经看到了这样两个字,他们都盯着林肯总统,看他如何来处理这样的公然的挑衅。在许多目光的注视下,林肯略一沉思,微微一笑说:"本人已经收到许多匿名信,全部都只有正文,不见署名,而今天却正好相反,在这一张纸条上只有署名,却缺少正文!"话音刚落,整个会场上便响起了阵阵掌声,大家都为林肯的机智和幽默而鼓掌,那位"署上名字"的先生低下了头,混入了人群中,整个会场的气氛由紧张变为轻松,演讲继续进行。本来是很难为情的场面,经此幽默,也就把事情化解了。人格较为成熟的人,懂得在适当的场合使用巧妙的幽默,把一些原来是难堪的情景转变为趣事。幽默可以说是一种较高级的适应方法。

二、容貌缺陷者的心理应对策略

(一) 应对的概念

应对(coping)是指个体为对付难题,适应和摆脱某种情境而采取的认知和行为措施。容貌缺陷个体受社会文化的影响,在社会交往中,往往受到不公平待遇,他们有时会受到别人的嘲笑,排斥等。在这种条件的刺激下,个体的心理失去平衡,或烦恼,或紧张,或自卑,或焦虑,或抑郁,或易激动,为了平衡自己的心理状态,摆脱这种无法改变的痛苦,避免发展成心理障碍或精神疾病,个体会采取各种适合自己,又被社会所接受的措施和手段来摆脱困境,减轻内心的痛苦,维持自己的心理平衡。这些措施和手段统称为应对。

应对的目的是使人们竭尽全力保护自我,调节心理失衡状态,让自己适应生活,适应社会。在这过程中,个体所采取的方式无论是有意或无意、健康或不健康、现实或非现实、认知或行为上的任何努力和措施,都有可能达到暂时减轻烦恼的作用。一些沉溺于虚幻的网络空间青少年所采取的应对是一种非现实的应对方式,是不健康、不积极的应对方式。我们应该提倡积极向上的、成熟的方式来解压,呼吁社会给予容貌缺陷者以理解与关爱,使他们真正融入社会。

（二）应对策略

为达到心理平衡,容貌缺陷者的应对方法可概括为两类,一是问题关注应对,二是情绪关注应对。这两类应对方法是心理学家苏珊·福克曼和和理查德·拉扎勒斯首先提出来的。作为一名美容工作者,在为容貌缺陷者服务的时候,我们不仅应该对个体进行项目上的服务,还应该给予心理上的治疗。美容工作者应根据求美者的具体情况具体分析,有针对性地选择应对策略,来缓解求美者因容貌缺陷带来的心理压力,消除各种心理问题,促进心理健康,从而也能最大程度达到美容效果。

1. 问题关注应对 顾名思义,问题关注应对是直接指向应激源,针对问题或事件的一种应对方式。主要有以下策略。

（1）信息交流 有些容貌缺陷者不能正确认识容貌缺陷的性质、程度、预后,对容貌缺陷部分过分关注,缺乏客观的认识,而且主观臆断,总认为自己特别丑,总觉得被周围人嘲笑,甚至把别人的正常谈话也认为是在背后议论和嘲讽自己,所以产生自卑、焦虑、抑郁和急躁易怒等心理,无形中增加了心理压力。美容工作者可以以一个旁观者的身份关心他们,以一个专业者的身份指导他们,鼓励他们跳出自己的圈子,走到外面的世界,多与别人沟通,正确了解其他人对自己缺陷的看法和感受,与现实究竟有多少差距,使容貌缺陷者打消顾虑,减缓压力,使他们客观地认识自己,能理智、冷静地对待容貌缺陷。

（2）解决问题 遇到问题要敢于面对问题,并能积极解决问题。容貌缺陷者心理问题的根源在于其体像障碍,或是消极体像。客观的体像并不是不可改变,现代美容技术可以在一定程度上改变缺陷,可以重塑或再塑人体美,也可以通过化妆的修饰方法来加以掩饰,从而解决或缓解容貌缺陷者的心理问题。解决容貌缺陷问题是最直接的解决容貌缺陷心理问题的应对策略。例如,脸上有痣的人可以激光治疗,也可以化妆遮掩;先天唇裂患者通过唇裂、腭裂、牙槽突裂修复术等方式进行治疗,使患者的缺陷得到矫正。当然,整形美容手术并不是万能的,不能解决所有的心理问题,还应辅之以心理治疗。

（3）社会技能训练 社会应给容貌缺陷者更多的理解、同情、关心和帮助。针对大多数容貌缺陷者的普遍心理,为了扩大他们人际交往范围,减少自卑感,增强信心,我们应该建立一个社会支持系统,提供社会技能训练。社会技能训练内容包括人际交往技能、处理问题技能、亲近技能、思维技能、控制情感及行为技能等。这些社会技能训练可以有效地改善个体的交往模式,增加其社会活动,扩大生活圈范围,帮助其充分地利用社会支持的资源来应对心理问题。通过这样的技能训练可以提高他们克服各种困难和矛盾的能力,增强自尊心、自信心和独立性,可以调动他们在社会生活中的积极性、主动性和参与性,使他们在人际交往中获得情感上的满足和快乐。

（4）应激监督 应激监督是指在遇到某些不良刺激（比如歧视和不公正的待遇）时进行自我监督,一方面,容貌缺陷者应对已发生的应激事件的应激因素增加了解,获得尽可能多的外部信息,以确定哪些刺激会造成心理压力,找到刺激源,从而提醒自己在社会活动中尽量避开不良刺激,减少不必要的应激反应;另一方面,容貌缺陷者还要监督自己在应激过程中的反应状态,发现问题,找到应对措施,例如,容貌缺陷者在遇到一些事件或他人给自己造成压力时,可能会非常紧张、焦虑、愤怒或恐惧,此时,他们应找到自己的心理变化,然后关注生理反应,找到适合的方法降低生理的变化,同时也达到减缓心理变化的目的。应激监督可以有效地避免不良刺激或者减轻对应激事件反应的强度。

2. 情绪关注应对　情绪关注应对是针对个体情绪反应的,通过调整认知和行为来改变不良情绪反应的应对方式,主要有以下策略。

(1) 消除紧张　紧张是人们在遇到压力时的一种生理性的反应,而容貌缺陷者遇到的困难和挫折较多,更容易产生紧张感。所以,在紧张时,采取适当的方法消除紧张,心理问题会得到缓解和改善。消除紧张的策略很多,如深呼吸、听音乐、渐进性肌肉放松、冥想、瑜伽、自我催眠等。总之,要选择适合自己特点的、能力范围内的方式方法,以提高适应社会的能力。

(2) 表达和宣泄　自卑、孤独、悲伤、焦虑、压抑、郁闷等是容貌缺陷者普遍存在的痛苦情绪,如果这些情绪长期压抑在他们的心里,得不到释放和宣泄,个体精神上造成的压力就会难以缓解,而痛苦则会加剧他们的容貌缺陷感,严重影响其身心健康。适当选择合适的方法让患者得以表达和宣泄,则会减缓容貌缺陷者的消极心理。

宣泄和表达的方法有多种,下面介绍几种常见的方法。第一,倾诉。倾诉是一种有效的表达和宣泄的方法,遇到不愉快的事时,找个知心朋友,诉说心中的痛苦、烦闷、苦恼、担忧,得到朋友的理解和关心,这样可以减轻心理负担。倾诉的对象可以是亲密的家人,可以是信任的好朋友,只要能说出来,心理就能在一定程度上得到安慰。第二,大喊。找个空旷的、无人的地方,如高山上、树林里、大海边,无所顾忌地大喊,将心中的积怨喊出来。第三,大哭。回归儿童,遇到伤心的事就要痛痛快快地大哭一场,哭完了就会感到心里轻松多了,心理痛苦也得到了缓解。第四,运动。在不伤害自身、不违背道德的情况下,适当选择运动来宣泄情绪,如长跑、游泳、骑行等,可让容貌缺陷者在一定程度上心情得以释放。第五,记日记。书面表达也是一种宣泄情绪的办法,将自己内心的痛苦感受写出来,这样可以帮助自己更加清楚地认识和调节情绪。宣泄情绪的方法还有很多,容貌缺陷者可以针对自己的具体情况开发一些行之有效的方法来宣泄不良情绪,以减轻心理痛苦,维持心理平衡。

(3) 积极转移　积极转移也称注意转移,就是采取能激发自己兴趣的事件或运动,把痛苦的或压抑的心理淡化,注意力由对缺陷过分的关注转为自己的兴趣爱好。因为注意力专注于活动中,减少了对自己的关注,所以能够减轻心理痛苦。因此,容貌缺陷者应多方面培养自己的兴趣爱好,比如音乐、书法、阅读、绘画、运动、放风筝等,让自己主动参与丰富多彩的社会活动,寻找快乐,使自己从烦恼和痛苦中解脱出来。转移注意力是容貌缺陷者对缺陷心理应对的基本的、重要的常用方法,美容工作者可建议和指导容貌缺陷者用这种方法,效果显著。

(4) 认知重组　我们认识任何事物都会受多种因素的影响,比如,同样一件事,有的人认为是对的,有的人认为是错的,究其原因主要受以下因素的影响:人们的性格特点,生活习惯,社会环境,价值观,认知结构不同有关。容貌缺陷者受其影响对自己的缺陷也会存在不同的认识和态度,有的人就能接受现实,即使有不尽如人意的地方也会想办法积极进取;而有的人则痛不欲生,消极沉迷。情绪和行为反应差别之大,重要原因还是认知结构不同,导致认知评价不同。因而,要想让容貌缺陷的人都能积极应对,从消极变积极,就要重组认知,此方法可由专业心理咨询师指导进行。在对容貌缺陷者的临床心理干预中,常常使用理性情绪疗法来进行认知重组。例如,一些因意外毁容、失明、肢体残缺者因为不能短期适应,不能接受现实,常常悲观绝望,甚至失去了活下去的信心,这些情绪和行为反应都是消极的、非理性的。我们可以通过理性情绪疗法,让其重建认识结构,重新进行理性分析,如质疑、夸张、合理地进行自我分析等,来消除这些不良认知,重新建立起理性的认知,使不良情绪和行为随着认知的改变而得到改善或消除。

(5)适度运用心理防御机制 容貌缺陷者在社会生活中会遇到各种挫折,形成各种心理不平衡状态,为了纠正心理不良反应,化解各种压力,可以适当运用心理防御机制,避免心理失衡。心理防御机制具有一定减轻烦恼、避免心理痛苦的作用。只要我们能合理运用,正确选择心理防御机制就能达到预防和治疗的目的。所以,我们要认清容貌缺陷者的真实心理,正确引导,帮助他们摆脱困境。

模块小结

本模块包含四个任务,任务一阐述了容貌缺陷心理概述,包括容貌缺陷心理的含义、容貌缺陷心理学的研究任务、容貌缺陷心理的研究目的和意义;任务二阐述了容貌缺陷心理的形成和心理特征,包括容貌缺陷心理的形成、容貌缺陷者的心理特征;任务三阐述了容貌缺陷者的常见心理问题,包括容貌缺陷者的认知问题、容貌缺陷者的情绪问题、容貌缺陷者的人格问题、容貌缺陷者的行为问题;任务四阐述了容貌缺陷者的心理防御机制与心理应对策略,包括容貌缺陷者的心理防御机制和容貌缺陷者的心理应对策略,其中容貌缺陷者的心理防御机制种类包括否定作用、歪曲作用、外射作用、内射作用、仿同作用、退化作用、幻想作用、潜抑作用、隔离作用、转移作用、反向作用、抵消作用、补偿作用、合理化作用、压抑作用、升华作用、幽默作用等内容。本模块内容较繁杂,需理解性学习和记忆,掌握本模块内容后要付诸实践。

自测训练题

一、名词解释
1. 容貌缺陷心理学 2. 容貌缺陷 3. 容貌缺陷感 4. 心理防御机制 5. 应对
二、填空题
1. "自恋"心理防御机制包括否定作用、( )、( )。
2. "不成熟"心理防御机制包括( )、( )、( )、( )。
3. "神经症"性心理防御机制包括( )、( )、( )、( )、( )、( )、( )、( )。
4. 成熟心理防御机制包括( )、( )、( )。
三、选择题
1. 仿同作用属于( )。
A. "自恋"心理防御机制 B. 不成熟心理防御机制
C. "神经症"性心理防御机制 D. 成熟心理防御机制
2. 下列属于成熟心理防御机制的有( )。
A. 摄入作用 B. 潜抑作用 C. 转移作用 D. 压抑作用
3. 拒绝照镜子属于( )。

A. 否定作用　　B. 合理化作用　C. 补偿作用　　D. 幻想作用

4. 酸葡萄的故事属于（　　）。

A. 否定作用　　B. 合理化作用　C. 补偿作用　　D. 幻想作用

四、简答题

1. 从美容学角度来讲研究容貌缺陷心理,主要有哪些内容?

2. 研究容貌缺陷心理的目的和意义是什么?

3. 容貌缺陷心理的形成因素有哪些?

4. 简要回答容貌缺陷者的心理特征。

5. 容貌缺陷者包含哪些心理问题?

6. 心理防御机制的种类是什么? 各种类有哪些特点?

案例分析

案　例　一

大家记得在伊索寓言中《狐狸与葡萄》的故事吗? 主要内容大致是这样的:在一个炎热的夏日,一只狐狸走过一个果园,它停在了一大串熟透而多汁的葡萄前。它从早上到晚上一点儿东西也没吃呢! 狐狸于是后退了几步,向前一冲,跳起来,却无法够到葡萄。狐狸后退了几步继续试着摘葡萄。一次,两次,三次……但是都没有摘到葡萄。狐狸试了又试,都没有成功。最后,它决定放弃,它昂起头,边走边说:"这葡萄一定是酸的,不能吃,幸亏没摘着。"

心理分析:

狐狸很想得到已经熟透了的葡萄充饥,但总够不到,这就是一种"挫折"或"心理压力",此时此刻那狐狸该怎么办呢? 若是一个劲地跳下去,就是累死也还是跳不到那葡萄的高度,于是,那狐狸说:"反正这葡萄是酸的。"言外之意是反正那葡萄也不能吃,即使跳得够高,摘到了也"不能吃",于是,狐狸也就"心安理得"地走开,去寻找其他好吃的食物去了。

通过这个案例可以暗示一个道理,就是当人们面临巨大压力或挫折的时候,不妨采用这种"歪曲事实"的消极方法来取得自己的心理平衡,以防止走向极端。任何一种事物我们都需要从正反两方面看待,只要能起到暂缓心理压力的作用,使心理得以平衡,就有其实际意义,即"合理化"的酸葡萄效应。当然,生活中我们遇到困难时,不能总是停留在这种心理安慰法,应该采取积极应对措施,努力解决实际问题,达到自己的预期目的。

分析与讨论:阅读完此案例你有何启发? 请结合自己的实际,谈谈容貌缺陷者的心理防御机制与心理应对策略。

案　例　二

一个17岁的女孩莎莎,青春美丽,却在短短一年时间内接受过多次整形手术。据了解,她在一年内做过双眼皮手术3次,隆鼻手术2次,脸型修改手术3次,即使这样,她依然对自己的容貌很不满意。对手术效果不满意。虽说旁人觉得她已经很漂亮,手术效果也很好,可是她自己永远觉得还不够美丽,不停地要求做手术。

英国有位女模特,从17岁到29岁共接受了至少100次的整形手术,其中包括15次隆胸,由于手术的次数实在太多,她的腹部、左乳和右臂下方的肌肤失去了知觉,最后所有的医生都拒绝为她实施整形手术,她也不得不接受心理治疗。

导致反复整容的行为中,有一种叫"身体变形障碍"。这一类人的外表、相貌并不存在任何缺陷,但主观上常觉得自己的每个部位都很丑陋甚至变形,因而痛苦、焦虑。他们往往不会去找精神科医生,而是去找整容医生,要求纠正自己的"容貌缺陷"。其实患者最重要的不是解决容貌问题,而是解决心理问题。

分析与讨论:莎莎采取了哪些心理防御措施,请结合实际谈谈你的看法。

实训练习

实训项目:容貌缺陷心理的综合分析和防御机制的综合运用。

一、实训目的

掌握容貌缺陷心理和防御机制的综合分析,学会用多种方法给自己和顾客解压。

二、实训情境

此实训采取情景模拟的方法,两人一组,互相审评。写出对方在对美理解基础上的 10 条优点以及自己在此方面的 10 条缺点。然后互相分析、交流,对照所学知识克服不良情绪,共同沟通共同进步,从而提高生活质量。通过本实训内容,一方面锻炼自己的分析和判断能力;另一方面学以致用,用多种方法让顾客达到心理美容的目的。

三、实训要求

1. 整个过程应先随机分好组别,然后讨论出将进行的程序和交流的问题。

2. 每个组别进行情景模拟,每个组员之间进行交谈。

3. 通过交流和观察的方式,完成每个组员间的互评。

4. 再次交流,看互评结果是否被对方认可。

5. 达成共识,互相鼓励,完成作业并书写实训报告。

6. 总结实训过程中出现的问题,讨论此问题对结果的影响。

模块六　与医学美容有关的常见心身疾病

内 容 提 要

　　模块六主要介绍与医学美容有关的常见心身疾病的基本知识,通过对这部分知识内容的学习,使大家了解心理与容貌和形体的关系,掌握进食障碍的病因、诊断和干预方法,熟悉肥胖症的心理干预方法和容损性皮肤心身疾病的种类,从而意识到心理因素在医学美容中的重要性。

学 习 目 标

知识目标:
1. 了解心理与容貌和形体的关系。
2. 掌握进食障碍的病因、诊断和干预方法,肥胖症的心理干预方法。
3. 掌握容损性皮肤心身疾病的种类。
4. 熟悉各种容损性心身疾病的致病因素及与心理的关系。

能力目标:
通过本模块的学习具备初步判断各种心身疾病的能力。

导入案例

　　案例1　一天,一位30多岁的妇女领着一个十来岁的小姑娘来到诊室进行咨询。"医生,最近一段时间,我女儿总是不停地拔眉毛,拔完左边拔右边。现在又开始拔头发,批评她很多次了,却总也不起作用。这可怎么办?"刚坐下,那位母亲就着急地问道。小姑娘五官很清秀,只是眼睛上面光秃秃的,看上去有些怪异。可以确定,这又是一个拔毛发癖的患者。拔毛发癖是指儿童经常性的,不能自制地拔头发、眉毛、汗毛等行为。多数患者在拔毛发时伴有一种紧张或满足感,发生率占普通人群的2%左右。这是一种患者的病态行为,多发生在学龄期和少年期,发病往往与生活事件的出现有关,包括入托、入园、入学、与同学发生冲突、受到老师的批评、考试成绩不理想、家庭矛盾、父母离异、受虐待等。在上述生活事件的刺激下,患者情绪紧张、焦虑或抑郁,从而导致该病态行为的发生。拔毛发癖可发生于寂寞、精神紧张时,严重者在平时读书、看电视时亦可发生,也有的患者会把拔掉的毛发吃掉。严重的拔毛发行为可造成毛发脱落而影响美观,个别患者会造成斑秃。

案例2　峥峥,女,小学三年级学生,身高1.4米,体重却已50公斤,同学们背后都叫她"胖猫",她知道后很不高兴。由于肥胖而自卑、压抑,她不愿意参加集体活动,性格变得越来越孤僻。近年来,随着生活水平的不断提高,像峥峥这样的肥胖儿童在学校中常能见到。孩子过分肥胖并不是好事,除生理影响外,在心理方面,肥胖的儿童常常会遭遇到其他同学的嘲笑和捉弄,容易产生自卑感和精神压抑。肥胖儿童除了要限制食量以外,还要多运动。生活中应限制与吃有联系的各种条件暗示,不要让肥胖儿童参加菜肴丰盛的酒席、宴会。要注意控制甜食的摄入,对于特别喜欢吃甜食的儿童,可采用厌恶疗法。家长要反复告诉肥胖儿童:"吃甜食可以使你的脂肪增厚,使你更加发胖,你会变得既不灵活又很难看,会被同学取笑,还容易生病。"经过反复多次实施,使肥胖儿童建立起"一见甜食就厌恶"的条件反射。还可以让肥胖儿童记减肥日记,定期称体重,制定自我奖励标准。如果体重减轻了,家长就按照标准进行奖励,但是这种奖励一定不能与饮食有关。肥胖儿童原则上尽可能不用药物治疗,以免出现副作用。

在现实生活中,很多疾病都与人的心理因素有密切的关系。如果你对上述案例涉及的心理问题感兴趣,请你认真学习以下知识内容,它将有助于你解决心理问题。

任务一　心理与容貌、形体的关系

一、心理对皮肤、毛发美的影响

(一)心理对皮肤健康的影响

皮肤是人体最大的感觉器官,它是个体与外界环境相互接触的屏障,也是个体接受外界信息的重要器官。从心身医学观点看,个体的情绪变化直接影响皮肤的各种变化。在心理生理学上皮肤的功能有:感觉功能,防御功能,情感接受功能,情感表达功能。因此,自然环境和社会环境的刺激不仅会引起皮肤生理的变化而发生皮肤疾患,精神心理的变化也可以引起皮肤疾患并影响某些皮肤病的过程。精神心理因素与皮肤疾病的关系体现在两个方面:一方面,不少皮肤疾病(如荨麻疹、神经性皮炎、斑秃、牛皮癣、湿疹等)的病因、发病过程和疾病的演变与心理社会因素密切相关;另一方面,皮肤疾病又因瘙痒等症状常常困扰着患者,引起焦虑、烦躁不安等情绪症状。某些皮肤疾病也可因为影响了外貌而造成患者心理上很大的压力。

影响皮肤健康的因素有许多,在众多因素中,精神心理因素对皮肤的影响不容忽视。

1. 正性情绪对皮肤的影响　当人心情愉悦时,大脑内神经调节物质乙酰胆碱分泌增多,血液通畅,皮下血管扩张,血流通向皮肤,使人容光焕发,神采奕奕,充满活力。这也是处于热恋中的女人显得格外美丽的原因。

2. 负性情绪对皮肤的影响　当人情绪低落或过度紧张时,将直接导致心理活动的失衡,体内儿茶酚胺类物质释放过多,肾上腺素分泌增加,使动脉小血管收缩,供应皮肤的血液骤减,同时伴有血压升高,心慌头晕,手脚冰凉等现象。皮肤作为人体情绪的靶器官,当人处于极度悲伤时,自然会受到严重的危害,出现面色苍白、无光泽、皱纹增多、色素沉着等症状。

当情绪突然剧变时,可使神经末梢释放大量的乙酰胆碱,而乙酰胆碱可直接作用于皮肤血管引起血管扩张,促使组织胺释放,而引起皮肤的过敏反应。当机体处于良好的精神状态下,其皮肤对致敏原的反应减低。当观看幽默喜剧节目后,皮肤对致敏原的敏感性明显降低;而观看有关气象等无聊的节目,皮肤对致敏原的敏感性没有改变。

(二)心理对毛发的影响

人的毛发由毛杆、毛根、毛乳头等部分组成。医学研究表明,当人处于精神紧张和情绪烦躁时,毛乳头的血管就会收缩,使毛发的营养供给发生障碍,导致毛发生长受到影响,从而造成脱发。"怒发冲冠"这一成语就形容了人们在极度愤怒时,情绪因素对生理和毛发的影响。

生活中,很多人对毛发的护理不重视,毛发问题才会渐渐积累扩大以至于出现脱发困扰。毛发的脱失直接影响到人的容貌美观,间接影响人的社交活动,有时又会受到他人的嘲讽,影响生活质量,甚至引发自卑、焦虑等心理问题。健发中心专家傅笑宇介绍说,"发理学"被视作正统医学的辅助分支,帮助大家剖析人体生理和心理对头发和头皮的隐性关系,心理问题是产生毛发问题的原因之一,如无法排解压力、无法承受舆论、没有适当的宣泄渠道等。此外,毛发问题还与营养问题有关。

二、心理对形体美的影响

(一)形体美的概念

形体美是指具有强壮的体魄、健美的体形、良好的姿态、高雅的气质和风度的一种综合性人体。按照中国人的体型和审美观,理想的形体美表现为:骨骼发育健全,关节不显得粗大突出,肢体比例协调;肌肉丰满发达,富有弹性,皮下脂肪适当,皮肤柔嫩光洁;五官端正,与头部配合协调;双肩对称,男宽女圆;脊柱正视垂直,侧看曲度正常;胸廓隆起,正面与侧面看略成"V"形,女子乳房丰满而不下垂,侧看有明显曲线;臀部圆满适度;腿长、大腿线条柔和,小腿腓部较突出,足弓高。女性还以身材苗条匀称,"三围"适度,曲线明晰,富于韵味作为美的基本标准。

(二)心理与形体美的关系

恩斯特·克雷奇默以研究体态、体质与人格特征的关系闻名。他将性格定义为:一个人在生活中,一切情绪上、意志上可能反应的总和。他在丰富的精神病治疗和研究的基础上提出生物类型说,探讨体质生物学特点和心理特征的关系,并依据其关系进行分类。恩斯特·克雷奇默在其著名的《体型和性格》一书中对患者的体型与心理类型建立了对应关系,阐述了他的体格类型理论。在1925年,他对602位精神病患者做研究,得出三个结论。其中一项就是根据身高、体重、颜面和头形、骨骼、脂肪、毛发等特征,发现体型与人的性格有关,并由此把患者分成四类。矮胖型:身材圆厚,多脂肪,手足粗短,性格外向,易动感情,善与人相处,好活动。细长型:身材瘦长,手足长而细,胸窄,孱弱,性格内向,不善交际,固执,喜批评,多愁善感。运动型:健硕强壮,肌肉发达,活力充沛,性格较外向,乐观,进取。发育异常型:身体发育不正常,或有障碍,或有残缺、畸形,性格多内向。通过恩斯特·克雷奇默的研究,可以发现患者的体型与心理类型存在对应关系,不同性格的患者具有不同的体形。

在生活实践中,很多饮食失调患者可能存在心理或者身体上的问题,如情绪低落、精神压力大、充满内疚感、抑郁倾向等。很多人为了塑造形体美,过度限制饮食以达到控制体重目的,长期严格地限制进食是饮食失调发展过程中常见的现象,也是不良心理到不良行为转变的关键点。目前我国的饮食失调和肥胖人数虽不及西方发达国家,但随着国民经济的不断发展,其人数也在迅猛增长,饮食相关的问题已经严重威胁到国民的身心健康。心理与体形二者之间是相互影响的关系,不良心理引起饮食失调,如暴饮暴食、厌食等,必然引起形体的改变;而形体的改变又会导致不良心理的产生。

三、心理对面容的影响

有人说"脸是灵魂的镜子",通过一个人的面容,我们可以大致判断出这个人的性格和心理健康状况,"相由心生"说的也是这个道理。面部肌肉的活动与情绪的表达密切相关。

经过心理学研究,性格对面容的影响是有科学依据的。性格开朗的人,面容温和常带笑容。喜欢开怀大笑的人其眼角的皱纹要比不经常微笑的人少。开怀大笑能使人的面部和眼部血液循环加速,两眼明亮有神,精神愉悦,使人的心理和生理趋向最佳状态。经常抑郁寡欢的人其眉间的和额头的皱纹比一般人多,大多面色暗淡,表情阴沉,颜面灰暗无光泽,且渐渐趋向一种忧郁的面容。因为情绪不好或紧张状态会使面部皮肤紧缩,面部易紧缩的地方就容易出皱纹,让人未老先衰。脾气暴躁的人血管扩张使头颈部充血,中枢神经对血管的调节机能失调,面部由充血变成淤血,有时面部还出现淤斑。头面部失去血液中营养的供应,出现缺氧,使颜面苍白成缺血状。面容在连续不断的"怒火刺激"下皮肤色泽变暗,由于面部缺少营养的供应,皮肤会失去弹性而加速松弛,出现皱纹,使细胞角化加快而衰老。更主要的是内分泌功能失调,使全身的生理状态及新陈代谢发生异常,疾病随之而来。中医理论讲"怒伤肝,喜伤心,思伤脾,忧伤肺,恐伤肾",可见,心理情绪过度的不稳定,就会使阴阳失调、气血不调,对人们的健康和面容产生一定的影响。

另外,研究发现,夫妻之间面容存在很有趣的现象:妻子的面容与丈夫的性格和家庭和睦紧密相关。性格随和、心胸宽广、不易发怒的丈夫,妻子的皮肤会光滑细腻,焕发青春光彩。内向、不懂幽默、少语寡言、心胸狭窄的丈夫,妻子大多是郁郁寡欢,皮肤粗糙,面色灰暗,还容易长暗疮。

任务二 与容貌、形体有关的常见心身疾病

心身疾病(psychosomatic disease),又称心理生理疾病,是指由心理、社会因素在疾病发生、发展过程中起重要作用的躯体器质性疾病和躯体功能性障碍性。长期以来,心身疾病对人类健康构成了严重威胁。人在现实生活中若遭遇某一应激性事件,随之出现一定的自主神经的内脏功能的变化,即心理活动引起的生理反应。如果应激性事件过于强烈或持续时间较长时,就会表现为持续的病理性改变,从而形成心身疾病。

相关链接

心身疾病的种类

根据美国心理生理障碍学会制定的心身疾病的分类如下:

1. 皮肤系统的心身疾病有神经性皮炎、瘙痒症、斑秃、银屑病、慢性荨麻疹、慢性湿疹等。

2. 骨骼肌肉系统的心身疾病有类风湿性关节炎、腰背疼、肌肉疼痛、痉挛性斜颈、书写痉挛。

3. 呼吸系统的心身疾病有支气管哮喘、过度换气综合症、神经性咳嗽。

4. 心血管系统的心身疾病有冠状动脉硬化性心脏病、阵发性心动过速、心律不齐、原发性高血压或低血压、偏头痛、雷诺病。

5. 消化系统的心身疾病有胃溃疡、十二指肠溃疡、神经性呕吐、神经性厌食、溃疡性结肠炎、幽门痉挛、过敏性结肠炎。

6. 泌尿生殖系统的心身疾病有月经紊乱、经前期紧张症、功能性子宫出血、性功能障碍、原发性痛经、功能性不孕症。

7. 内分泌系统的心身疾病有甲状腺功能亢进症、糖尿病、低血糖、阿狄森病。

8. 神经系统的心身疾病有痉挛性疾病、紧张性头痛、睡眠障碍、自主神经功能失调症。

9. 耳鼻喉科的心身疾病有梅尼埃综合征、喉部异物感。

10. 眼科的心身疾病有原发性青光眼、眼睑痉挛、弱视等。

11. 口腔科的心身疾病有特发性舌痛症、口腔溃疡、咀嚼肌痉挛等。

12. 其他与心理因素有关的疾病有癌症和肥胖症等。

以上各类疾病,均可在心理应激后发病,情绪影响下恶化,心理治疗有助于病情的康复。

心身疾病的发病机制比较复杂,不同的因素在不同的心身疾病所起的作用也各不相同。本任务主要介绍与容貌、形体有关的常见心身疾病。

一、进食障碍(eating disorder)

进食障碍是指具有与其他精神疾病无关的异常的进食习惯导致的严重生理障碍。进食障碍主要包括神经性厌食症和神经性贪食症。神经性厌食的主要特征是患者用节食等各种方法有意地造成体重过低,拒绝保持最低的标准体重;而神经性贪食的主要特征是反复出现的暴食以及暴食后不恰当的抵消行为,如诱吐、滥用利尿剂或泻药、节食或过度运动等。据有关数据统计,世界上约有 3% 的成年人患有严重的进食障碍症,主要是神经性厌食症和神经性贪食症。在年轻人中,患者比例约占 10%,而且绝大多数患者为年轻女性。

(一) 神经性厌食症(anorexia nervous)

1. 概念　神经性厌食症是一种由心理社会因素引起的,以厌食、严重的体重减轻为主要表现,且无器质性病变基础的病症。此病多见青春期女性,发病年龄在 10～30 岁之间,为胃肠神经症的一种类型,严重者可因身体状况恶化而死亡。国外报道,神经性厌食症的平均起病年龄是 17 岁,起病高峰年龄是 14～18 岁,超过 40 岁首次起病的女性极少见。12～18 岁女性的患病率为 0.5%～1%。近几十年来,神经性厌食症在世界范围内患病率有上升趋势。其发病原因主要是心理因素,人格的易感性有一定作用,社会文化、生物学因素与该病的发生也有关系。

2. 神经性厌食症的临床表现

(1) 厌食　最初患者表现食欲减退,以种种理由拒食。有些患者虽觉食欲好,但吃了几口就觉得胃部饱胀不适而中止进食。如强迫进食,常诱发恶心呕吐。除厌食外,患者还可有其他神经官能症的症状,如上腹饱胀不适,易疲劳,对性不感兴趣和失眠等。

(2) 体重减轻 逐渐厌食而体重减轻,丧失原体重的 1/4～1/2。呈不同程度的消瘦,严重者皮包骨。但体力仍充沛。女性闭经而阴毛不脱,是本症的特点,可用以与全垂体功能减退症相区别。

(3) 贪食、导泻行为 大约有一半的神经性厌食症患者会出现贪食和导泻行为,对于贪食和导泻的患者,会伴随较多的强迫行为,如偷窃、酒精滥用和药物滥用等。

(4) 生理功能紊乱 严重节食使正在青青发育期的少女摄食过少,骨骼发育不全,影响身高,甚至年纪轻轻就患上骨质疏松症。由于长期营养不良还会造成皮肤干燥、无光泽、耐寒性差、血压低、贫血、骨骼萎缩等。厌食症对女性影响更大,营养不够会造成卵巢发育不良,甚至有因无月经而终身不育的可能。

(5) 精神症状 患有神经性厌食症的患者,常伴有情绪上的改变,表现为情绪低落、抑郁、焦虑、退缩、易激惹,甚至出现自杀行为。

(6) 对体像歪曲的知觉 神经性厌食症患者对自己的体像过于关注,往往存在歪曲的体像知觉,对肥胖存在恐惧,极度追求瘦身,并否定自己存在体像认知障碍。

3. 神经性厌食症的诊断标准

(1) 体重比正常体重减轻 15% 以上,或者 Quetelet 体质量指数为 17.5 或更低,或在青春前期不能达到所期望的躯体增长标准,并有发育延迟或停止。

(2) 自己故意造成体重减轻,至少有下列一项:①回避"导致发胖的食物";②自我诱发呕吐;③自我引发排便;④过度运动;⑤服用厌食剂或利尿剂等。

(3) 常可有病理性怕胖:异乎寻常地害怕发胖,患者给自己制订一个过低的体重界限,这个界值远远低于健康人的体重。

(4) 常可有下丘脑-垂体-性腺轴的广泛内分泌紊乱。女性表现为闭经(停经至少已 3 个连续月经周期,如用激素替代治疗可出现持续阴道出血,最常见的是用避孕药),男性表现为性兴趣丧失或性功能低下。

(5) 症状至少 3 个月。

(6) 可有间歇发作的暴饮暴食。

(7) 排除躯体疾病所致的体重减轻。

(二)神经性贪食症(bulimia nervous)

1. 概念 神经性贪食症也是一类严重的进食障碍,主要有两大特点,一是周期性的强迫进食,一次可进大量食物,且无法控制自己的进食欲望;二是患者在进食后为了防止体重增加,常有催吐、导泻、过度运动等不良清除行为,这也是它与暴食症的不同之处。神经性贪食症多见于女性,发病率为 1%～3%,常见于青少年后期或成年早期,可持续数年。

2. 神经性贪食症的临床表现

(1) 神经性贪食症最主要的临床表现就是有暴饮暴食现象,在某段时间里进食量过大,患者常常是吃到难受为止。

(2) 患者对进食行为失去控制能力,发病初时,患者对进食行为控制能力变弱,发病后期自控能力完全破坏。

(3) 控制体重行为:控制体重的方法最常见是诱呕,用手或其他器械刺激咽喉部,也有服用催吐剂致吐。经过一段时间后不用催发,患者想到呕吐便会呕吐,即使仅进少量食物亦能呕出。有 1/3 左右患者使用导泻剂减轻体重,极少数患者甚至使用灌肠法。

(4) 心理表现:情绪烦躁,人际关系不良,节食后感到饥饿,或对体重、身体外形不满等,可伴有抑郁或焦虑症状,内容多数与体重或身体外形有关。

(5)其他表现:病情严重者,可出现身体代谢紊乱,表现为低血钾、低血钠,呕吐致使胃酸减少而出现代谢性碱中毒等。严重者因食道、胃肠道、心脏等器官受损而有致命危险。

3. 神经性贪食症的诊断标准

(1)存在一种持续的难以控制的进食和渴求食物的优势观念,并且患者屈从于短时间内摄入大量的食物的贪食发作。

(2)至少用下列一种方法抵消食物的发胖作用:①自我诱发呕吐;②滥用泻药;③间歇禁食;④使用厌食剂、甲状腺素类制剂或利尿剂。如果是糖尿病患者,可能会放弃胰岛素治疗。

(3)常有病理性怕胖。

(4)常有神经性厌食既往史,两者间隔数月至数年不等。

(5)发作性暴食至少每周2次,持续3个月。

(6)排除神经系统器质性病变所致的暴食以及癫痫、精神分裂症等精神障碍继发的暴食。

(三)进食障碍的病因

1. 生物因素　神经性厌食症和神经性贪食症具有家族的遗传性。生理学理论主要专注于探讨遗传因素和神经递质,即 5-羟色胺对进食障碍的影响。肯德勒(Kendler,1991)等人通过研究发现同卵双生子的暴食症患病率要明显高于异卵双生子,有进食障碍家族史的人发病风险是常人的 11 倍,这些数字都明显反映出遗传在该症中的显著作用。

2. 社会因素　社会文化背景对进食障碍的影响,主要包括家庭和社会两个层次因素的影响。家庭理论的研究者发现,进食障碍者的家庭通常存在缺陷,如家庭成员之间沟通方式、家庭凝聚力、父母对孩子的关心程度等都存在问题。这样的家庭通常对患者的情感需求持否定或敌对态度,因此进食障碍成为孩子表达对家庭的反对、谋求独立的手段。现代社会文化观念中,把苗条的身材作为女性自信、美丽、成功的象征。所以青春期发育的女性在追求心理上的强大和独立时很容易将目标锁定在减肥上。而媒体大力宣传减肥的功效,鼓吹极致身材人人皆可拥有,也让追求完美、幻想极致的女孩更容易陷进进食障碍的误区。

3. 心理因素　尽管社会因素对进食障碍有很重要的影响,但是人格类型对进食障碍的影响也不容忽视。具有进食障碍的人通常存在某种程度上的人格异常,他们具有低自尊、低自我评价、外控、高神经质水平、抑郁、焦虑、冲动、完美主义倾向、体内刺激知觉障碍等的人格特征。因此,关注进食障碍的人格类型对于治疗进食障碍是很重要的。

(四)进食障碍的治疗

1. 生物医学治疗　进食障碍常用的药物有抗抑郁药、抗惊厥药等,以前者为主。常用的安全的抗抑郁药为选择性 5-HT 再摄取抑制剂,抗惊厥药苯妥英钠和卡马西平有轻微的抗贪食作用。

2. 心理治疗

(1)认知行为治疗　通过认知和行为技术来改变进食障碍者的不良认知,从而矫正患者在进食中出现的不良行为。治疗的目标是帮助患者建立正常的进食模式,控制症状,预防复发。让患者明白规律进食的重要性,并采用行为技术减少不良进食行为,包括回避易发生暴食的各种情形,改变对问题的思维方式,教给患者预防复发的技术等,同时使用自我监测方式详细记录自己的饮食情况。

（2）人际关系心理治疗 并不直接关注进食障碍的症状,而专注和矫正"有问题的人际关系"。通过改变进食障碍患者人际关系的方式,达到控制和缓解症状的目的。

（3）家庭治疗 在进食障碍的治疗中,以支持、教育以及可能的家庭治疗为形式的家庭干预也是需要的。让患者的家人共同参与治疗,增强患者家庭成员间的心理沟通和心理支持。

（4）团体心理治疗 以精神分析为取向的团体心理治疗也是一种有效的辅助治疗方法。在治疗期间,进食障碍患者就大家所共同关心的问题进行讨论,观察和分析有关自己和他人被压抑的心理、人际关系与行为反应,从而使自己的行为得以改善。

（5）放松训练技术 进食障碍患者通过放松训练可以产生与焦虑反应相反的生理效应,放松训练的直接目的是使进食障碍患者肌肉放松,最终目的是使整个机体活动水平降低,达到心理上的松弛,从而使进食障碍患者保持内环境平衡与稳定。

二、肥胖症(obesity)

(一)概念

肥胖症是指当人体进食热量多于消耗热量时,多余热量以脂肪形式储存于体内,其量超过正常生理需要量,使体重超过一定值时一种营养障碍性疾病。据 WHO 统计,现全球肥胖症患者已经超过 3 亿人,11 亿人体重超标,因肥胖致病乃至死亡的人数已高于因饥饿死亡的人数。中国的肥胖症患者已超过七千万人,列在全球肥胖病发病率排行榜第 10 位。有关专家预测未来 10 年内,我国的肥胖人群可能超过两亿。

▋ 相关链接 ▋

身高体重指数

身高体重指数这个概念,是由 19 世纪中期的比利时通才凯特勒最先提出。它的定义如下:体质指数(BMI)=体重(kg)÷身高的平方(m²)。2000 年国际肥胖特别工作组提出亚洲成年人体重指数正常范围为 $18.5 \sim 22.9 \text{ kg/m}^2$;小于 18.5 kg/m^2 为体重过低;等于或超过 23 kg/m^2 为超重;$23.0 \sim 24.9 \text{ kg/m}^2$ 为肥胖症前期;$25.0 \sim 29.9 \text{ kg/m}^2$ 为 I 度肥胖症;等于或超过 30.0 kg/m^2 为 II 度肥胖症。

(二)肥胖症的分类

1. 单纯性肥胖 各肥胖症中最常见的一种,占肥胖症患者的 95% 左右。这类患者全身脂肪分布比较均匀,没有内分泌紊乱现象,也无代谢障碍性疾病,其家族往往有肥胖病史。

（1）体质性肥胖 双亲肥胖,是由于遗传和机体脂肪细胞数目增多而造成的,还与 25 岁以前的营养过度有关系。这类人的物质代谢过程比较慢、比较低,合成代谢超过分解代谢。

（2）过食性肥胖 也称为获得性肥胖,是由于人成年后有意识或无意识地过度饮食,使摄入的热量大大超过身体生长和活动的需要,多余的热量转化为脂肪,促进脂肪细胞肥大与细胞数目增加,脂肪大量堆积而导致肥胖。

2. 继发性肥胖 继发性肥胖是于疾病引起的肥胖。继发性肥胖是由内分泌混乱或代谢障碍引起的一类疾病,占肥胖症患者的 2%～5%,具有体内脂肪沉积过多的特征,以原发性疾病的临床症状为主要表现,肥胖只是这类患者的重要症状之一。这类患者同时出现其他各种各样的临床表现,多表现为甲状腺功能减退、性腺功能减退等。

3. 药物性肥胖　这类肥胖患者占肥胖症患者2%左右。有些药物在有效治疗某些疾病的同时,还有导致身体肥胖的副作用。如应用肾上腺皮质激素类药物(如地塞米松等)治疗过敏性疾病、风湿病、类风湿病、哮喘病等,同时可以使患者形成继发性肥胖;雌性激素以及含雌性激素的避孕药有时会使女性发胖。

（三）肥胖症的影响因素

1. 遗传因素　人类的单纯性肥胖的发病有一定的遗传背景。Mayer等报告,双亲中一方为肥胖,其子女肥胖率约为50%;双亲中双方均为肥胖,其子女肥胖率上升至80%。人类肥胖一般认为属多基因遗传,遗传在其发病中起着一个易发的作用。

2. 情绪因素　情绪波动时有74%的肥胖症患者食量增加,而非肥胖症患者在心理障碍时吃得很少。研究发现,第一,限制性饮食者在正性和负性情绪唤醒条件下都会增加进食;第二,限制性饮食者在情绪唤醒状态下进食增加主要是由于高去抑制性限制性饮食者造成的,低去抑制性限制性饮食者与非限制性饮食者进食量没有显著差异。

3. 社会因素　肥胖的形成与生活行为习惯、饮食方式、饮食偏好有一定的关系。随着经济水平的不断提高,家庭成员逐渐减少、家庭的购买力提高,可选择的食物品种更为丰富,在外就餐和购买现成的加工食品及快餐食品的情况日益增多,许多快餐和加工食品的脂肪含量过高,而营养构成却比较单调,经常食用会造成营养素不均衡,可能会导致肥胖。经常在外就餐者,进食速度快、进食量多、餐后运动少,会使多余的能量在体内转化为脂肪而储存起来,这些都会导致肥胖。

4. 药物性因素　临床上有些药物在治疗某些疾病的同时,也会导致肥胖的发生。另外,肥胖以女性为多,特别是产妇、妇女绝经期或口服女性避孕药者容易发生,提示雌激素与脂肪合成代谢有关。肾上腺皮质功能亢进时,皮质醇分泌增多,促进糖原异生,血糖增高,刺激胰岛素分泌增多,于是脂肪合成增多。

5. 其他因素　大多数肥胖症患者很少参加适当的体育锻炼,随着体形的不断变化,运动变得更加不便。肥胖症患者因为运动较少,久而久之脂肪不断堆积,形成恶性循环,导致体重不断增加。近年来高胰岛素血症在肥胖发病中的作用引人注目。肥胖常与高胰岛素血症并存,但一般认为系高胰岛素血症引起肥胖。高胰岛素血症性肥胖者的胰岛素释放量约为正常人的3倍。

（四）肥胖对心身健康的影响

（1）肥胖不仅影响人们的形体美观,而且影响人们的身体健康,导致多种心身疾病。高血压、糖尿病、冠心病、心血管疾病都与其有一定关系。肥胖人群还会出现内分泌紊乱,泌乳激素和生长激素比正常值低。

（2）肥胖还会影响人们的情绪,给人们的心理带来很大的压力,久而久之会产生许多心理问题。大多数肥胖者活动不灵活,行动笨拙,在运动过程中容易疲劳,使人容易把肥胖和笨、懒联系在一起,因此容易受到他人的排斥和嘲笑。因为害怕他人的嘲笑,为了保护自尊心,肥胖症患者就极少在人群中参加各项运动活动,逐渐变得性情孤僻、抑郁、焦虑和自卑,逐渐形成退缩、依赖的心理和行为上的障碍。这种不良影响,常潜在地影响人们正常的身心发育,生活、学习和工作,尤其对于女性影响更大。

（五）肥胖症的心理治疗

1. 认知行为疗法　认知过程决定着行为的产生和情绪的变化。不适应行为和不良情绪应从认知中找原因。肥胖可能给患者的社会交往带来一定的影响,患者往往容易产生自卑,心理上的压力比较大,容易产生消极情绪。肥胖症患者的心理治疗应通过各种方式,使患者了解心理社会因素,尤其是情绪因素与肥胖症之间的密切关系,认识到心理压力往往是加剧进食量增多的重要原因。因此应加强心理疏导,纠正肥胖症患者不正确的认识,改善肥胖症患者的情绪状态,使之保持积极愉快的情绪。

2. 阳性强化法　要使肥胖症患者对自身体像有正确的认识,建立肥胖症患者的自信心,鼓励肥胖症患者对自身体重进行自我控制。通过行为治疗技术,给予患者阳性强化。原理是:个体的行为是后天习得的,且某种习得行为如果能够得以持续,一定是被此行为的结果所强化。所以如果想建立或保持某种行为,必须对其施加奖励,如果要消除某种行为,就得设法给予惩罚,这种被称为"赏罚法"的行为矫正方法,完全适用于出现行为障碍的求助者。肥胖症患者可以制定减轻体重的目标,及时进行监控,奖励正常行为,漠视或惩罚异常行为,这种方法就叫做阳性强化法。

3. 厌恶疗法　原理:厌恶疗法的原理是经典条件反射。利用回避学习的原理,把令人厌恶的刺激(如电击、药物催吐、语言责备、想象等)与求治者的不良行为相结合,形成一种新的条件反射,以对抗原有的不良行为,进而消除这种不良行为。许多肥胖儿童有过度饮食的不良行为,对于这类肥胖儿童可以通过想象、语言责备等方式,控制儿童进食量,以达到控制体重的目的。肥胖儿童尽可能不用电击和药物催吐方法限制过度饮食。

三、损容性皮肤心身疾病

损容性皮肤心身疾病是一种常见的损害形体美、明显影响人的外貌的心身皮肤病,统称为损容性皮肤心身疾病。心理因素在疾病的发生、发展和治疗中起着重要作用,现代医学已经证实斑秃、银屑病、痤疮、黄褐斑等都与人的心理因素密切相关。

（一）斑秃（alopecia aerate）

1. 概念　斑秃是一种骤然发生的局限性斑片状的脱发性毛发病。

2. 发病的心理因素　本病的病因目前尚不明确。大多数的专家认为,该病可能是神经精神因素引起毛发生长的暂时性抑制,同时免疫功能失调、内分泌障碍、遗传因素、感染、中毒或其他脏器疾患也可能与之有关。由于该病多在精神上受到冲击或严重焦虑后发病,故被认为是最典型的损容性皮肤心身疾病。

3. 心理干预　在斑秃患者进行就医时,应与患者一起分析发病的诱因,给予适当的心理疏导和积极的心理暗示,积极关注患者的情绪状态,关心和鼓励患者解除焦虑不安的情绪。在治疗的过程中,如果不能矫正患者的心理障碍,去除心理精神压力,将很难治愈,即使暂时治愈,也可能再次复发。

（二）银屑病（psoriasis）

1. 概念　银屑病是一种常见的病因不明的红斑、丘疹、鳞屑性的慢性皮肤病。目前认为与免疫功能异常、遗传、环境等因素有关。

2. 发病的心理因素　银屑病的病因尚未确定,学说较多。近年来研究表明,银屑病的发生、发展与患者的个性和心理因素有密切的关系。心理应激可引起或加重银屑病的症状。当与其他皮肤病患者相比较时,银屑病患者更易受到心理应激因素的影响。精神紧张引起的情绪反应经大脑边缘系统处理后,引起下丘脑分泌激素调节内分泌的变化。

3. 心理干预　目前本病尚无法根治,国外在治疗中已用的方法有暗示和放松疗法等心理疗法治疗银屑病。让患者了解疾病与心理因素的关系,解除紧张及焦虑的心理,鼓励患者树立战胜疾病的信心。指导患者掌握放松疗法的基本技巧,通过放松训练提高患者抵抗应对生活中不良事件的能力。

（三）痤疮（acne）

1. 概念　痤疮是由于毛囊及皮脂腺阻塞引发的一种慢性炎症性皮肤病,是美容皮肤科最常见病种之一。常见于17~18岁的青年,亦有10~13岁少年发病,有时发病较晚,至青春期后或成人发病。男性多于女性。好发于面部、胸部和背部,可形成粉刺、丘疹、结节和囊肿。

2. 发病的心理因素　发病机制尚不完全清楚。一般认为痤疮是由雄激素分泌过多引起的皮脂溢出和毛囊口内的痤疮棒状杆菌等作用引起的炎症所致。研究表明痤疮有一定的遗传倾向。另外,患者的负面生活事件和精神刺激常常是其发病的诱因,情绪不稳定或精神紧张也会加重痤疮。在临床可以观察到青少年时期的学生因考试压力大使病情加重,病情严重程度与精神的紧张程度成正比。

3. 心理干预　痤疮多发于面部,影响美观,使患者十分苦恼,常常主动对自身病情进行评估,这种评估更多是在追求美的基础上产生的,所以大多数患者并不需要治疗,青春期过后可自然痊愈或症状有所减轻。在心理干预中,主要让患者改变认知,树立战胜疾病的自信心,调节自己的情绪状态,避免出现焦虑、抑郁、自卑等负性情绪。良好的情绪状态有利于病情的好转和痊愈。

（四）黄褐斑（chloasma）

1. 概念　黄褐斑是一种获得性色素沉着皮肤病,表现为色素对称性沉着,呈蝶翅状,轻者为淡黄色或浅褐色,点片状散布于面颊两侧,以眼部下外侧多见;重者呈深褐色或浅黑色,主要分布于面部。

2. 发病的心理因素　黄褐斑不但影响容貌,而且给患者带来了生活及精神方面诸多烦恼和痛苦。但黄褐斑发病机理复杂,真正发病原因尚不十分清楚。研究认为内分泌失调、遗传因素、紫外线照射是发病的主要原因。男性患者约占10%,有研究认为男性发病与遗传有关。在临床上可以观察到,大部分患者性情急躁,容易发怒,导致肝郁气滞及内分泌失调,使皮肤出现淡褐色或淡黑色斑。

3. 心理干预　有资料表明,对黄褐斑治疗失去信心是黄褐斑久治不愈的重要原因之一。心理干预主要是让患者了解心理因素和负性情绪对疾病的影响,保持乐观积极的情绪、心胸开阔、遇事不急躁,建立良好的人际关系、保持良好的心态,树立战胜疾病的信心和勇气。

▌**相关链接**▐

皮肤科心身疾病的诊断

皮肤科心身疾病的诊断应根据皮肤疾病的具体诊断标准进行分析,诊断有明显的皮肤损害或相应的症状与体征,并进行心理社会因素的分析,观察是否存在以下一些因素:

1. 在发病前存在明显的心理社会因素的诱因,如由于心理应激导致高度的紧张、焦虑和抑郁的情绪反应,直接引起斑秃、神经性皮炎、精神性紫癜、非生理性白发等。

2. 由于其他的原因引起的皮肤疾病,因自我处理不当而加剧的,如足癣患者采用不恰当的热水烫洗、手抓、摩擦等使症状加重,造成心理上的焦虑、烦躁不安,进一步加剧了病情。

3. 心身因素促进或持续存在的皮肤疾病,如在情绪的应激状态下可导致多汗症的产生,并因过度排汗、瘙痒而引起搔抓活动,造成一些继发性的皮肤病。

4. 发病过程中有明显的情绪影响因素,情绪的波动与疾病的变化有明显的相关性,如过敏性湿疹、神经性皮炎、脂溢性皮炎等。

5. 一些遗传因素的疾病,在情绪的应激下而发病。

模块小结

1. 心身疾病也称心理障碍,是指心理社会因素在疾病发生、发展过程中起重要作用的躯体器质性疾病和功能性障碍。

2. 形体美是指具有强壮的体魄、健美的体形、良好的姿态、高雅的气质和风度的一种综合性表现。

3. 神经性厌食症是一种由心理社会因素引起的,以厌食、严重的体重减轻为主要表现,而无器质性病变基础的病症。

4. 肥胖症是指当人体进食热量多于消耗热量时,多余热量以脂肪形式储存于体内,使体重大大超过标准值的一种营养障碍性疾病。

5. 损容性皮肤心身疾病是一类心理因素在疾病的发生、发展和治疗中起重要作用,以损害形体美,明显影响人的外貌的心身皮肤病,统称为损容性皮肤心身疾病。现代医学已经证实许多皮肤病如脱发、银屑病、痤疮、黄褐斑、斑秃、拔毛症等都与人的心理因素密切相关。

自测训练题

一、名词解释

1. 心身疾病　2. 形休美　3. 神经性厌食　4. 肥胖症

二、简答题

1. 心理因素对皮肤毛发的影响有哪些?

2. 简述进食障碍的病因。

3. 神经性厌食症的诊断标准。

案例分析

案　例　一

甲是一名银屑病男性患者,在预出院的前一天下午,因在食堂排队打饭和别人吵架,面红耳赤地回来了,第二天早上发现身上有许多点滴形的红斑鳞屑性皮损。该患者的银屑病在一夜之间又复发了。

案　例　二

乙是一名中年白癜风女性患者,一进入诊室就哭喊着说:"医生,我的病完全是我儿子害的,因为他骗我说寒假作业做完了,于是整个寒假我就带他到处玩。到开学前一天,我才发现他的作业完全没做,我整整气了一晚上,第二天早上起来就发现额头上出现了一片白的,慢慢地就变成了这样。"

从上面两个例子中,我们都可以看到心理急性刺激可诱发或加重皮肤病。

病例远不止这些,大至银屑病、白癜风,小至皮炎、湿疹,几乎每一种皮肤病的发生、发展及转归都或大或小与精神心理应激相关。所以在临床上我们给予痤疮、神经性皮炎、白癜风等皮肤病患者的注意事项中往往有这么一句:保持心情舒畅,积极乐观。

请同学们讨论精神心理压力与皮肤病有哪些密切的关系? 皮肤病患者生活中又该注意哪些问题呢?

(资料来源:http://blog.sina.com.cn/s/blog_52f4efa50102vyk5.html)

实训练习

一、实训目的

通过问卷调查,使学生深入了解大学生的饮食习惯,分析大学生的饮食状况。

二、实训要求

1. 整个问卷调查过程,由学生根据固定的实训团队共同完成。

2. 根据调查对象提供已经设计好的调查问卷,学生可以通过电话、互联网平台、现场等方式进行一对一访谈,与被调查者进行有效沟通,填写问卷中的问题。

3. 为了使调查数据具有代表性,每个团队的调查对象中应涉及各个年级的大学生,并注意男女比例的均衡。

4. 完成调查问卷后,每个团队回收问卷,并汇总问卷信息,并书写实训报告。

5. 每小组汇总信息,筛查调查对象中是否存在进食障碍者。

三、问卷样本

亲爱的同学:

您好! 为了解大学生的饮食习惯,特对大学生做出以下调查,请您结合自己的实际情况进行判断并回答下列问题万分感谢您的配合。

1. 你的性别是?(　　)(单选题)

A. 男　　　　　　　　　　　　　　B. 女

2. 你是(　　)年级的学生?(单选题)

A. 大学一年级　B. 大学二年级　C. 大学三年级　D. 大学四年级

3. 你的居住地在_____(填空),你所学的专业为_____(填空)。

4. 你平时会关注有关饮食健康方面的文章和信息吗?(　　)(单选题)

A. 会去关注

B. 一般不会,除非自己的身体健康出现问题

C. 没什么兴趣

5. 你的早餐食用情况如何?(　　)(单选题)

A. 每天定时都吃　　　　　　　　　　　B. 偶尔会忘记

C. 时常忘记　　　　　　　　　　　　　D. 没有吃早饭的习惯

6. 你早餐通常吃什么?(　　　)(多选题)

A. 面包或馒头　　B. 牛奶或豆浆　　C. 粥、粉、面　　D. 油炸类　　　E. 其他_____

7. 你平时喝些什么饮料?(　　　)(多选题)

A. 碳酸饮料　　　　　　　　B. 果汁类饮料　　　　　　　　C. 茶类饮料

D. 功能型饮料　　　　　　　E. 奶茶　　　　　　　　　　　F. 其他_____

8. 夜宵吃些什么?(　　　)(多选题)

A. 烧烤　　　　　　　　　　B. 面食(煮或炒)　　　　　　　C. 方便面

D. 蔬果　　　　　　　　　　E. 饼干　　　　　　　　　　　F. 油炸食品

G. 面包+乳品　　　　　　　H. 不挑,能填饱肚子就行　　　　I. 其他_____

J. 从来不吃,饿死也要忍着

9. 平常有吃方便食品(如泡面、饼干、罐装八宝粥等)来替代正餐的情况吗?(　　　)(单选题)

A. 经常　　　　　　　　　　B. 偶尔　　　　　　　　　　　C. 从不

10. 零食的食用频率是怎么样的?(　　　)(单选题)

A. 每天都吃甚至代替主食　　　　　　　B. 每天都吃但不多吃

C. 时常吃而且会吃很多　　　　　　　　D. 偶尔会吃但不多吃

E. 从来不吃

11. 你通常吃的零食有?(　　　)(多选题)

A. 糖果类　　　B. 膨化食品类　　C. 雪糕冷饮类　　E. 蛋糕类　　　F. 其他_____

12. 经常在街边小吃烧烤,麻辣烫或者油炸食品吗?(　　　)(单选题)

A. 经常去吃　　　　　　　　B. 偶尔路过的时候会去吃　　　　C. 从来不去吃

13. 你是否注意荤素合理搭配?(　　　)(单选题)

A. 荤菜多蔬菜少　　　　　　B. 蔬菜多荤菜少　　　　　　　　C. 荤素各一半

D. 全荤菜　　　　　　　　　E. 全素菜

14. 选择食物时你主要考虑哪个因素?(　　　)(单选题)

A. 口感和色泽　　B. 营养价值　　C. 价格　　　D. 无所谓,只要能填饱肚子

15. 就餐时你通常喝些什么?(　　　)(单选题)

A. 汤　　　　B. 饮料　　　　C. 茶水　　　　D. 不喝

16. 你是否有挑食偏食现象?(　　　)(单选题)

A. 有　　　　　　　　　　　B. 有,但不是很严重　　　　　　C. 没有

17. 可能有什么原因引起你挑食和偏食?(　　　)(单选题)

A. 食物的外观　　　　　　　　　　　　B. 食物的口感

C. 其他因素(如过敏、受家庭影响等)　　D. 其他_____

18. 对于吃保健品(如鱼肝油、钙片等)的看法是(　　　)。(单选题)

A. 比从食物摄取更重要　　　　　　　　B. 和从食物中摄取一样重要

C. 吃不吃无所谓　　　　　　　　　　　D. 从来不吃

19. 在校期间你通常会选择去哪就餐?(　　　)(多选题)

A. 学校食堂　　　　　　　　　　　　　B. 学校周边的小餐馆

C. 学校附近的快餐店　　　　　　　　　　D. 在寝室内(随便吃些)

F. 其他_____

20. 在校期间,若你选择外出就餐,一周的就餐频率是_____次(填空),选择的地点是_____(填空)。

21. 买外卖时你是否意识到一次性饭盒对人体有危害?(　　)(单选题)

A. 是,并不会使用一次性餐盒

B. 时常觉得不放心,但是又懒得自己准备盛放器具

C. 不觉得有什么不妥,一直在用

D. 我买外卖的地方用可降解无毒无害饭盒,不担心这类问题

22. 你觉得(　　)是良好的饮食习惯。(多选题)

A. 三餐定时　　　　　　　　　　　　　　B. 饭前喝汤

C. 细嚼慢咽　　　　　　　　　　　　　　D. 饭后吃水果

E. 吃些热烫的食物有助健康　　　　　　　F. 爱吃的就多吃些

23. 你会为了减肥而如何饮食?(　　)(多选题)

A. 只减少食量不运动　　　　　　　　　　B. 不吃饭只吃水果

C. 只吃菜不吃饭　　　　　　　　　　　　D. 减少食量适量运动

E. 正常饮食适量运动　　　　　　　　　　F. 我不减肥

24. 你是否有胃部不适,如反酸、嗳气、胃肠道节律性阵痛等?(　　)(单选题)

A. 有　　　　　　　　　　　　　　　　　B. 没有

25. 当你出现胃肠道不适时,(　　)。(单选题)

A. 小问题而已,等真的很难受了再说

B. 自己平时准备有胃药,出现不适就吃

C. 让医生看看,对症下药,再自行调养

26. 您对自己的饮食习惯的态度是(　　)。(单选题)

A. 很注意,且时常关注相关书籍及媒体的相关介绍

B. 偶尔会关注一下

C. 当因饮食不当身体出现不良反应时才意识到

D. 觉得无关痛痒,从来不关注

27. 如果你的体重增加了,你会吃得比平常少吗?(　　)(单选题)

A. 从不　　　B. 很少　　　C. 有时　　　D. 经常　　　E. 总是

28. 在进餐时,你会尝试吃得比你想吃的更少吗?(　　)(单选题)

A. 从不　　　B. 很少　　　C. 有时　　　D. 经常　　　E. 总是

29. 因为要减肥,你有多频繁地拒绝提供的食物或者饮料?(　　)(单选题)

A. 从不　　　B. 很少　　　C. 有时　　　D. 经常　　　E. 总是

30. 当你被激怒时,你渴望吃东西吗?(　　)(单选题)

A. 从不　　　B. 很少　　　C. 有时　　　D. 经常　　　E. 总是

31. 当你无所事事时,你渴望吃东西吗?(　　)(单选题)

A. 从不　　　B. 很少　　　C. 有时　　　D. 经常　　　E. 总是

32. 当你抑郁或者气馁时,你渴望吃东西吗?(　　)(单选题)

A. 从不　　　B. 很少　　　C. 有时　　　D. 经常　　　E. 总是

33. 如果你看到或者闻到一些美味的东西,你渴望吃它吗?(　　)(单选题)

A. 从不　　　　B. 很少　　　　C. 有时　　　　D. 经常　　　　E. 总是

34. 如果你有美味的东西,你想马上就吃掉它吗?(　　)(单选题)

A. 从不　　　　B. 很少　　　　C. 有时　　　　D. 经常　　　　E. 总是

35. 如果你路过面包坊,你渴望买一些美味的东西吗?(　　)(单选题)

A. 从不　　　　B. 很少　　　　C. 有时　　　　D. 经常　　　　E. 总是

模块七　正确地对求美者进行心理评估与心理咨询

内 容 提 要

在医学美容中,求美者的躯体认知、性格和心理状况对医学美容的需求有重要影响。因此,对求美者进行常规的心理评估和必要的心理咨询,是医学美容实践中考虑的首要问题。模块七主要介绍医学美容实践中对求美者进行心理评估与心理咨询的相关知识内容。通过这部分知识的介绍,使大家对美容心理评估的方法,常用的美容心理测验,美容心理咨询的形式、程序及技术都能有所理解、掌握及运用。

学 习 目 标

知识目标:

1. 了解美容心理评估和心理咨询的意义与作用。

2. 掌握美容心理评估的概念及基本方法;美容心理咨询的概念、形式和技术。

3. 熟悉常用的美容心理测验;美容心理咨询的过程。

能力目标:

在医学美容实践中能熟练操作常用的美容心理评定工具,会使用美容心理咨询常用的技术。

素质目标:

养成良好的美容临床心理评估的职业素养,初步具备美容心理咨询工作者应有的素质和条件,维护自身和患者的心理健康。

导入案例

吴某,女,20岁,某高校大二学生,独生女,家境比较富裕,无重大疾病史和家族精神疾病史。吴某自幼聪明好学,常被周围人夸长相漂亮。从幼儿园起学习舞蹈,是学校的文艺骨干,学校的大型文艺表演活动几乎每一次都参加。上大学后,想参加学院舞蹈队却被淘汰。后来同学告诉她可能是因为她的身材不理想,长得太胖。从此,吴某就特别在意自己的体貌形象,性格变得内向,经常会因为好友一句无意的话伤心自责,不敢参加任何活动。吴某也尝试了很多方法减重,但是感觉没有任何效果,依然觉得自己很胖。听说女大学生不好找工作,应聘工作时,姣好的身材、相貌比能力更重要。所以吴某更加为自己的状况忧虑,犹豫自己要不要去美容中心进行减肥塑形。

近来一个多月,吴某每天都要反复照镜子,也不愿意出现在公众面前,特别不愿意上体育课,不愿意在同学面前特别是异性同学面前跑步、做操,感觉大家都关注自己的体貌缺陷。不愿意与那些漂亮的或者身材苗条的同学在一起,不愿意听别人议论身材长相之类的话题,而当别人议论时又怀疑是在议论自己。上课也无法集中注意力,学习成绩下降,感到烦恼、忧愁、焦虑、孤独。吴某对此深感痛苦,于是主动来到医院美容心理咨询门诊进行咨询。

你怎么看待吴某因不满意自我体貌形象而出现的心理困扰?针对吴某的症状,美容心理咨询师应该采取哪些方法进行心理评估和心理疏导?如果你对上述问题感兴趣,请认真学习本章节的知识,它将有助于你解决上述问题。

任务一　美容心理评估

一、美容心理评估概述

(一)心理评估与心理诊断

心理评估(psychological assessment)与心理诊断(psychological diagnosis)这两个概念的内涵并非完全相同。心理评估是运用心理学的理论技术,评定个体心理行为的功能水平,评定个体的心理特征(认知、情绪、个性、行为和社会环境、生活方式等)对健康和疾病的影响,偏重心理问题的个性化判断。心理诊断是运用统一的判断标准,确定个体心理行为正常或异常的性质和程度,得出有无和属于何种心理障碍结论的过程,偏重于心理问题的共性化判断。

心理评估和心理诊断是心理咨询、心理治疗的重要前提和依据,并用于不断评价咨询、治疗效果,以改进咨询、治疗的目标和进程。在美容医学中,更侧重于对求美者个体心理特点和心理问题进行判定,多采用心理评估方式。

(二)美容心理评估

1. 概念　美容心理评估是指在医学美容过程中,美容医务人员运用心理学的理论和方法,对求美者的心理特点和心理健康水平进行评估。美容心理评估实际上是医学美容评估的重要组成部分。尤其对于需要整形美容的患者而言,美容整形手术不仅要维护患者的生理健康,还要在较高层次上达到社会的审美和患者的心理满足。因此,心理评估对鉴定和筛选患者,严格掌握手术适应证,以及对治疗方式的选择均具有重要意义。

2. 评估的意义

(1)鉴定和筛选患者　对于有心理障碍和体像障碍的患者,应针对具体情况与医学心理学(精神科)医生协作,对患者进行心理评估后,选出适合实施美容手术的患者。临床中多采用 90 项症状自评量表(SCL-90)、明尼苏达多项人格测验(MMPI)等多种心理评估工具进行评估。根据对求美者心理和精神状态的评估,将智力缺陷、精神分裂症和严重心理障碍的患者排除在外,心理健康但对手术的期望值太高或求美动机存在偏差的患者也不宜实施美容手术。容貌缺陷的患者常伴有某些心理问题,轻者通过美容整形手术对其容貌缺陷的改变,其心理问题会自动消失。若患者存在严重的心理问题,单纯通过美容整形手术不但不能解决根本问题,反而会带来后遗症。因为即使再成功的手术可能也达不到患者的要求,还可能导致医疗纠纷。这类经验教训并不少见。因此,在对求美者实施美容手术前,非常有必要对其心理健康状况进行有效的心理评估和筛查,以排除不适合做手术的求美者。目前,在日本的美容外科行业中,对求美者事先进行美容心理评估已经成为常规工作内容。

(2)对患者实施针对性的心理护理 希波克拉底说过"了解患者是什么样的人,比了解患者患有什么病更为重要"。这就是说要了解患者的心理活动和人格特征。单靠手术治疗而忽视患者心理因素是做不好美容医疗护理工作的,一个只会用手术刀而不懂患者心理的医生也不是一个称职的美容医生。所以要从根本上满足患者的美容愿望,心理疏导比手术刀更为有效。因为大多患者心理上均处于较高的审美状态,常常因为容貌的缺陷而忧虑不安、悲观失望,在求职、求学、恋爱中遇到挫折,表现出情绪障碍,如易怒、悲观、懊恼、急躁,甚至出现焦虑、抑郁等负性情绪。在做好手术期常规护理的同时,应高度重视患者的心理状态、动机、需要、人格特征等心理要素,遵循医患共商的原则,针对性做好个体化的心理护理。因此,通过心理评估搜集上述资料,以便对患者的心理状态做到准确了解,制定相应的治疗和心理护理方案,促进患者心理和生理的同期康复。

(3)把握美容手术的心理学禁忌对象 美容手术的心理学禁忌对象有以下几种:心理过程不正常者,如因各种心理精神疾病导致的感觉、知觉、记忆、情绪、意志等障碍的患者;人格障碍患者,如偏执型人格障碍、冲动型人格障碍、强迫型人格障碍等;求美动机不纯者,如企图通过面部整形改变犯罪记录者;重度精神病患者,心理异常或虽经治疗,其心理社会功能仍有严重损伤者,等等。因此,美容医生在实施手术前应做好美容心理评估工作,避免以上美容手术的心理学禁忌对象,将可以有效减少很多不必要的麻烦或纠纷。

二、美容心理评估的方法

美容心理评估的方法主要有观察法(observation method)、会谈法(interview method)和心理测验法(psychological test method)。

(一)观察法

由于人的心理活动是通过其表情、动作、语言等外显行为来显现的。因此,所谓观察法,就是在自然或接近自然的条件下,有目的、有计划地对患者有代表性的行为或活动进行系统的直接或间接观察,从而描述临床现象、评估患者心理状况和活动规律,为美容心理评估提供客观依据的方法。

观察法具有直接、简便、易操作、客观、真实等优点,但是观察结果的有效程度受观察者自身能力(如临床经验、敏感程度、观察态度、洞察能力和分析综合能力等)的制约,且观察指标不易定量,造成不同观察者得到的结果可能差异较大。因此,在应用观察法的过程中,观察者要有一定的专业基础知识和经验,能从文化背景和社会风俗中来观察行为和理解其意义。

观察法可以分为自然观察和控制观察,直接观察和间接观察。

1. 自然观察和控制观察 前者指在不加任何干涉的自然情景中对研究对象的行为直接观察记录。后者指在预先设置的条件下进行观察。

2. 直接观察和间接观察 前者指直接通过观察者的感官进行观察;后者指观察者借助一定的仪器设备(如单向观察屏、摄像机、录音机、照相机等)进行观察。

(二)会谈法

会谈法又称"交谈法""会晤法"等,是指访谈者围绕某一问题,通过会谈、访问、座谈等方式对患者的心理特征和行为进行调查,获得被调查者资料并加以分析研究的方法。会谈法是临床美容心理评估的最基本技术。访谈法的效果取决于问题的性质和访谈者的访谈技巧。会谈的基本形式分为结构式访谈、非结构式访谈和半结构式访谈。结构式会谈是根据访谈目的预先编制好访谈提纲或者问题表,访谈时据此依次进行访谈。使用该方法进行访谈时重点突出,方法固定,省时高效;但是过于程序化,缺乏灵活性,易将相关信息遗漏。非结构式会谈是开放式谈话。访谈氛围轻松,被访谈者较少受到约束,能自由发散地表达,易于了解到一些额外的重要信息;但是交流话题比较松散、费时,效率较低。半结构式会谈是介于结构式和非结构式访谈之间,具有两种方法的优点,又能较好地克服不足,是临床应用较多的一种访谈方法。

会谈是一种互动的过程。在会谈中评估者起着主导和决定的作用。因此,评估者掌握和正确使用会谈技巧是十分重要的。在访谈过程中首先需要营造一个放松、安全的谈话氛围,让访谈对象能对评估者产生信任感、安全感,从而自然地接受提问,真实地回答问题。其次,耐心、专注、真诚地倾听访谈对象的表述是取得访谈成功的关键。它不仅有利于建立良好的医患关系,而且容易从访谈对象的表述中掌握问题的关键点。一名优秀的倾听者不但要在访谈中注意患者说了些"什么",而且还能通过访谈对象的表情(面部表情、姿态表情和言语表情)来观察他是"如何"说的,从中觉察未表露出的深层问题。此外,倾听时给予适当的鼓励性回应,让访谈对象感到自己被关注和关怀,从而更开放地表露。评估者在访谈提问时,要使用被访谈对象易于理解的语言,避免使用含糊、模棱两可的词语和专业术语;询问时应表述清晰准确、简洁易懂;所提问题要避免对患者造成暗示而影响回答的客观性。如"你对手术是否感到很紧张?"就具有一定暗示性,访谈对象的回答容易被你的问题所引导,可改为"手术前你的心情是怎样的?"会谈时评估者要做好记录。但无论是现场记录还是回访记录,评估者都要注意尽量使用患者自己表述的语言,不要任意诠释、强调和加重访谈对象的叙述内容;不要将评估者个人主观的理解和看法添加到记录内容中,以免影响所收集资料的客观性。

（三）心理测验法

1. 心理测验的概念 心理测验是定量的心理评估的方法,是心理评估中使用较多、技术性较强的评估方法,是依据一定的心理学原理和技术,对个体有代表性的行为进行客观分析和描述的一种科学测量手段。心理测验法在心理评估中占有十分重要的地位,具有其他方法不可取代的作用。因为测验法可对心理现象的某些特定方面进行系统评定,并且测验一般采用标准化、数量化的原则,所得到的结果可以参照常模进行比较,避免了一些主观因素的影响,使结果更为客观。

2. 心理测验的分类 无论是进行美容心理评估、美容疗效判断,还是进行心理咨询和治疗,都必须以心理测验为基础。美容临床中常用的心理测验包括能力测验、人格测验、情绪测验和自我体像心理测验。

（1）能力测验 包括一般能力测验、特殊能力测验、成就或职业测验三类。常用的智力测验有斯坦福-比奈智力量表、韦克斯勒智力量表,心理发展量表有贝利婴幼儿发展量表、适应行为量表及特殊能力测验等。

（2）人格测验 测量个性中除能力以外的个性心理特征,如测量人的性格、气质、需要、动机、兴趣、态度、信念和价值观等个性特征。人格测验主要用于评估个体人格特征和病理人格特征的精神分析,分为两类,一类是自陈量表型,如明尼苏达多相人格问卷（MMPI）、卡特尔16项人格因素问卷（16PF）、艾森克人格问卷（EPQ）等;另一类是投射测验型,如罗夏墨迹测验、主题统觉测验（TAT）等。

（3）情绪测验　主要用于评定个体的情绪状态水平。常用的有症状自评量表（SCL-90）、焦虑自评量表（SAS）和抑郁自评量表（SDS）等。

（4）自我体像心理测验　目前国内外相关量表较少，主要使用的是田纳西自我概念量表（TSCS）和身体态度测试（bodily attitude scale）等两个量表。

3. 标准化心理测验的基本特征　标准化是心理测验最基本的要求。标准化体现在以下两个方面：一是对测验的编制、实施的过程、计分方法和对测验分数的解释，都有明确一致的要求，如统一的指导语、测验内容、评分标准和常模材料；二是在实施过程中，不论谁使用测验量表，都要严格按照程序进行。标准化心理测验主要技术指标如下。

（1）信度（reliability）　是指测量的一致性或可靠性程度。即若用同一测量工具反复测量某人的同一种心理特质，则其多次测量的结果间的一致性程度。它反映测量结果的稳定性程度。

（2）效度（validity）　是指测量的正确性，即一个测验或量表实际能够测出其所要测的心理特质的程度。效度越高表示该测验测量的结果所能代表要测量行为的真实度越高，越能够达到所要测量的目的。但是值得注意的是效度的高低是一个相对的概念，它是相对于一定的测量目的而言的，并且心理测量不可能做到十分准确，因为心理特征是不能直接测量的，只能通过个体的行为表现来进行推测。

（3）常模（norm）　是根据标准化样本的测验分数经过统计处理而建立起来的具有参照点和单位的测验量表，是用来比较的标准，是解释测验结果的依据。如期末某科成绩的常模就是全体同学该科成绩的平均数，其中某位同学的考试分数与这一标准比较，才能确定其该科分数的实际意义。常模来自于标准化的取样，只有在代表性好的样本上才能制定有效的常模。

4. 心理测验应遵循的原则　为了确保心理测验结果的准确性，在实施心理测验时应遵循以下原则。

（1）保密原则　这是心理测验的道德标准，它对被试者个人利益和隐私给予充分尊重和保护，主要包括测验工具保密和测验结果保密。

（2）标准化原则　在实施心理测验时，应选取标准化程度高和结构化强的心理量表。在选用国外引进的测验时，应尽可能选择经过我国修订的心理量表。

（3）目的性原则　应根据测验的目的和要求来选择测验量表。在实际工作中也可能需要组合多种测验来满足不同的要求。

（4）客观性原则　测试者应选用自己熟悉并具有一定使用经验的测验量表，同时在给出评定结果时应综合所掌握的资料，全面慎重考虑。

三、常用的美容心理测验

（一）能力测验

能力测验也称智力测验，是评估个人一般能力的方法，它是根据有关智力概念和智力理论经标准化过程编制而成的。能力测验在临床上用途非常广泛，在研究智力水平或者研究某些病理情况（如神经心理）等方面都是很重要的工具。在临床上多使用个体智力测验，在教研和研究中多使用团体智力测验。智力测验的种类和数量繁多，现国际上通用的个体智力测验有斯坦福-比奈量表和韦克斯勒智力量表。

1. 斯坦福-比奈量表　该量表首次引入比率智商(ratio IQ)的概念,开始以智商(IQ)作为个体智力水平高低的指标。我国研究者陆志韦和吴天敏自 20 世纪 20 年代起从事斯坦福-比奈量表的中国版修订工作,几经修订,形成了现在中国使用的比奈量表(吴天敏,1983 年修订版),称"中国比奈量表"。该量表适用范围是 2~18 岁城市儿童,共 51 道试题。

2. 韦克斯勒智力量表　简称韦氏量表,是由美国纽约贝尔韦精神病医院的韦克斯勒编制的一整套智力测验。韦克斯勒提出了离差智商的概念,它是用统计学标准分的概念来计算智商,表示被试者的成绩偏离同年龄组平均成绩的距离(以标准差为单位)。它包括韦氏幼儿智力量表(适用于 4~6.5 岁的儿童)、韦氏儿童智力量表(适用于 6.5 岁~16 岁的儿童)和韦氏成人智力量表(适用于 16 岁以上的成人)。韦氏量表全量表(测量总智商,FIQ)由言语量表(测量言语智商,VIQ)和操作量表(测量操作智商,PIQ)组成,VIQ 和 PIQ 又分别由几个分测验组成,每个分测验可以单独计算分数,也可以合并计算分数,从而能够直接获得智力的各个侧面或综合水平。在临床上对于大脑损伤、精神失常和情绪困扰的诊断有很大帮助。以 1982 年龚耀先主持修订的《中国修订本韦氏成人智力量表》(WAIS-RC)为例,言语量表包括知识、领悟、算术、相似性、数字广度、词汇 6 个分测验,操作量表包括数字符号、填图、木块图、图片排列、图形拼凑 5 个分测验。韦克斯勒系列量表适用的年龄范围可从幼儿直到老年,是一套较完整的智力量表。该量表在临床应用较多,成为临床测验中的重要工具。

（二）人格测验

1. 明尼苏达多项人格调查表(Minnesota multiphasic personality inventory,MMPI)　由美国明尼苏达大学的哈萨韦和麦金利 1943 年编制的。该量表最初是作为鉴别精神病的辅助量表(测量病态人格)而编制。几十年来,MMPI 成为国际上广泛使用的人格测验量表之一,不仅被用于精神科临床和研究工作,也被广泛用于医学其他各科以及人类行为的研究、司法审判、犯罪调查、教育和职业选择等领域,也是心理咨询工作者和精神医学工作者必备的心理测验之一。我国研究者宋维真于 1981 年主持对 MMPI 进行了适合中国情况的修订,并制定了全国常模。我国修订后的 MMPI 包括 566 个自我陈述式题目,其中 1~399 题是与临床相关的,其他属于研究量表。全部题目分为 4 个效度量表和 10 个临床量表,内容涉及 26 类。

2. 艾森克人格问卷(Eysenck personality questionnaire,EPQ)　是由英国心理学家艾森克于 1952 年编制,主要用于测量个体的人格特征,是目前国内外广泛采用的人格量表之一。EPQ 包括成人问卷和儿童问卷,其中 EPQ 成人问卷用于调查 16 岁以上成人的个性类型,儿童问卷用于调查 7~15 岁儿童的个性类型。不同文化程度的被试者均可以使用。1983 年我国龚耀先对其进行修订,成人和儿童问卷均为 88 个题目。与此同时,北京大学的陈仲庚也建立了 EPQ 的成人北京常模,其修订的 EPQ 为 85 个题目。题目采用自陈形式,要求被试者进行"是"或者"否"的回答。EPQ 包括三个人格维度量表(精神质 P,神经质 N,内外向 E)和一个效度量表(掩饰性 L)构成。根据被试者在各量表上获得的总分,按年龄和性别常模算出标准 T 分。量表 T 分在 43.3~56.7 之间为中间型,38.5~43.3 或 56.8~61.5 为倾向型,38.5 以下或 61.5 以上为典型型。各量表的简要解释如下。

（1）P 量表:测精神质。精神质在所有人身上都存在,只是程度不同。高分表示不关心他人,难以适应外部环境,不近人情,感觉迟钝,与他人不友好,喜欢寻衅捣扰,喜欢奇特的事情,并且不顾危险。低分者能与人相处,能较好地适应环境,态度温和,不粗野,善从人意。

（2）N 量表:测情绪稳定性。高分者情绪不稳定,常常焦虑、担忧、易怒,遇事常有强烈的情绪反应,以致出现不理智行为。低分者情绪反应缓慢且轻微,很容易恢复平静,他们性情温和,善于自我控制。

(3) E 量表:测内外向。高分者人格外向,好交际,渴望刺激和冒险;低分者人格内向,表现安静、离群、内省,不喜欢与人接触,不喜欢刺激,喜欢有秩序的生活方式。

(4) L 量表:L 量表是效度量表,测定被试者的"掩饰"倾向,即不真实回答,同时也有测量被试者纯朴性的作用。若该量表得分过高,则说明此次测量的可靠性差。

3. 卡特尔 16 项人格因素问卷(sixteen personality factor questionnaire,16PF) 是卡特尔经过数年观察和实验编制完成的,目前在心理学界得到广泛应用。卡特尔的人格理论将特质看作是构建人格的砖块,并认为根源特质是构成人格的内在基础因素,经过多年研究确定了16 种人格特征(见表 7-1)。16PF 的主要功能是从 16 个方面来描述个体的人格特质。与其他类似的测验相比,16PF 能以同等的时间(约 40 分钟)测量多方面的人格特质,主要用于测量正常人格,并可以作为了解心理障碍的个性原因及心身疾病诊断的重要手段,对心理咨询、人才选拔和职业咨询等有一定的参考价值。我国研究者戴忠恒和祝蓓里于 1988 年对其修订完成,适用于初中以上程度的青壮年和老年人,可以团体检测也可以个别检测。

表 7-1 16 种人格因素的名称与特征

因素	名称	低分者特征	高分者特征
A	乐群性	缄默、孤独、冷漠	外向、热情、乐群
B	聪慧性	迟钝、浅薄,抽象思考能力弱	聪慧、富有才识、善于抽象思考
C	稳定性	情绪激动、易生烦恼	情绪稳定、成熟、能面对现实
E	恃强性	谦逊、顺从、通融、恭顺	好强、固执、独立、积极
F	兴奋性	严肃审慎、冷静寡言	轻松兴奋、随遇而安
G	有恒性	权宜敷衍、缺乏奉公守法的精神	有恒负责、做事尽职
H	敢为性	畏缩退却、缺乏自信	冒险敢为、少有顾忌
I	敏感性	理智、着重实际、自恃其力	敏感、感情用事
L	怀疑性	依赖随和、易与人相处	怀疑、刚愎、固执己见
M	幻想性	现实、合乎成规、力求妥善合理	幻想的、狂放不羁
N	世故性	坦白、直率、天真	精明能干、世故
O	忧虑性	安详沉着、有自信心	忧虑抑郁、烦恼多端
Q1	实验性	保守、服从传统	自由、批评激进、不拘泥于现实
Q2	独立性	依赖、随群附众	自立自强、当机立断
Q3	自律性	矛盾冲突、不顾大体	知己知彼、自律谨严
Q4	紧张性	心平气和	紧张困扰、激动挣扎

(三)情绪状态自评量表

1. 抑郁自评量表(self-rating depression scale,SDS) 它是根据 Zung 于 1965 年编制抑郁量表演变而来的 20 个项目的 4 级评分自评量表(见附录 1),能全面、准确、快速地反映被试者抑郁状态的有关症状及其严重程度和变化。SDS 包括 20 个题项,每一个题项相当于一个有关的症状,其中有反向计分项目(题前有 * 号者)。

(1)评定时间:通常是评定最近一周的情况。

(2)评定方法:SDS 采用 4 级评分,主要评定症状出现的频度。让被试者根据自己一周内的实际情况,在相应的栏目下勾选。"1"表示没有或很少时间有;"2"表示小部分时间有;"3"表示相当多时间有;"4"表示绝大部分或全部时间有。正向评分题按1~4评分。反向评分题按4~1评分。

(3) 结果统计:将20个题项的得分相加得到粗分,用粗分乘以1.25直接取整数部分(不用四舍五入)得到标准分。

(4) 结果判断:中国常模分界值为53分。53分以下为无抑郁;53~62分为轻微至轻度抑郁;63~72分为中度至重度抑郁;72分以上为重度抑郁。量表总分值仅作为参考而非绝对标准,还应根据临床关键症状来划分。

(5) 注意事项:SDS量表由被试者自行填写,但在填写前要让被试者把整个量表的每个问题的含义及填写方法都弄明白,尤其是反向评分的题目(题前有 * 号者),然后做出独立的、不受任何人影响的自我评定。如遇特殊情况(文化程度低不理解或看不懂题者),可由工作人员逐条念给他听,然后再由被试者独立做出评定。

2. 焦虑自评量表(self-rating anxiety scale,SAS) Zung于1971年编制的抑郁量表演变而来的20个项目的4级评分的自评量表(见附录2)。SAS主要用于评定感到焦虑患者的主观感受。近年来,SAS已作为咨询门诊中了解交流症状的一种自评工具,与SDS一样具有非常广泛的适用性。SAS从量表的构造、形式到具体的评定方法都与SDS十分相似,它有20个问题,分别调查20项症状,有反向评分项目(题前有 * 号者)。

(1) 评定时间、评定方法、结果统计以及注意事项请参见SDS相应内容。

(2) 结果判断:中国常模分界值为50分。50~59分为轻度焦虑;60~69分为中度焦虑;70分以上为重度焦虑。量表总分值仅作为参考而非绝对标准,还应根据临床关键症状来划分。

3. 90项症状自评量表(Symptom Check-List 90,SCL-90) L. R. Derofatis于1975年编制(附录3),主要适用于精神或非精神科的成年门诊患者,同时对各种心理咨询和心理健康调查也有较好的自评效果。SCL-90包含较广泛的精神症状学内容,从感觉、情绪、思维、意识、行为到生活习惯、人际关系、饮食、睡眠均有涉及,包含90个反映常见心理症状的项目,共10个症状因子。它具有容量大、反映症状丰富,是目前临床应用最多的一种自评量表。

(1) 评定时间:通常是评定最近一周的情况。

(2) 评定方法:采用5级评分,没有反向评分项目,要求被试者根据自己的情况进行判定。1—没有:自觉无该项症状。2—轻度:自觉有该项症状,但发生得不频繁,不严重。3—中度:自觉有该项症状,且造成一定影响。4—偏重:自觉有该项症状,且有相当程度的影响。5—严重:自觉有该项症状,且频度和强度都十分严重。

(3) 统计指标 总分:是90个项目所得分之和,可反映整体心理健康水平。

总症状指数:也称总均分,是将总分除以90,表示从总体上看,被试者的自我感觉位于1~5级间的哪一个分值程度上。

阳性项目数:评为2~5分的项目数,可反映症状广度,表示被试者在多少项目中呈现"有症状"。

阴性项目数:单项分等于1的项目数,即90减去阳性项目数,表示被试者"无症状"的项目有多少。

因子分:SCL-90包括10个因子,每一个因子反映出患者的某方面症状痛苦情况,通过因子分可了解症状分布特点。因子分=组成某一因子的各项目总分/组成某一因子的项目数。

10个因子的名称、题项及含义如下。

躯体化:包括1,4,12,27,40,42,48,49,52,53,56,58共12项,主要反映被试者的主观的身体不适感。

强迫:包括3,9,10,28,38,45,46,51,55,65共10项,主要反映那种明知没有必要,但又无法摆脱的无意义的思想、冲动、行为等表现。

人际关系敏感:包括6,21,34,36,37,41,61,69,73共9项,主要反映人际交往障碍如个人不自在感、自卑感,尤其是在与他人相比较时更突出。

抑郁:包括5,14,15,20,22,26,29,30,31,32,54,71,79共13项,主要反映忧郁苦闷的感情和心境。

焦虑:包括2,17,23,33,39,57,72,78,80,86共10项,主要反映焦虑症状。

敌对:包括11,24,63,67,74,81共6项,主要从思维、情感及行为三个方面来反映患者的敌对表现。

恐怖:包括13,25,47,50,70,75,82共7项,主要反映恐怖症状。

妄想:包括8,18,43,68,76,83共6项,主要反映猜疑和关系妄想等精神症状。

精神病性:包括7,16,35,62,77,84,85,87,88,90共10项,主要反映幻听、被控制感等精神分裂症症状。

附加项:包括19,44,59,60,64,66,89共7项,主要反映睡眠和饮食情况。

(4)结果判断:按全国常模结果,1~5的5级评分总分超过160分,或阳性项目数超过43项,或任一因子分超过2分,可考虑筛选阳性。筛选阳性说明可能有心理问题,但不说明一定患有精神障碍,需进一步检查。一般规定任一因子分值或总均分≥3分为阳性,表示有中等程度以上的心理健康问题。

(5)注意事项:开始评定时,需由工作人员先把总的评分方法和要求向被测者说明,待其完全明白后,再做出独立的、不受任何外界影响的自我评定。对于文化程度低的自评者或其他特殊情况者,可由工作人员逐条念给他听,但是需要以不带任何暗示的方式,把问题的本意告诉他。

(四)自我体像心理测验

1. 田纳西自我概念量表(Tennessee self-concept scale,TSCS)　目前使用较多的版本是美国田纳西州心理学家 H. Fitts 等编制、中国台湾林邦杰等修订的第3版。它共有70个题目,包含自我概念的两个维度和综合状况共10个因子,即结构维度:自我认同、自我满意、自我行动;内容维度:生理自我、道德自我、心理自我、家庭自我、社会自我;综合状况:自我总分、自我批评。前9个因子得分越高自我概念越积极,而自我批评得分越高自我概念越消极。

2. 身体态度测试(bodily attitude scale)　包含30个身体基本概念,并分别对体态态度给予3种向量标准,包括:评价向量,即好、坏;潜能向量,即强、若;活动向量,即积极、消极。

任务二　美容心理咨询

一、美容心理咨询概述

(一)美容心理咨询的概念

1. 心理咨询　心理咨询是心理咨询师运用心理学的理论和方法对来访者予以心理上指

导和帮助的过程。它协助来访者解决心理问题,增进心身健康,提高适应能力,促进个性发展与潜能发挥,实现自我完善,是心理咨询的宗旨;同时培养来访者独立解决问题的能力,最终实现"助人自助"是心理咨询的真谛和终极目标。

随着社会经济的快速发展,竞争日趋激烈,生活节奏也随之加快,而利益冲突导致了人际关系复杂化。同时在社会和日常生活、学习、工作中,人们面临越来越大的心理压力和来自各个方面的干扰。因此,心理咨询工作也越来越受到人们重视,并成为现代生活中不可缺少的一部分。

▌相关链接▐

心理咨询与其他咨询有什么不同

为了更清楚地界定心理咨询工作的性质,避免心理咨询的简单化、庸俗化和扩大化,需要做以下区别:

1. 心理咨询过程中涉及提供信息、资料,但仅仅如此,则不是心理咨询。

2. 心理咨询涉及某些法律、道德、思想意识等问题,只有这些问题引起了心理问题才与心理咨询有关。

3. 心理咨询师是人与人之间的交谈,但与日常的交谈不同,是咨询师与来访者的深层交流。

4. 只有教导,视来访者为所教诲的人,则不是真正的心理咨询,咨询师更应重视倾听。

5. 仅仅只是安慰,不是心理咨询,咨询的重点是站在更高的层次上给予来访者人生的启迪,使其能干预面对自己和自己的感觉,并采取积极的行动。

6. 心理咨询不是帮助来访者解决问题,而是助人自助。

7. 心理咨询不为来访者做选择、做决定,而是促使来访者自己负起责任。

2. 美容心理咨询 美容心理咨询是美容心理咨询师和求美者通过心理咨询的技术和方法解决容貌审美的心理问题的过程。进一步来说,美容心理咨询是美容心理咨询师通过与求美者交谈、讨论,帮助求美者解决心理问题,进行自我完善的一种启发和引导过程。

目前在生物-心理-社会医学模式指导下,单纯的生物学美容已经不能适应人们的审美需求。为满足求美者日益增长的审美心理需求,心理美容和美容心理咨询技术正作为重要的技术手段被应用到美容医学中。

(二)美容心理咨询的特点与作用

1. 美容心理咨询的特点 美容心理咨询不同于一般的美容咨询。一般的美容咨询包括一切与美容相关的咨询活动,诸如美容技术、美容种类、各种美容手术的适应证等。它的对象可以是美容受术者,也可以是希望了解美容业的普通人。而美容心理咨询则是一门心理咨询学和美容医学的交叉学科,其特点在于它的"心理"性,其目的在于帮助那些在容貌审美方面存在心理问题以及接受美容前或接受美容手术后有心理不适应的患者。美容心理咨询只能解决一般心理问题和轻度的心理障碍,如自我体像认识错误者、美容手术前有不良情绪者、接受美容手术后不适应者以及希望通过心理调节达到美容效果者等。而对于存在严重心理问题,涉及严重心理障碍或人格障碍的患者,则需要借助于专业的心理治疗。

2. 美容心理咨询的作用

（1）提高自我体像认识　对自我的认识即自知，要做到自知并非容易。如个体对自己的容貌形体的认识和评价存在一些偏差，对自己容貌或形体的某些缺陷，由于过分注意而造成自我体像的错误认知，进而会产生自卑心理，影响心理健康。因此，通过美容心理咨询则可以纠正这些认识偏差，引导人们产生正确的求美行为，提高人们对自我体像的认识能力，提高自我体像的审美评价，并在提高自我认识的基础之上进一步自我探索、自我美化。

（2）正确引导人们的求美行为　随着社会的不断发展，使得人们对美的感受和求美爱美的欲望不断提高。美容心理咨询可以促进人们求美行为的健康发展，不仅注重美化外表，而且更注重美化心灵。实际生活充分证明，心理美容要比单纯的外表美容更为重要，也更为困难。

（3）可以作为美容手术的辅助手段　患者主要是想通过手术解决容貌问题。然而大多数患者有着不同程度的心理问题或心理障碍。如果这些心理问题或心理障碍不能得到有效的疏导，将对手术的效果产生影响。因此，在美容手术前后，对患者进行必要的美容心理咨询，不但可以提高美容手术的审美效果，而且还可以提高手术效果满意度，避免医患纠纷发生。

（4）挖掘潜力，促进自我心理美容　心理美容也称精神美容。在美容实践中，某些个体实际上并没有真正的容貌缺陷或不协调，只是存在一定的与容貌、体像有关的一般心理问题，影响心理健康，进而影响到外表容貌。因此，通过美容心理咨询，专家们耐心指导，提供有关知识，帮助其正确认识人体美，引导其进行适当的自我心理调节，并注重挖掘求美者自我潜力，从而解决心理问题，促进心理健康，进而促进外表美。因为个体的心理可以作用于生理，使得个体出现由内而外的美。

二、美容心理咨询的形式和程序

（一）美容心理咨询的形式

美容心理咨询按照不同的标准可以有若干种咨询形式。如按对象的多少主要有个别咨询和集体咨询；按咨询的途径主要有门诊咨询、现场咨询、信件咨询、专栏咨询、电话咨询和网络咨询。

1. 个别咨询　个别咨询指美容心理咨询人员与求美咨询者之间的单独咨询。它是美容心理咨询最主要的形式。它的优点是针对性强、保密性好，咨询效果明显，但咨询成本较高，需要双方投入较多的时间、精力。我国目前尚无个别咨询的美容心理咨询机构。

2. 集体咨询　集体咨询是由有关美容咨询机构根据求美咨询者所提出的美容心理问题，按性质将他们分成若干小组，美容心理咨询人员同时对多个求美咨询者进行咨询。通过小组商讨、引导，帮助解决他们共同存在的美容心理问题的一种形式。它是一种很有前景的咨询形式，其突出的优点是咨询面广、咨询成本低，对某些美容心理问题或美容心理障碍效果明显优于个别咨询。不足之处是同一类问题可能因个体差异而表现出明显的个体性，单纯的集体咨询往往难以兼顾每个个体的特殊性。为此，应扬长避短，在集体咨询中，辅之以个别咨询。

3. 门诊咨询　门诊咨询是美容心理咨询中最常见的方式。门诊咨询是美容医院或咨询中心的美容心理咨询门诊部进行咨询的一种形式。美容心理咨询的门诊和一般医院的门诊治疗程序类似，即首先由美容就诊者挂号办理门诊手续，然后到相应的科室就诊。再由美容心理咨询专家(或受过美容心理学专业训练的医师或临床心理学家)与美容就诊者直接见面,进行深入的交流,并根据美容就诊者的自诉,选择相应的美容心理检查或测验,并对这些测验数据进行分析和诊断,再提出一定的指导性建议。如果一次门诊不能解决问题,可嘱咐就诊者进行复诊。门诊咨询对异地求美咨询者来说不太方便。

4. 现场咨询　现场咨询指美容心理咨询工作者在学校、机关、企业、部队、城乡社区、家庭、医院病房等现场,对求美咨询者提出的各种有关美容心理方面的问题给予咨询帮助。现场咨询对那些本人由于各种原因不能到门诊咨询的求美咨询者最为合适。

5. 信件咨询　信件咨询指以通信的方式进行咨询。美容心理咨询人员针对求美咨询者通过来信或电子邮件描述的情况或提出的有关美容心理问题,以通信或发电子邮件的方式解答疑难,疏导教育。优点是简单方便,尤其是对异地的求美咨询者及一些有美容心理问题但又羞于面见美容心理咨询人员的咨询者非常适合。缺点是对问题、症状叙述不全面或欠准确,美容心理咨询人员不能全面、深入地了解情况,不利于问题的解决,必要时应进行门诊咨询。

6. 专栏咨询　专栏咨询指针对公众关心的一些较为普遍的美容心理问题,通过报刊、杂志、电台、电视台等大众传播媒介进行专题讨论和答疑。随着互联网的发展,专栏咨询又逐渐扩展到专门的网站或网页上进行。这种方式便于普及美容心理卫生知识,影响面广,缺点是针对性差。

7. 电话咨询　电话咨询是指用电话的方式给咨询者以劝告和安慰的一种咨询形式。这种方式主要适用于因容貌、体像、美容等问题引发的心理危机的人。由于缺乏美容心理咨询人员与求美咨询者之间面对面的直接交流,难以进行准确的心理评估,限制了美容心理咨询人员的干预能力。

8. 网络咨询　网络咨询指借助互联网进行咨询。这是近年来网络手段的普及而逐渐兴起的一种新型的咨询方式。这种咨询方式既可以回答咨询的问题,又可以减少窘迫感或者不便,受到广大求美咨询者的欢迎。网络咨询的服务方式目前主要包括 BBS、网站、QQ、微信等。

以上各种美容心理咨询方式是互为补充、互为促进的。如许多求美咨询者通过专栏咨询,了解了自己的美容心理问题或症状,再进行信件咨询、门诊咨询、电话咨询或互联网咨询;对于现场咨询中发现的存在严重美容心理障碍的求美咨询者,需要进行门诊咨询。

(二)美容心理咨询的实施程序

美容心理咨询过程是美容心理咨询工作者帮助求美咨询者解决美容心理问题的过程。无论采用哪种咨询技术,无论咨询次数多少、时间长短,一般工作程序应包括四个方面,即问题探索阶段、分析认识阶段、实施咨询方案阶段、巩固结束阶段。

1. 收集资料　该阶段是进行美容心理咨询的初始阶段。

(1) 收集的资料包括以下相关内容。

① 一般资料:姓名、性别、年龄、民族、文化水平、职业、兴趣爱好、身体状况、社会环境、人际关系、体像、容貌状态及自我评价等。

② 主要问题:来访者目前面临的主要容貌困扰问题以及现实心理问题或障碍的情况,该问题对求美者造成的影响、当前身心状况及行为表现、诱因、个性心理特征、想要达到的咨询目的等。

③ 背景资料:即与来访问题相关的个人成长史。

（2）收集资料的途径。

① 会谈：即与来访者进行交谈。交谈是美容心理咨询的主要方法，通过交谈可以收集资料，实施心理指导和治疗。

② 对求美者的观察：与求美者接触和交谈的同时，可以观察了解其心理状态和行为特点。观察内容包括求美者的外表与行为、认知过程及功能、思维方式、情绪状态、人格特征等。

③ 体格检查与容貌判断：包括一般医学健康的检查和神经系统的常规检查。此外，对容貌缺陷者是否存在客观的缺陷，也应给予较为准确的判断。

④ 精神检查与心理测量：对于一些有阳性神经系统体征的人，还要进一步给予神经系统的检查。心理测验可以根据求美者的具体情况选择使用，主要使用的心理测验是人格和体像测验。

（3）这一阶段还应建立良好咨询关系　良好咨询关系的建立是心理咨询成败的重要条件，每一位求美者都希望自己的问题得到解决，他们往往把这种希望寄予到咨询师身上。基于这种需要，咨询师首要先和求美者进行情感交流，这种交流的关键是咨询师要以真诚、尊重、理解、共情的态度对待求美者，以便建立互相信任的关系、营造良好氛围，使求美者可以毫无保留地把压抑在内心的冲突和痛苦宣泄出来，随之心理压力也会减小，同时增强了战胜问题的信心。

2. 分析与诊断阶段　此阶段主要是美容心理咨询师对已经获取的求美者的资料信息，认真地进行审慎性的分析、整理、综合、比较和抽象概括，从而系统地、具体地掌握求美者的美容心理问题的类型、严重程度、意义和本质。比如要弄清求美者的问题属于何种类型，是学习和工作中的问题，还是生活中的人际关系问题，又或者是青春期发育的问题；从程度上来看，是正常人的情绪不安、心理失衡，还是人格障碍，或者是神经症、精神病等；要弄清求美者心理问题的原因、性质、环境因素以及心理问题的严重程度，求美的人格是否健康，社会适应能力是否良好等。这些都是分析诊断中必须弄清楚的问题。咨询师只有对这些美容心理问题有了把握和领悟，才能对求美者的美容心理问题做出正确、有效的诊断。

3. 制定咨询方案与实施阶段　此阶段是美容心理咨询的核心阶段。

（1）制定咨询方案：咨询方案有助于满足求美咨询者的知情权，使咨访双方明确行动方向和目标，便于操作、检查及总结经验和教训。制订咨询方案的基本原则和目标是着眼于改变求美者原有的认知结构和行为模式，建立新的认知方式和行为方式。一般来讲，咨询方案包括：咨询目标的确立；咨访双方各自特定的责任、权利和义务，如严格遵守保密原则，并说明保密例外等；咨询的次数和时间安排，一般每周 1～2 次，每次 50 min；咨询的具体方法、过程和原理；咨询效果及评价手段；咨询的费用严格按照国家规定的收费标准执行；其他问题及有关说明等内容。

（2）实施咨询方案：咨询师在给予求美者帮助的时候，是要靠求美者自己的努力，通过改变自身的认知结构和行为方式来恢复心理平衡。这种帮助不是开处方的方式，而是以咨询师自己丰富的专业知识和对人生的深刻领悟，根据确定的咨询方案，通过分析、支持、解释、指导训练等方式影响求美者，帮助求美者在理解、领悟、模仿中学习新的认知方式和行为方式，改变其不良认知、情绪和行为，探寻其潜意识中的矛盾冲突，使之掌握更好应对社会生活及自身情绪的技术，从而恢复求美者的心理平衡，解决心理问题。在美容实践中，求美者的自我领悟、自我完善是一个循序渐进的长期过程，美容心理咨询师只是一个教育者、引导者和启发者。例如，对因容貌缺陷引起的情绪困惑者，可以采用认知调节法，根据具体情况，由浅入深、由点至面逐渐理解容貌缺陷的医学审美意义及评价,提高对美容治疗的信心,调整不良心态,稳定情绪,主动配合治疗;对审美偏差的求美者,可采用支持疗法,以真诚的语言、生动的事例,展示美好的前景,给予求美者以情感支持,帮助消除自卑或绝望的心理,以增强其社会适应力。

4. 巩固结束阶段

经过若干次咨询取得预期咨询效果后,咨询便可进入巩固结束阶段。在此阶段需要完成的工作如下。

(1)做好回顾和总结:在临结束前,咨询师要与求美者进行一次全面讨论,使其对自己有一个更清楚的认识,进一步了解问题的前因后果,明确今后的努力方向。

(2)帮助求美者运用所学经验:咨询师要指导求美者把在咨询过程中学到的知识和分析问题、解决问题的技巧,灵活运用到今后日常生活、学习、工作中,举一反三地独立解决问题,从而实现心理咨询"助人自助"的终极目标。

(3)处理离别:有些求美者经过若干次的咨询,可能会形成依赖感,从而不愿咨询结束。对依赖性强的求美者可采取逐渐结束的方法,逐渐缩短咨询时间,延长间隔,在不知不觉中让求美者接受离别。有时可明确停止日期,但必须提前告知求美者,使其思想上有所准备。

(4)追踪随访:在咨询结束后,咨询师在可能的情况下通过一些有效方式,对求美者心理行为的变化,进行追踪随访,以便总结经验,提高心理咨询水平,促进咨询师的成长。同时也给予求美者持续的支持和帮助。

三、美容心理咨询的技术

美容心理咨询的技术包括参与性技术和影响性技术。参与性技术包括倾听、提问、鼓励、释义、内容反应、情感反应、具体化、参与性概述和非言语行为的理解与把握;影响性技术包括面质、解释、指导、内容表达、情感表达、自我开放、影响性概述和非语言的运用。

(一)参与性技术

1. 倾听　美容心理咨询师对求美者的倾听不同于日常谈话中的倾听,而是作为一种美容心理咨询的技术贯穿于整个的美容心理咨询过程。良好的倾听除了可以收集来访者资料、明确问题外,还能够表达出一种开放、谦和、专注、投入的态度,建立与求美者良好的咨访关系。积极倾听还可以强化求美者的自我暴露、自我剖析和自我探索;对于某些寻求理解、安慰、宣泄的求美者来说,咨询师的倾听行为本身就具有帮助的作用,会产生一定的咨询效果。在使用倾听技术时,咨询师虽然处于听的位置,但这是一种主动的听,是参与式的倾听,咨询师应给予求美者适当的鼓励性回应。同时要注意避免易犯的错误,如急于下结论,轻视求美者的问题,干扰、转移求美者的话题;对求美者的表述的问题作道德或正确性的判断等。

2. 提问　提问不仅是收集信息和核实信息的手段,而且可以引导交谈主题。提问可以分为封闭式提问和开放式提问两种。两者各有长短,咨询中应把两者结合起来使用。

(1)封闭式提问　通常以"是不是"、"要不要"、"有没有"、"对不对"开头,如:"你在乎别人对你容貌的评价吗?""这件事情让你感到困扰吗?""你确实这样想过吗?"而来访者多以"是"、"否"或其他简短的语句作答。封闭式提问常用来收集资料并加以条理化,澄清事实,获取重点,缩小讨论范围。也可以制止来访者喋喋不休、漫无边际的叙述。除此之外,封闭式问题也可以帮助咨询师把来访者偏离某一主要内容的话题重新牵引回来。譬如,"我们能否继续接着讨论刚才的问题?"但需要注意的是,封闭性提问不宜过多使用。否则,会使来访者产生被讯问的感觉,压制来访者自我表达的愿望和积极性,甚至对咨询关系产生破坏性影响。因为来访者前来咨询的目的之一是向咨询者表达自己的感受,若总是处于被动回答的地位,就会降低他的求助动机。

（2）开放式提问　通常以"什么"、"如何"、"为什么"等词来发问,它能促使来访者主动地、自由地敞开心扉,自然而然地讲出更多的有关情况、想法、情绪等。如"你如何看待他人对你容貌的评价?""这件事让你有什么感受?""你觉得社会上的人们看重容貌吗?"这样的提问比较宽松,不唐突,可缩短咨访双方心理、感情距离。开放式提问要建立在良好的咨询关系的基础上,否则,来访者就可能产生被窥探、被剖析的感觉,从而产生怀疑和抵触情绪。

3. 鼓励与重复　咨询师运用语言和非语言的方式来表达对来访者叙述内容的关注和鼓励其继续讲下去。通常采用"嗯"、"好"、"我明白"、"后来呢?""还有呢?"等词语或对来访者的叙述回馈以点头、微笑等来强化求助者叙述的内容并鼓励其进一步讲下去,或直接、简明地重复来访者的话,尤其是重述来访者回答中最后一句话,引导会谈朝着某一方向继续深入。

4. 内容反应　也称释义,是指咨询师把来访者的主要言谈、思想加以综合整理,再反馈给来访者。换句话说,内容反应就是咨询者对来访者的回答内容进行再编排,换种形式向来访者再说一遍。如:来访者:"我该如何告诉我丈夫我想进行整形手术? 他一定会认为我疯了。我想我不敢告诉他。"咨询者:"你似乎担心你丈夫会强烈反对你进行整形手术,你还没有找到怎样告诉他的方法,对吗?"

5. 情感反应　情感反应与释义很接近,但有所区别,释义着重于来访者言谈内容的反馈,而情感反应则着重于来访者的情绪反应。情感反应的有效方式是针对来访者现在的情感而不是过去的情感。比如,"你此时的情绪似乎是对你的容貌感到不满意"比"你一直对你的容貌感到不满意"更有效。情感反应最大的功用就是捕捉来访者瞬间的感受。但有时情感反应可能会对来访者冲击太大,反而不如以过去的经验作为情感反应的对象为宜。

6. 具体化　具体化指咨询师协助求助者清楚、准确地表述他们的观点、所用的概念、所体验到的情感以及所经历的事件。在咨询过程中,不少来访者所叙述的思想、情感、行为、事件常常是模糊、混乱、矛盾、不合理的。这常常是引起来访者困扰的重要原因,同时也使问题变得越来越复杂,越来越纠缠不清。咨询者通过"具体化",澄清来访者所表达的那些模糊不清的观念及问题,把握真实情况。同时对来访者提供的建议、制订的咨询计划和采用的咨询方法也会更有针对性。这可以借用开放式提问来实现。如"你的意思是……""你说你觉得……你能说得更具体点吗?""你是怎么知道的?""你所说的……是指什么?""你能给我举个例子吗?"等。有些咨询者怕给来访者留下"理解力不强"、"缺乏领悟力"的印象而不愿意提问,只是自己去猜测、判断,这样往往费时又费力,而且可能出错。最简单而有效的办法是作具体性反应。

7. 参与性概述　参与性概述指咨询师把求助者的言语和非言语行为综合整理后,以提纲的方式再对求助者表达出来,即是对求助者叙述的内容进行概述。

8. 非言语行为的理解与把握　正确把握非言语行为并妥善运用,是一个优秀咨询师的基本功。非言语行为能提供许多言语不能直接提供的信息。借助于求助者的非言语行为,咨询师可以全面地了解求助者的心理活动,也可以更好地表达自己对求助者的支持和理解。然而,正确把握非言语行为并非易事,需要多观察、多比较、多思考。尽管非言语行为有它一定的含义,但是这种含义并不是唯一的。观察和分析非言语行为是一种复杂而微妙的技术,涉及一系列因素。比如,同一种行为在不同文化背景下可能有不同的含义,在不同个性的身上,也会存在差异。有的求助者低头可能是因为个性内向,而一个外向的求助者低头也许是因为羞愧。因此需对求助者的非言语行为进行全面观察,避免误解求助者。同时应注意,咨询师不能将自己的观察判断随便表露,因为一旦求助者发现咨询师时时在注意自己的一言一行,会给他带来压力和不安。

(二)影响性概述

1. 面质　面质又称质疑、对质等,指咨询师指出求助者身上存在的矛盾。常见矛盾有:①来访者的真实自我和理想自我之间的差异。如一位相貌平平的 37 岁未婚女士,她却坚持认为自己相貌出众,很多男士都想要追求她。而了解她周围的同事朋友都认为她若能找到一个对象就已经不错了。②来访者的思想、感受与其实际行动之间的差异。如一位有着多次整形经历的中年妇女,却常常对目前社会上存在的整形现象表现出异乎寻常的反感。③来访者想象的世界与现实的世界之间的差异。如一位 35 岁男青年,他有许多相当苛刻的条件,一定要找一个理想中的女青年作为他的终身伴侣。他感到困惑,但仍不准备放弃任何一个条件,继续寻找。

在咨询过程中,恰当使用面质会有利于使咨询向纵深发展。但是,咨询者应该意识到,面质也有可能给咨询带来某种危机,使来访者产生愤怒情绪和防御、抵触心理,甚至造成来访者的脱落而导致咨询的夭折。所以在咨询实践中要谨慎、妥当地使用面质,同时应注意:①面质应建立在良好咨询关系的基础之上,否则面质就可能是无效的,甚至会导致咨询关系破裂。因为很多面质所涉及的问题对来访者可能具有应激性,造成来访者的心理压力,威胁来访者的心理安宁,进而导致危机出现。因此,在使用之前,一定要确认咨询关系已经具有相当坚实的基础。②面质要以事实为依据。面质的基础是事实,当事实不充分、不明显时,一般不宜采用面质。③面质要避免个人发泄和无情攻击。一般来说,咨询关系没建立好时应避免面质,不得不使用时,可以考虑应用尝试性的面质。如:"我不知是否误会了你的意思?";"你似乎……";"不知我这样说对不对?"

2. 解释　即运用某一种理论来描述求助者的思想、情感和行为的原因、实质等,以加深来访者对自身行为、思想和情感的了解,从而产生领悟,提高认知,促进变化。咨询师应该针对不同的来访者,采用对方能理解的理论和语言对其心理问题做出科学的解释,给来访者提供一种新的认识自身及存在问题的方式。

3. 指导　即咨询师直接地指示求助者做某件事、说某些话或以某种方式行动。指导有多种多样,概括起来有两种类型:一种是根据各种不同的心理咨询理论,另一种则是咨询者根据个人的咨询经验做出的。在第一种类型中,精神分析取向的咨询师指导来访者进行自由联想,以寻找问题的根源;行为主义取向的咨询者要求来访者做各种训练,如系统脱敏训练、放松训练、自信训练等;合理情绪学派的咨询者则针对来访者的各种非理性观念予以指导,用理性的观念去代替它们;运用森田疗法的咨询师告诉来访者,不要把症状当作自己心身的异物,而对其不加排斥、抵抗,带着症状去生活。

4. 内容表达　指咨询师传递信息、提出建议、提供忠告,给予保证、进行褒贬和反馈等,即咨询师表达自己的意见。在内容表达过程中要注意缓和与尊重,例如:"我希望你……""如果……会更好";不要用肯定的语气,如:"你必须……";"你一定要……";"你只有……才能……",否则会影响到咨询的效果。

5. 情感表达 指咨询师告知自己的情绪、情感活动状况,让求助者明白,即咨询师表达自己的喜怒哀乐。情感表达能体现对求助者设身处地的反应,同时也可达到一定的示范作用,促进求助者自我情感的表达。

6. 自我开放 又称自我暴露、自我表露,指咨询师提出自己的情感、思想、经验与求助者共同分享。自我开放可以建立并且促进咨访关系,能使来访者感到有人分担了他的困扰,感受到咨询师是一个普通的人,拉近彼此的心理距离,同时咨询师的自我开放也能起到榜样作用,促使来访者产生更多的自我开放。

自我开放一般有两种形式:一种是把咨询师自己对求助者的体验感受告诉求助者。如"对于你刚才的坦诚,我非常高兴";"你迟到了 15 分钟,我有些不高兴,或许你有什么原因,你能告诉我吗?"另一种是咨询师暴露与求助者所谈内容有关的个人体验。如"你刚才所提到的关注自己的容貌,我那时也有这样的经历,会经常照镜子,在镜子面前一站就好长时间,还会问别人眼中自己的相貌怎么样……但不知你为此影响到你现在的学习了没?"一般来说,咨询师的这种自我开放比较简洁,因为目的不在于谈论自己,而在于促进来访者的自我开放。所以,咨询师的自我开放不是目的而是手段,应始终把重点放在来访者身上。

7. 影响性概述 咨询师将自己所叙述的主题、意见等经组织整理后,以简明、扼要的形式表达出来,即概述的是咨询师自己表达的观点。

8. 非言语行为的运用 咨询过程中会出现大量的非言语行为,其伴随言语内容一起出现,对言语内容作补充、修正;或独立地出现,代表独立的意义,在咨询活动中起着非常重要的作用。咨询师应重视把自己的非言语行为(如目光注视、面部表情、身体语言等)融入到言语表达中去,渗透在咨询过程中。通过非言语行为传达的共情态度比言语还多,影响力更大。因此咨询师并非只是交谈,而是全身心投入咨询。

▌相关链接▐

心理咨询人员应具有的基本态度

一、理解的态度

所谓理解的态度,就是说作为心理咨询人员首先不要试图去为来访者解决问题或有"治病救人"的想法,而应该首先想到的是如何去达到对来访者的"共感的理解"。心理咨询本身是以试图促进来访者行为的改变建立的一种特殊的人际关系。咨询者的任务是通过咨询来访者的谈话,向来访者提供心理的援助,而不是"治愈"来访者,其行为本身不能自喻为"治病救人"。由于"被治疗"这一行为本身含有对过去的、本来的自己的一种否定,因而,可能会引起来访者的无意识和有意识的抵抗。咨询者理解来访者,来访者就会减轻或放弃敌意、减弱防御机制,从而使自己自身去求得问题的解决。

二、重视情感投入

心理咨询时,作为咨询者的另一种重要态度是重视情感投入。人的行为不一定是基于理性的,更多地受到情感的影响。例如,理性知道偷窃不好,不受理性控制,于是就从父母那里偷拿作为爱的象征的金钱,这是一种少年偷窃的典型例子。作为理想的咨询者,既要有理性的判断,又要有情感的投入,只有这样才能准确地了解来访者理性与情感的交织所引起的问题行为。

三、律师的态度

所谓律师的态度,就是说要站在来访者的角度来考虑问题、说话,要采取非审判的态度,避免进行道德的判断,也应坚持避免诸如批评、抨击、警告,克制使用诸如提问、诊断、忠告、暗示、说服动员、保证等违背心理咨询共感理解的某些表现和行为。

四、美容心理咨询师的基本要求

(一)必须具备专业的知识和能力

美容心理咨询师要具备美容心理咨询的专业能力。美容心理咨询师应该有心理学、医学心理学、精神病学、医学美学与人体美学等方面的基础,具备美容医学和心理咨询学两个方面的基本知识,同时应掌握一定的心理咨询的理论、方法、技术和技巧,并经过心理咨询的专门训练。如交流与沟通技能、心理诊断技能、心理治疗技能、心理疏导技能、心理咨询技能、容貌美学分析与咨询技能等。如果缺乏心理咨询的基本知识和技能,咨询不仅达不到目的,反而可能会加深或引发心理问题。

(二)积极维护来访者的利益

就国内的情况看,美容心理咨询还没有专门的机构,一般是由美容医生来做,从严格意义上讲,美容医生所做的心理咨询并不是真正的心理咨询。在咨询的过程中,涉及来访者是否做过手术或者通过何种手术来解决其心理问题时,咨询师应该客观地考虑手术的必要性,在提出美容手术建议时,也应尽可能减少来访者的经济负担。

(三)为来访者保密

美容心理咨询不同于一般的美容咨询,在咨询的过程中,为了解决来访者的问题,有可能会涉及来访者的心理问题,也有可能会涉及来访者的隐私。比如容貌缺陷的原因,要求做美容手术的动机或者引起容貌审美心理问题的生活事件等,这就要求咨询师为来访者保守秘密。但是,当来访者有明显的心理障碍甚至出现自杀或伤人意图时,咨询师则应及时告知来访者家属或公安机关以防意外发生。

模块小结

美容心理评估是指在医学美容过程中,美容医务人员运用心理学的理论和方法,对求美者的心理特点和心理健康水平进行评估。它是医学美容评估的重要组成部分。它在医学美容临床实践中具有重要意义:有利于鉴定和筛选患者;有利于对患者针对性实施心理护理;有利于把握美容手术的心理学禁忌对象。

美容心理评估的方法主要有观察法、访谈法和心理测验法。

常用的美容心理测验包括能力测验(如斯坦福-比奈量表、韦克斯勒智力量表),人格测验(如明尼苏达多项人格调查表、艾森克人格问卷、卡特尔16项人格因素问卷),情绪状态自评量表(如抑郁自评量表、焦虑自评量表、90项症状自评量表),自我体像心理测验(如田纳西自我概念量表、身体态度测试)。

美容心理咨询是美容心理咨询师和求美者通过心理咨询的技术和方法解决容貌审美的

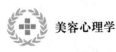

心理问题的过程。美容心理咨询不同于一般的美容咨询,它具有"心理"性的特点。

美容心理咨询是美容工作过程中的重要环节,也是美容工作者的基本技能之一,它在医学美容临床实践中有着重要作用:有利于求美者提高自我体像认识;有利于正确引导人们的求美行为;有利于挖掘潜力,促进自我心理美容;也可以作为美容手术的辅助手段。

美容心理咨询有着多种咨询形式。主要有个别咨询、集体咨询、门诊咨询、现场咨询、信件咨询、专栏咨询、电话咨询和网络咨询。

美容心理咨询过程是美容心理咨询工作者帮助求美咨询者解决美容心理问题的过程,一般工作程序应包括四个阶段:问题探索阶段、分析认识阶段、实施咨询方案阶段、巩固结束阶段。

美容心理咨询的技术包括参与性技术和影响性技术。参与性技术包括倾听、提问、鼓励、释义、内容反应、情感反应、具体化、参与性概述和非言语行为的理解与把握;影响性技术包括面质、解释、指导、内容表达、情感表达、自我开放、影响性概述和非语言的运用。

对美容心理咨询师的基本要求包括:必须具备专业的知识和能力、要积极维护来访者的利益、要自觉为来访者保密。

自测训练题

一、单项选择题

1. 反映一个测验工具的正确性是指该测验的(   )。

A. 效度　　　　B. 信度　　　　C. 样本　　　　D. 常模　　　　E. 标准化

2. "斯坦福-比奈量表"属于一种(   )。

A. 智力测验　　　　　　　B. 人格测验　　　　　　　C. 体像心理测验

D. 评定量表　　　　　　　E. 投射测验

3. EPQ测验中反映情绪稳定性的维度是(   )。

A. 内-外向　　B. 神经质　　C. 精神质　　D. 掩饰性　　E. 焦虑

4. SCL-90评定的时间范围是(   )。

A. 半个月　　B. 一个月　　C. 10天　　D. 一周　　E. 5天

5. SDS的分界值是(   )。

A. 50分　　B. 51分　　C. 52分　　D. 53分　　E. 63分

6. 关于SAS,下述(   )是错误的。

A. 有20个项目　　　　　　B. 使用简便

C. 全为正项计分项目　　　　D. 分四级评分

E. 是焦虑自评量表

7. 下面(   )不是心理咨询的形式。

A. 门诊咨询　　B. 网络咨询　　C. 电话咨询　　D. 现场咨询　　E. 电报咨询

8. 以下美容心理咨询的技术属于参与性技术的是(   )。

A. 指导　　B. 解释　　C. 面质　　D. 提问　　E. 自我开放

9. 以下提问方式属于开放式提问的是(   )。

A. "这件事情让你感到困扰吗?"　　　　　　B. "你经常失眠吗?"

C. "你怎么看待年龄与皱纹的关系?"　　　　D. 以上都是

E. 以上都不是

10. 以下美容心理咨询的技术属于影响性技术的是（   ）。

A. 指导　　　　B. 内容反应　　C. 情感反应　　D. 倾听　　　　E. 释义

二、名词解释

1. 美容心理评估　2. 美容心理咨询

三、简答题

1. 常用的美容心理评估的方法有哪些？

2. 常见的情绪评定量表有哪些？

3. 美容心理咨询有什么作用？

4. 美容心理咨询过程包括哪几个工作程序？

5. 美容心理咨询的常用技术有哪些？

案例分析

小王是某美容医院的实习生，在实习过程中，曾遇到一位即将接受鼻部整形手术的中年妇女张某。张某最近几天脾气变得很暴躁，常常会因为一点小事情就对医生大发脾气且极不配合。小王主动找到张某交谈。在交谈中小王观察发现张某始终眉头紧锁，眼睑和手指不自主震颤。张某表露自己对手术非常担心，担心出现麻醉和手术意外，担心术后创伤恢复慢或者留下瘢痕，担心手术留下后遗症及其他并发症，担心手术失败自己会变得更丑，会被同事朋友议论和嘲笑。为此她感到紧张、恐惧和不安，心情很不愉快，很烦躁。小王立即将张某的情况向带教医生反映，经过带教医生的心理评估，张某这种情况属于术前焦虑，需要适当服用抗焦虑的药物并配合进行心理疏导。

分析与讨论：

1. 在这个案例里，小王实际上运用了心理评估的哪些方法？

2. 要诊断患者张某为术前焦虑，带教医生可能会运用什么方法？采用什么工具？

实训练习

实训项目：美容心理评估技术运用

一、实训目的

掌握情绪状态自评量表（SCL-90、SAS、SDS）的测试方法及临床应用。

二、实训情境

背景资料：近年来，随着人们生活水平的普遍提高，美容整形越来越为大众所熟知和接受，并已逐渐发展成为一种时尚，成为时尚女性热衷的消费项目。因为各种原因前往各美容整形医院要求整形的求美者越来越多。有研究者认为，求美者心理异常的发生率远远高于一般人群。绝大多数求美者在术前或者术后都有比较明显的情绪反应，都存在不同程度的焦虑、恐惧、抑郁等。求美者一方面希望通过手术达到自己的目的，另一方面又害怕手术的痛苦和潜在的风险；担心术后的愈合是否自然，担心手术部位的功能及家人、社会的看法等。因此，为了更好提高对受术者的护理服务质量，提高美容整形的效果，避免医疗纠纷的发生，有必要及时了解受术者的心理状况。拟采用心理测验法。

三、实训要求

1. 利用在美容整形机构见习的机会,采用情绪状态自评自评量表(SCL-90、SAS、SDS)对受术者进行心理测评。

2. 整个量表测评过程,由学生组成团队的形式完成,每组选择一个量表对受术者进行测评。

3. 测评前应准备好测评量表、答卷纸、笔等;同时要求熟悉测评原理、测评程序及注意事项。

4. 测评结束后,根据被测评者的作答情况,对测评结果进行统计和分析,并书写测评报告。

模块八　摸准营销心理　赢得美容消费者之心

内 容 提 要

　　模块八探索美容消费者的消费心理、美容消费环境和广告对求美者购买心理的影响及美容消费者的价格心理，以引导美容从业者进行美容产品的市场推广。

 学习目标

　　知识目标：

　　1. 熟悉消费心理、营销团队心理的基本概念。

　　2. 掌握不同群体美容消费者的消费心理，广告对美容消费者的心理影响；美容消费者的价格心理特征及美容营销团队的心理素质培养。

　　能力目标：

　　1. 能正确地认识各种美容消费群体心理形成及变化规律。

　　2. 能为美容产品进行合理的广告媒体选择，从而增强广告的心理效应。

　　3. 能有效地把握消费者对美容产品价格的感受性。

　　4. 能科学地进行自我心理调适，以适应美容营销团队环境，体现团队合作精神。

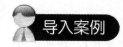 导入案例

做生意要瞄准女人

　　"做生意要瞄准女人"这句座右铭，已被许许多多的经商者所认识和注意。如果说消费者就是企业的"上帝"，那么女性消费者就是更为活跃的主角，他们至少左右了现实生活购买力（包括女性、儿童以及家庭所需消费的大部分，甚至很多男性消费品的购买与否也基本取决于女性）的四分之三。因此，充分掌握并巧妙地运用女性消费心理特征，积极吸引并成功诱导女性消费，应当引起企业营销者重视。在经营的实践中，有人总结出了女性消费心理引导十诀。

　　1. 激励女性的创造感。大部分女性认为，购物并使她们的家庭保持舒适而井井有条，就是最大的创造和骄傲，对创造性的向往是女性购物的主要动机之一。因此，应把握时机，引导她们对不同职业、年龄、家庭条件、兴趣爱好等方面的创造欲，从而触发购买欲。

2．借助女性"幻想"的魔力。女性基于一种窘迫的现实意识，喜欢以自己的实际生活为基础进行幻想，并常把幻想当作现实的组成部分。所以，巧妙运用女性所特有的不完全幻想，留给她们发挥幻想力的余地，同时满足幻想和实用价值两方面的需求，就极容易对她们产生作用。

3．鼓励女性用指尖"思想"。女性的触觉远比视觉发达，致使她们对事物进行决断时，必须相当程度地依赖触觉。在百货公司，女性购买者经过实际触摸后才决定是否购买，换言之，女性不只用大脑思想，也是用指尖"思想"的。因之对那些购物时表现得犹豫不决的女性，让其亲手触摸，效果会好得多。

4．帮助女性缩小选择范围。女性购物时，最讨厌只拿一样商品强行推销。但是，让她们多中择优，又增加了选择上的困难。可见，促使女性购物最有效的办法，就是让她们参与决定的过程，令她们感觉自己"慧眼识英雄"，缩小购物范围，达到推销目的。

5．借"被斥感"激起购买欲。女性从众心理尤其强烈，非常害怕自己属于"例外"之列，往往舍弃选择的自由，乐于在"从众泥潭"里打转。因此，恰当地利用女性从众心理，积极引导女性购物意向并付诸行动。

6．让虚荣女性拥有"唯一"。她们心中常有一种"只有我一个"的"唯一"意识，经常希望自己是"与众不同的一个"。所以向她们兜售商品时，若能提供大多数女性都向往的"唯有我用"的诱惑，会使其产生"我是唯一被选择的对象"之类快感，不仅能如愿以偿，而且还能用她们向自己同伴吹嘘而连带收到免费广告的效果。

7．不要撕破"书"的封面。"女性是一本内容和封面相去甚远的书"，为迎合潮流，她们很可能表露出与真实想法（内容）相反或别的主张（封面）。故此，必须先接受她们一口咬定的意见，给她们一个"面子"，再针对其真实本意发动攻势，才有希望探明深藏不露的真实意向。

8．用赞扬消解女性的烦恼。女性希望自己给人一种完美无瑕的形象，最忌讳被他人揭了"伤疤"。对于体型肥胖的女性，"胖"是绝对禁忌的。因之，店员应尝试赞赏她的高级小包、别致耳环、新颖装束等优点，营造良好的气氛之后，引导女性消费就容易收到事半功倍的效果。

9．"佩服"女性的一知半解。女性无法容忍他人的指责，稍受冒犯，就会在一瞬间勃然大怒。对待这类女性，应耐心地将她们当作见多识广的人，使其自尊心得以满足，她便自会欣然接纳意见。

10．运用权威意见促销。引导女性购买商品需要营销人员综合适用情感唤起和理性号召两种形式，热情地举出众多具有说服力的具体事例，显示出立即能得到的效果；而搬出那些较有名气的，为女性所熟知的权威人士，无疑是其中最为有效的方法。

（资料来源：http：//www.360doc.com/content/15/0707/06/659457_483242815.shtml）

任务一　区分不同美容消费群体心理

在美容产品的市场营销中，消费者经常以群体的方式对美容市场运行产生影响。研究消费者群体活动中表现出来的种种心理现象和行为特征，有利于帮助美容行业中的企业有效地利用资源，选择目标，制定出相应的营销策略。

一、消费者群体的概念与分类

1. 消费者群体的概念 群体是社会生活的基础,是为了共同目的,以一定方式结合在一起,彼此之间存在相互影响,心理上存在共同感并具有情感联系的两人或更多的人组成的集体。群体是人类存在的基本形式,人们总是通过一定的群体来参加社会活动。群体也是个体实现理想抱负、发挥聪明才智的舞台。群体由一定数量的成员构成;群体成员在心理上彼此意识到对方,存在一定的相互作用与相互影响,成员往往具有一定的共同目标;群体是组织化的人群,具有一定的结构和规范,成员间相互协作、密切配合,这种结构和规范是群体在自身的活动过程中自然形成的。

消费者群体的概念是由社会群体的概念引申而来,消费者群体是指具有某种共同特征的若干消费者组成的集合体。这些共同的特征包括:消费者的年龄、性别、兴趣、收入、学历层次、职业等。根据多种特征对消费者进行区分,就形成了多个消费者群体。凡是从属某一消费群体的成员,都会表现出相同或相近的心理特征、购买行为和消费习惯。区分不同消费者群体心理,对企业从事生产、市场营销都有着重要的作用。

2. 消费者群体的分类 消费者群体可以采用多种标准进行划分,通常按以下几种方式分类。

(1)正式群体和非正式群体 根据消费者群体组织的特点可以分为正式群体和非正式群体。正式群体是指具有明确的组织目标、组织结构,成员有着明确的角色与分工的群体,如消费者协会、消费者俱乐部等。非正式群体是指由共同兴趣、爱好而自发形成的群体,该群体没有严格的组织与制度约束,如海外旅游中临时组建的化妆品购物团体。

(2)所属群体和参照群体 根据消费者与群体的关系状况可划分为所属群体与参照群体。所属群体是指消费者实际加入其中或所属的群体,如家庭群体、工作群体等。所属群体的构成,一般可分为两种情形。一种是由具有共同的信念、价值观、审美观的个体所构成的群体,它是个体的自愿结合,如美容化妆协会。另一种是由于各种社会和自然因素的制约所形成的群体,如50岁以上消费者,无论其生理状态多么年轻态,年龄因素使其成为中老年群体中的一员。所属群体对消费者的影响是直接的、显现的、稳定的。

参照群体是指消费者期待加入,但实际尚未加入的群体。该群体的标准和规范对消费者往往具有很强的示范作用,会成为消费者行为的指南。明星、企业家、领袖人物往往成为消费者心目中的参照群体。对消费者个体来讲,参照群体是可以改变的,消费者们总是在不断地选择对自己更具吸引力的参照群体。

(3)长期群体与临时群体 根据消费者对群体依存时间的长短可划分为长期群体与临时群体。长期群体是指消费者加入某群体时间较长,长期接受该群体规范与准则的约束,对其成员行为具有稳定而重大的影响。如某美容院通过营销策略,将若干消费者发展成会员,并长期对其进行美容服务价格优惠、消费积分、积分兑奖、免费聆听美容讲座等,使消费者在消费过程中获得优惠,并产生消费依赖。临时群体是指消费者暂时参与某个群体,如商场短期促销,部分消费者参与限时抢购,同时激发消费者的购买愿望。临时群体对消费的影响是暂时的。

二、美容消费群体的心理特征

1. 从众性消费心理 研究表明,许多人在消费过程中都有从众心理。许多美容消费者在购买美容产品或服务之前,往往会进行调查询问,了解其他购买者使用情况以验证效果如何,医学美容产品消费者表现尤其突出。其他使用者对美容产品的效果和品质所持态度会直接影响该消费者的购买决定和购买行为。

2. 参照性消费心理　参照群体是个体在购买或消费决定中的参照框架,其作用是促使个体形成一般的或者特殊的消费态度、消费心理或特殊的消费行为导向。如追求时尚、追求消费新热点的"追星族"等消费现象,就是参照群体对消费心理影响的典型表现。由于消费者对参照有效仿的愿望。因此,参照性消费群体也会影响到消费者对某些事物的看法或某些产品的态度,并促使消费者的行为趋于某种一致化,从而影响消费者对某些产品和品牌的选择。如化妆品生产企业为了不仅吸引消费者眼球,而且能够影响消费者的购买行为,拉动消费,企业往往会选择消费者比较喜欢的明星、行业的领军人物等作为企业产品的形象代言。

3. 多样化消费心理　美容消费者具有不同类型的消费心理,如求实心理、求名心理、求新心理、求美心理等。由于消费者的生理状况、收入水平、文化程度、年龄、职业、性格、生活习惯等各有所异,对各类美容产品及服务的需求、关注程度存在差异,这就决定了美容消费者的消费心理呈多样性与复杂性。因此,美容产品及服务的营销必须符合消费者的心理特点和变化,美容产品及服务的品种供应要齐全,营销方式要灵活多样。

4. 发展性消费心理　随着社会经济的发展和人们生活水平的不断提高,消费者对美容产品和美容市场服务的需求也在不断地发展和变化。美容市场发展趋势也是由低端向高端、由简单向复杂、由被动消费向主动消费过渡,许多潜在的消费需求正不断地成为现实的购买行为。例如,消费者对抗衰老美容产品及服务的需求日益增加,这就要求新美容产品的研发与消费者市场需求的发展相适应。

从发展心理学、社会心理学的角度来看,不同年龄、不同性别的消费者由于生理、审美、生活方式、价值观、社会角色、社会活动等方面存在差异,必然会产生不同的消费心理。这种不同的消费心理必然会对美容产品及服务的购买行为产生影响。对于美容行业来讲,性别和年龄也是划分消费群体的标准。

三、不同性别群体与消费心理

1. 女性群体的消费心理　据不完全统计,我国女性占全国人口的48.7%,因此在美容产品购买活动中,女性消费者起着重要的作用。随着女性受教育程度、收入水平和社会经济地位的提高,女性消费者已构成了一个潜力极大的消费者市场。现代女性承担着多重角色,比如在家庭中承担了女儿、妻子、母亲等多种角色,她们不仅为自己购买所需的商品,也是大多数美容产品的主要购买者。女性消费心理特征主要表现在以下几个方面。

(1) 消费个性化、多样化　爱美心理是每一位女性消费者普遍存在的一种心理状态。这种心理状态反映在消费活动中,就是追求更多的消费品。随着女性消费者经济地位的独立和提高,女性的个性倾向越来越明显。现代女性的生活形态已经从大多数相同的标准形态转入个性化形态。她们不再以同一标准为目的,而是去追求自己的个性化生活,具体表现在消费活动中,即追求个性化商品与服务,以提高自己的社会形象。

(2) 感性消费、随意性强　女性消费者大多感情丰富,情绪富于变化。在消费活动中,她们容易受感情的支配与影响,产生临时的、冲动的购买行为。据调查显示,93.5%的18～35岁之间的女性都有过各种各样的非理性的购买行为,比如受商品折扣、朋友、广告、营销人员、情绪等因素的影响进行的感性消费。这些非理性消费占女性消费支出的20%左右。

（3）挑剔性购买，选择性强 女性消费者在购买商品时，求全心理也较为突出，在商品的使用价值方面考虑较多，挑选商品时间比较长。

（4）注重商品的实用性和具体的利益 绝大多数女性消费者在购买商品时，十分关注商品的实际效用和具体利益。

（5）有较强的自我表现意识和自尊心 女性消费者对外界事物反应大多敏感，容易受环境气氛的影响，有较强的自我意识和自尊心，希望得到社会的尊重与认可。购买商品时，她往往以选择的或挑剔的眼光、一定的购买标准来评价自己与别人。例如在购买活动中，美容导购员的表情、语气、语调、眼神、语言表达内容等，都会影响到女性消费者的自尊心，进而影响其消费行为。

2. 男性群体的消费心理

（1）购买产品的目的明确，果断性强 男性消费者在购买活动中有明确的目标，碰到符合心理要求的目标时，他们能果断决策，将购买愿望转化为购买行为。与女性消费者相比，男性消费者购买产品时的理智和自信要多一些。在购买上也富有主见、个性和独立性明显。

（2）注重产品的整体质量和使用效果 男性消费者对一些价格昂贵、结构复杂的高档产品的性能了解更多，在购买活动过程中，很注重产品的整体质量，不易受外界环境、包装、销售人员等因素影响。

（3）购买产品时力求方便、快捷 一般男性消费者很少闲逛购物中心。遇到自己所需要的商品，他们会迅速购买，尽快离开。他们对商家出售产品时的烦琐手续、拖延时间的作风非常反感。

四、不同年龄群体与消费心理

1. 少年儿童群体的消费心理 少年儿童消费群体是指由 1～14 岁的消费者组成的群体，包括婴儿、儿童和少年。这部分消费者在人口总数中占有较大比重。目前，我国少年儿童占全国人口的 38％ 左右，少年儿童的特殊需求已构成了一支庞大的消费群体。

少年儿童群体一般是由父母做出消费决策，虽然少年儿童很少自己购买美容产品，但可以对父母买什么产品产生一定的影响。例如，美容产品的营销可以从少年儿童的心理、父母对子女关爱和呵护的心理进行研究，以健康、安全、舒适的需要和满足为出发点，力求在美容产品的包装、气味、色彩、符合少年儿童群体兴趣等方面能满足消费者的心理需要。

2. 青年群体的消费心理 青年消费群体是指由 15～35 岁的消费者组成的群体，是少年向中年过渡的年龄阶段。其消费心理具体表现在以下几个方面。

（1）追求时尚、重视品牌 青年消费者内心丰富，思想解放，富于想象力，敢于尝试新产品，在购买活动过程中追求商品的新、奇、美、名，不惜重金购买名牌商品，领导消费新潮流，以满足自己的需求心理。他们往往是新产品、新消费方式的追求者与尝试者。例如，青年人在购买牙膏时首先尝试带有美白牙齿功效的牙膏，尽管这类牙膏的价格比一般牙膏的价格高出 2～3 倍。

（2）突出个性、表现自我 随着生理发育的成熟和社会活动的增多，青年人追求个性，并越来越重视自己的形象。青年消费者常根据个人的兴趣、爱好、性格有选择地挑选带有个性化的商品。青年男性讲究商品的品牌、品质，消费慷慨大方；青年女性注重商品的款式、色彩，追求美感与舒适。女性在选择化妆用品时，十分关注产品的包装。例如，颜色醒目、设计张扬、时尚的包装会吸引更多的青年消费者，这些设计元素可以表现青年消费者的性格和兴趣。

（3）注重情感、冲动性强 青年人消费欲望强烈,在购买商品时,多注重情感,易冲动消费。即使无购买计划与购买能力,也会想方设法购买,甚至超前消费。

相关链接

新婚青年消费群的心理特征

结婚组建家庭是人生中的必经阶段,大多数人都在青年阶段成家立业。在此阶段,新婚青年消费群体有其特殊性,主要表现在以下几个方面。

• 新婚家庭需求多样化。在需求构成及顺序上,家用商品需求量最大,其次是吃、穿商品。对于美容产品的需求也是不可缺失的一部分,主要是日化用品、护肤产品、彩妆产品等。

• 购买时间相对集中。新婚青年购买结婚用品一般与结婚时间有着密切关系,往往集中于婚前一段时间突击购买。受我国传统婚嫁习俗的影响,婚礼时间相对集中,一般会选择元旦、春节、劳动节、国庆节期间。因此,节日前后会形成结婚用品的购买高峰。

• 追求商品浪漫化、现代化。新家庭的组建,使新婚青年对生活充满希望,在消费过程中,他们越发追求物质与精神生活的品位,追求浪漫的生活气息。在这一心理支配下,求新、求美、求吉消费需求成为新婚家庭选购商品的标准,哪怕价格再高些也在所不惜。

3. 中年群体的消费心理 中年消费群体是指由 35～55 岁之间的消费者组成的群体,是青年向老年过渡的年龄阶段。我国处于这一阶段的消费者人数众多,负担较重。他们不仅掌握着家庭消费品的购买决策权,同时也左右着未成年子女、老人的购买大权,既是消费行为的决策者、执行者、影响者,又是商品的体验者与使用者,在消费群体中处于非常重要的位置。中年消费群体的消费心理具体表现在以下几个方面。

（1）消费素质水平高 当前我国的中年消费者为 60 后、70 后出生的人群,总体上有较好的教育经历、社会阅历,综合素质不断提高,消费稳健、成熟,是素质最高的消费群体。

（2）把握理性,抑制冲动消费 随着科技水平的不断提高,商品信息反映出传递快捷、更新频繁、准确性高的特点。中年消费者在对商品信息接收和分析的过程中,提高了消费的理性水平,对市场和商品谨慎审视、理性分析,对商品的品质、效用、价格更为重视,理性购买多于冲动性购买,抑制感情用事,计划性强。例如,许多中年人对美白或抗衰老的美容产品需求比较迫切。在购买前他们通常首先会表现出质疑,向美容导购问清产品成分、使用方法、生产厂家、安全和价格等问题,做出个人理性的分析,与市场同类产品或个人购买经验做比较,最后才做出购买的决策。

（3）突出个性,表现自我 消费个性化是中年人在消费活动中的普遍反映。他们把个人或家庭的消费与社会、环境、自然紧密联系,突出表现自己的个性特点、兴趣爱好、身份地位等。

4. 老年群体的消费心理 老年消费群体是指由 55～60 岁以上的消费者组成的群体。我国人口老龄化步伐加快,人口的发展趋势将会对美容市场的营销产生深刻的影响,因此应当重视开发老年人的美容产品和服务。老年群体在消费心理与其他消费群体有许多不同之处。其消费心理具体表现在以下几个方面。

（1）心理习惯性强,对产品、品牌的忠诚度高 老年人在长期的消费生活中形成了一个比较稳定的态度倾向和习惯化的行为方式。对品牌的偏好一旦形成,钟情于老字号并倍感亲切,很难改变。为争取更多的老年消费者,美容企业要花费很多的精力去改变他们的思维模式。

(2)注重实际,追求方便、实用和舒适 老年消费者心理稳定程度高,注重实际,较少幻想,购买动机以方便、实用为主。由于老年消费者的生理原因,其对商品的适应能力下降,因此,他们对商品的舒适程度十分在意,不追求豪华,不追求新材质,而追求适合自身,方便、安全的商品或服务,对商品的外包装、造型和颜色等通常不太在乎。

(3)部分老年消费者抱有补偿性消费动机 在子女成人独立且自身经济负担减轻后,部分老年消费者产生了强烈的补偿心理,试图补偿过去因条件限制而未能实现的消费愿望。例如,老年人在美容、美发、美容保健品、健身娱乐等消费方面,同青年一样有着强烈的消费兴趣。

任务二 消费环境和广告对美容消费者购买心理的影响

任务一介绍了求美者的消费心理,了解求美者消费心理的共性特征和差异化消费心理特征,基于求美者的消费心理,我们要做出相应的营销方案,成功的一系列的营销活动能让消费者驻足,吸引消费者眼光且过目不忘,激发消费者的求美需求和挖掘求美者的潜在需求,对扩大美容消费市场,对促进美容业蓬勃健康发展有着重要的意义。

一、消费环境对美容消费者购买心理的影响

爱美是人类的本能,美能让我们赏心悦目,心情愉快,同样,美容消费环境是顾客消费的入口,漂亮、干净、舒适的美容消费环境会吸引消费者的目光,放慢他们过往的脚步。只有消费者光临,我们才有机会去了解客户需求,与其交流并提供服务。美容消费环境质量的好坏直接影响到了美容服务的质量,改善美容消费环境质量对提高消费者满意度是非常重要的。

(一)店容店貌与消费者心理

1. 招牌名称与消费者心理 招牌名称既是消费者借以识别店面的标志,也是店面树立形象与风格、招揽消费者的牌号。一个设计精美、具有高度概括性和吸引力的招牌会对消费者视觉刺激和购买心理产生重要影响。

消费者通过店面招牌,寻找自己的购买目标。醒目、易记、具有强烈吸引力的店面招牌对消费者购买活动会产生以下心理作用。

(1)引起注意、激发兴趣。新颖独特、富有艺术气息,能够强化店面形象与风格。突出主题和产品文化的招牌往往能快速抓住消费者的视觉,激发消费者的兴趣。

(2)目标引导,方便消费者。富有商业气息,突出服务项目和卖场文化的招牌更有利于消费者寻找购物目标。例如,"皮肤管理中心""美容美体会所""化妆品店"等都在招牌上清晰显现了店面的经营范围与经营项目,给消费者购买活动提供了极大方便。

(3)突出传统,反映特色。我国各地都有一些老店,美容企业也不例外。这些老店在招牌设计与命名上还都保留着传统的经营特点。例如,"谢馥春"是中国第一家化妆品企业,其历史可追溯到清朝末年,创始人谢宏业取"谢馥春"为店名,如今扬州谢馥春化妆品有限公司仍在使用"谢馥春"作为店面招牌。

(4)易于传播。一些店面招牌的设计易读、易记,给消费者留下深刻的印象。

2. 店门设计与消费者心理 店门是卖场内部和外部的分界线,它可将内外环境隔离开来,从而形成独特的内部消费环境。同时,店门也是外部店貌吸引消费者的一个重要场景。门体的设计不仅要从装饰的角度来考虑对消费者心理的影响,而且还要方便消费者的进出。

店门按开放程度可以划分成以下几种类型。

(1)开放型。商店临街的一面完全开放,出入口与店面基本同宽或尽可能大,消费者在过往中很容易看到店内的商品陈设,以满足消费者方便、实用、经济的心理需求。

(2)半开放型。店门占建筑门面的一半左右,出入口两端临街的一面通常设有橱窗,以陈列各种商品。这种设置主要是突出橱窗陈列的商品,起到宣传商品的作用。这种设计非常适合化妆品、美容护肤品,便于消费者浏览和选购商品。

(3)封闭型。店门出入口较小,临街的一面有时设有有色玻璃橱窗。这种封闭的出入口设计,容易使消费者产生神秘、典雅、高贵的感觉。这种设计非常适合美容会所店门设计。由于美容消费者多为具有特定消费意向人群,因而消费者出入不够频繁,一般不会影响消费者出入。

(4)畅通型。店门设计通常有多个,一般会明确标识"出口""入口"。此种店门设计适用于规模大、客流量多的大型商场,可最大限度地满足消费者进出方便。

3. 橱窗设计与消费者心理 在现代营销活动中,橱窗既是一个重要的广告形式,也是装饰商店门店的重要手段。它是以商品为主体,通过装饰画面及布景道具的衬托,在特定的空间里配合灯光、色彩、文字,进行商品介绍和宣传的综合艺术形式。一个布置精美的橱窗,能够起到指导消费、促进销售的作用。橱窗设计对消费心理的影响如下。

(1)引起消费者注意和兴趣。橱窗是费用较低、见效较快的广告媒体。在繁华的街道上,行人穿梭在琳琅满目的各种商品的橱窗前,一个构思精巧、有创意的橱窗布置很容易引起消费者的注意,使其不由自主地产生打量整个商店的动机。

(2)激发消费者的购买欲望和信心。商家通常会把精选出的重要商品放在橱窗里进行展示。根据消费者的兴趣、爱好、季节性变化把热销商品突出展示出来,并配以形象说明该类商品的质量、价格以增强消费者的购买欲望和购买信心。

的橱窗却仅仅只有一个手提公文箱大小,里面只摆放一件首饰,毫无疑问,墙壁与橱窗颜色的对比、情调、比例及格局,都是经过艺术家精心设计的。离此店不远处还有一家经营高档珠宝的礼品店"劳伦泰勒",其橱窗的设计更是别具匠心,它的橱窗通常在每年的圣诞节前一个月就被蒙上了华丽的彩布,艺术家们按照一年一度的设计方案确定主题,精心布置一周左右的时间。当圣诞节前,购物高潮开始时,在乐队的伴奏下,在摄影师灯光的闪烁以及观众们期盼的欢呼声中,橱窗帷幕徐徐拉开,瞬间产生的轰动效果令人惊奇。相关媒体的记者争相报道这一橱窗的艺术风姿。这种充满精心设计、创意独特的橱窗,营造了一种高档、雅致的营销环境和购物氛围,无形中吸引了广大消费者的注意并激起了强烈的购买欲望,起到了鲜明的塑造企业形象的效果。

(二)消费场所内部陈设与消费者心理

消费场所内部环境设计是商店整体布局、内部装饰、货架陈设计、色彩、照明、音响、空气质量等状况的综合体现。

1. 商品陈列与消费者心理 商品陈列包括商品选择、排列方式的设计及陈列的装饰衬托等方面,是店内陈设的核心内容。陈列就是"不说话的售货员",它的主要任务是向消费者提供商品的各种信息,商家要想真正利用陈列完成销售任务,就必须掌握商品陈列的基本原则与方法。

(1)美观整洁,吸引消费者。商品陈列不仅讲究层次、密度,还要讲究干净、整洁,合理利用有效空间,给人以美感。

(2)合理陈列,提高商品的能见度。通常来说,普通顾客无意识的展望高度为 0.7~1.7米,可视宽度为 1.5~2.0 米,观看不在视线之内的商品,会引起消费者种种不适。因此要想使货架上的商品让消费者看得见,柜台设置的高度要适应消费者的习惯视觉高度。

(3)适应消费者购买习惯,方便选购。商品的摆放应有一定的规律性,以方便消费者的选购。例如,在美容产品专柜上,将补水类、美白类、抗衰老类等护肤品分类摆放,并且每一类的多个产品按使用顺序依次摆放。

2. 内部辅助设施与消费者心理 目前,国内许多高端美容服务机构在实现基本商品交换、满足销售的同时,还在追求给予消费者"快乐消费"的共享空间,旨在为消费者提供多功能、个性化、高层次的消费需求。没有直接商业目的,为消费者提供的非商品销售的服务性设施或特色服务,即为辅助设施,以满足消费者消闲、娱乐、学习、交际等精神和心理的需要。消费场所内部常用的辅助设施如下。

(1)硬环境辅助设施 大中型企业为消费者提供的服务性空间包括消费者休息室、吸烟室、影音室、临时幼儿托管中心、停车位、健身室、公用电话等多方面设施。从表面上看,这些辅助设施的建立加大了企业经营成本的投入,减少了销售空间,但无形中却增加了商业功能,延长了消费者停留的时间。这种辅助设施的建设有助于培养消费者积极的因素,同时强化了企业的形象和实力。

(2)软环境辅助设施 当前企业之间的竞争,已由产品、价格的竞争转化为服务的竞争,服务设施中的"气氛"已成为一种特殊的竞争手段,也被称为软环境。通常影响企业"气氛"的因素包括了气味、声音、色彩、照明等。气味会影响企业服务和产品本身的形象。例如,当消费者走近美容产品专柜,或踏入美容院时,会被一种香味所吸引,甚至驻足。声音也是创造消费环境气氛的有效因素。如美容师亲切而温柔的话语声,轻松舒缓的背景音乐,都能让消费者感到享受,令消费者心情愉悦,促进产品销售。色彩装饰既是一种营销手段,又是一门艺术。心理实验证明,消费者在感知事物、认识形象上,色彩起着重要的识别作用,它会对消费者产生不同的心理感受。暖色可以使人产生热烈、兴奋、紧张的心理效应;冷色使人感觉到宁静、幽静、安定;黑、白、灰则为中性色,不含任何情感倾向,可起到调和作用。照明直接作用于消费者的视觉,恰当的照明效果对增强消费者吸引力、调动消费者兴趣具有良好的心理作用。例如,美容企业通常会选择一种有代表性的颜色,用于内部消费环境的主色调,同时还可以包括产品包装袋、员工服饰等方面,以形成企业特有的色彩形象。在色彩的选择中,每一种色彩都会使人产生一定的心理感受,从而产生丰富的联想。

二、广告对美容消费者购买心理的影响

在现代生活的今天,企业不仅需要创造好的产品,也要通过现代媒介把好产品传递给消费者,酒好不怕巷子深的时代一去不复返。在我们耳熟能详的品牌中,都是通过信息传播和广告对消费者的购买行为和品牌认知度造成影响的,如"巴黎欧莱雅,你值得拥有""你本来就很美"等这些广告语不仅被消费者熟记,并且广告背后所代表的品牌已经融入了消费者的生活。

(一)广告的含义和作用

1. 广告的含义 "广告",就是广而告之,是指广泛地告知公众某事物的宣传活动。中国大百科全书出版社出版的《简明不列颠百科全书》对广告的解释是:广告是传播信息的一种方式,其目的在于推销商品、劳务、影响舆论,博得政治支持,推动一种事业或引起刊登广告者所希望的其他反应。

商业广告是指特定的广告主(企业)有计划地以付费方式通过大众传播媒体向其潜在消费者传递商品或劳务信息,以促进销售的公开宣传方式。

2. 广告的作用 广告已经成为企业普遍采用的信息传播主要方式。广告在产品营销活动中的作用主要体现在以下几个方面。

(1)传递信息,诱导消费 传递信息是广告最基本的作用,广告可以帮助消费者了解美容产品或服务的功效,诱导消费者的需求,影响消费心理,刺激购买行为,创造销售机会。

(2)介绍产品或服务,引导消费 在新产品层出不穷的市场中,消费者很难选择的情况下,广告宣传能使新产品、新的消费意识迅速流行,并形成一种消费时尚。例如,广告对产品有效介绍,可以帮助消费者在众多的同类美容产品中比较和选择。因此,优秀的广告是一种文化消费,可以引导消费走向健康。

(3)树立形象,促进销售 先声夺人的广告宣传,加深了消费者对企业和产品的记忆和好感。消费者在自觉与不自觉中常常参考广告来购买产品。广告可以在一定程度上展示企业的规模和知名度,在消费者心目中树立起良好的企业形象和品牌优势,以促进销售,巩固和扩大市场占有率。例如,"上海华美医疗美容医院"的广告就非常成功,许多求美者都是通过广告知晓这家医院的。

(二)广告媒体选择的心理特征

广告传播是通过媒体来进行的。广告媒体是指使广告接受者产生反映的物质手段和方法,即广告信息和广告创意的物化形象的载体。目前企业选择的广告媒体种类很多,主要有报纸、杂志、广播、电视、网络、电子显示屏、POP广告等。随着市场竞争日益激烈,广告媒体还

有不断扩大的趋势。

1. 报纸广告 报纸是我国当前使用最普遍的广告媒体。据统计,我国报纸已有数千种,其中,地方报纸和专业报纸约占90%,这些报纸几乎都做广告。报纸广告的心理特征主要有如下几个方面。

(1)消息性。报纸向来以刊登消息为主,其消息性也反映在广告方面。尤其美容新产品研制成功的消息在报纸上刊登以后,可以促进新产品的销售。

(2)准确性。报纸广告以传播及时、准确著称。它能用最快的速度把广告信息准确地传递给消费者,并可以反复地、连续地传播,给消费者留下深刻的印象。

(3)信赖性。报纸在我国群众心目中素有威望,权威性高,消费者对报纸传递容易产生信任感。

同时,报纸广告也有其不足之处。报纸时效短,内容繁杂,不易引起读者的注意;尤其不能清晰、完整地反映产品的色彩、包装等外观品质,对消费者的视觉刺激较弱,在一定程度上影响了广告的效果。

2. 杂志广告 杂志也较早地用作广告宣传,是仅次于报纸的第二大广告媒体。其心理特征主要有如下几个方面。

(1)读者集中,针对性强。无论是专业性杂志还是一般消遣性杂志,都拥有较集中的读者阶层,如《瑞丽》《时尚》等专业美容和时尚杂志的读者多为爱美人士或美容从业者。因此,许多美容企业选择这类杂志刊登美容产品或服务的图文信息。

(2)吸引力强,宣传效果好。杂志广告印刷精美、色彩鲜艳、制作讲究,多采用彩色摄影技巧,使商品的外在品质得以生动、逼真地体现,艺术表现力强,引人注目。

(3)保存期长。杂志多为月刊或季刊,阅读周期长,可用充裕的时间详尽地阅读,也可以反复阅读,从而起到累积复加的宣传效果。

杂志广告也有不足之处。发行周期较长,时效性差;专业性强,接触对象不够广泛;版面紧张,无法保证适时刊登。

3. 电视广告 电视广告集听觉形象和视觉形象于一身,集图像、声音、色彩、动作、文字于一体。其心理特征可表现在如下几个方面。

(1)传播面广,影响力大。电视在我国有很高的普及性,通过收视者的相互影响进一步扩大宣传范围和效果。因此,电视广告的覆盖率很高,成为大众化、通俗易懂、最能赢得观众的媒体。

(2)视听结合,诉求力强。具备同时播出影像、声音以及色彩、文字的功能,并且可以有情节、有故事,能够充分、真实且艺术性地反映商品全貌,感染力和说服力很强。

(3)表现手段、方式灵活多样。作为一种视听结合的媒体,电视可运用多种艺术形式与表现手段,内容上可多可少,时间上可长可短;创意上可有故事型、证明型、生活型等多种结构;形式上可采用戏剧、摄影、电影、舞蹈、音乐等多种形式。

电视广告虽然能将广告意图进行最大限度地表现,但也存在不足之处。电视广告制作复杂,费用昂贵;播放时间受限制,难以保存;适应性不强,尤其对专业性强、目标市场集中的商品来讲,传播面太宽,可能造成浪费。

4. POP广告 "POP"是英文的缩写形式,现实中常译为售点或卖点。POP广告又称为现场销售广告,是指在超级市场、百货商场、连锁店等零售店的橱窗里、走道旁、货架、柜台、墙面甚至天花板上,以消费者为对象设置的彩旗、海报或门口设置的大型夸张物等广告物件。

POP广告的使用可以弥补其他媒体广告的不足,强化零售终端对消费者的影响力。现场的 POP 广告能唤起消费者的记忆,进一步激发购买欲望,特别是在自助商店、超级市场等无人售货的卖场中,POP 广告可以代替销售人员起到直接诱导说明的作用。其心理特征可表现在如下几个方面。

(1) 直接性。POP 广告在消费者购置货物的时间和地点上对消费者产生影响,从而对消费者的最终决策起着最直接的宣传和诱导作用,并能快速帮助消费者知晓有关商品的价格、用途、促销方法等信息。

(2) 视觉性强。POP 广告充分利用销售现场的三维空间关系及整个色调、光线、照明等环境情况,配合所陈列商品的大小与展示情况,使广告形象突出,视觉效果最佳,从而刺激消费者的购买欲望。

(3) 诱导性。POP 广告是其他广告的延伸,对消费者已有的广告意向能产生强烈的诱导功效,激发起消费者的冲动型购买欲望。据统计,一般情况下,目的性非常明显的消费仅占总消费行为的 28%~30%,而其他多数消费行为都是受 POP 影响和驱动的。

(4) 系列性和多种类。POP 广告可以补充报纸、杂志、广播、电视广告的不足,混合应用多种类型的 POP 广告媒体,可以营造热烈的销售和促销气氛;同时多种表现手法,形成系列性整体广告,有助于塑造商品的整体形象。

5. 网络广告　近几年来,国际互联网广告媒体以惊人的速度增长。它以独特的诉求方式存在。它具有以下几种心理特征。

(1) 网络广告是"活"的广告,查询起来十分方便,由一个感兴趣的问题一步步深入到具体的信息。

(2) 网络广告可以随时检索、查阅,能保留较长时间。

(3) 网络广告可以有效地进行顾客研究,可在网站或网页中准确记录来访者数量和被访问次数,甚至可记录访问者的情况,以获得双向的广告效果信息。

(4) 网络广告可以把广告信息全天候不间断地传播到世界各地,且信息量不受限制。

当然,网络广告也受到一些限制,如有些上网者目的不是商品,看到广告时产生反感,影响了广告的传播效果。

(三) 增强产品广告效应的方法

生活在当今社会的人们无时不刻在自觉或不自觉地接受着广告文化的浸染、熏陶,甚至受其影响人们的行为已有所改变。因此,强化产品广告的传播效果成为广告人与企业非常关注的问题。利用受众的心理效应提高广告的传播效果,是企业首选的方法。

1. 提高广告的威信力　传播学研究认为,当受众把传播者或信息来源确定在高权威性、高可靠性的位置上时,这种认定就会转变为对信息内容的信任。例如,一些护肤品的广告就是利用医生的权威性,来赢得人们对于广告产品的信任,从而达到了商家预期的广告效果。

2. 提升广告的亲和力　塑造广告的亲和力是指让受众感觉传播者是"自己人",从而对广告中传播的内容更信赖,更容易接受,提高了传播者的影响力。如何提高广告的亲和力必须做到以下几点。

(1) 立场相同。传播者与受众在世界观、信仰、理想等方面大致相同,从而容易建立起一种特殊的、亲近的关系。

(2) 背景相同。传播者与受传者在民族、经历、职业、年龄等方面相同点越多,就越容易形成"自己人"效应。

(3) 个性相投。传播者和受传者之间的兴趣、爱好、性格、气质等相近或相投,就容易提高传播效果。

（4）利益一致。传播者若能让受众相信他们的利益是共同的，一损俱损、一荣俱荣，那么就易于形成"自己人"效应。

3. 运用名人影响力 名人广告具有晕轮效应，它是指当人们在广告中看到自己喜欢的名人为其代言的产品进行宣传时，会不由自主地把自身对偶像的喜爱，嫁接到广告商品上，于是对广告商品也产生信任感，并予以推崇。名人广告的晕轮效应实际上就是一种"爱屋及乌"心理，这种心理决定了广告的效应。例如，许多美容企业会选择电影明星、体育明星等名人代言自己生产的产品，借明星的名气扩大企业和产品的知名度。

（四）广告心理效果的测定方法

1. 广告心理效果测定的概念 广告的效果是指广告活动实现其目的的程度，涉及经济效果、社会效果和心理效果三个方面。广告的心理效果是指广告传播活动中在消费者心理上引起的各种反应，主要表现在对消费者认知、态度、行为、记忆、理解、情绪等方面的心理影响。

2. 广告心理效果的测定方法 广告心理效果的测定大致分为心理效果的事前测定、事中测定和事后测定。

广告心理效果的事前测定是指在广告作品尚未制作完成或正式发布前，广告人对广告作品进行评估，它包括如下方法。

（1）专家意见综合法。专家意见综合法是在广告作品或媒介组合计划做好之后，通常要拿出几种可供选择的方案，请有经验的广告专家、权威人士、营销专家等进行测定，多方面、多层次地广告作品和媒介组合方式产生的效果做出预测。

（2）消费者评定法。消费者评定法是指选择一定数量的具有代表性的消费者，根据他们对广告形式的喜好来判断，直接审定广告效果，可邀请内部职工或同行评定，也可直接征求消费者的意见。

（3）检查表测定法，又称采分法，是指将同一产品的若干幅表示不同创意的广告，让评审者从比较中测定哪一幅广告更能吸引人们的注意力，以便选用其中最好的一幅。

（4）言词反应法。言词反应法是指将一幅广告作品向消费者展示几秒钟，然后收回广告作品，并要求消费者马上讲出几个他当时想到的言词，测试人再将各位消费者的反应词汇总起来进行心理分析，可以通过消费者所产生的联想，判断消费者对所看到广告的心理反应，测定对产品的态度。

（5）机械测定法。机械测定法包括人的视线习惯测定；从文字直写与横写的易读性测定排列顺序；瞬间显露测试，如看文案时最先看到的是哪一部分。

（6）概念测定法。概念测定法是指针对广告表现的概念进行的测试，以寻求最贴切的方式和最具冲击力的策略，以便作为广告出击的依据。

（7）节目分析法。节目分析法是指在节目播映前，测试视听者对节目或广告喜爱的程度。通常的方法是让被测试者视听所播映的节目，被测试者认为广告或节目引人注目时按绿钮，不引人注目或无趣时就按红钮，两者都否定时无需按钮。

广告心理效果的事中测定是在广告作品正式发布后到整个广告活动结束前广告心理效果的测定。其目的是检测广告计划的执行情况，以保证广告战略的实施。它虽然不能对整个广告活动的最终效果进行评定，但是它可以检验事前测定结果的准确性，并为事后测定广告效果积累资料，以保证事后测定的顺利进行。

广告心理效果的事中测定常用的方法有三种：市场试验法、回函问询法和分刊测定法。

（1）市场试验法。这种方法就是将广告活动分步骤展开，先在一两个地区推出广告，同时观察广告地区与非广告地区的消费者心理反应，这样就可以对广告的总体心理的效果进行预测。由于市场环境复杂，很多消费者的心理反应不可能在短期内显现，所以这一点就成为此方法最大的缺陷。为了避免这一缺陷，在采用市场试验法时，一定要充分考虑到其局限性，以保证试验的准确、可靠。只要整个广告活动事先经过周密策划，保证逐步推出广告不会引起混乱，并对未推出的广告作及时调整，通过事中测定直接研究消费者的心理反应，就能够对广告效果作出客观评价。

（2）回函问询法。这种方法是采用调查问卷的形式进行的。回函问询法通常是给回函者提供一定的优惠，鼓励消费者回函给广告主。有时还可以设计更详细的问询表，要求回函者填上自己的年龄、性别、职业等，以掌握更多的消费者信息。如果组织得好，回函问询法可以使广告主了解大量的实际广告效果资料。这是一种有效的测定方法。

（3）分刊测定法。这是比回函问询法更为严格的方法。如果广告主的一则广告已基本确定，但其中有一处或几处十分重要的地方尚未确定，广告主就可采用分刊测定法。即将广告作品分成两种，在上面编号，然后要求在选定的媒介的一半份数上用 1 号作品。这样，两则大体一致的广告作品，另一半份数上刊出 2 号广告作品同时出现在同一媒介上，其他干扰因素可以排除，哪种编号的作品回收的反馈多，就说明哪种作品的效果好。

广告心理效果的事后测定是在广告活动结束后，对广告的心理效果进行最终测定和评价。它既是对前一段广告效果的业绩评价，也为以后的广告工作提供经验教训。

事后测定最关键的一点是选择测定的时间。由于广告效果的延迟性，决定了广告播出后较短时间内，广告效果尚未完全发挥出来，如果过早地测定，就会使得出的结论不准确；相反，如果过晚地测定，则广告的效果可能已经淡化，也难以准确地反映实际效果。

根据广告对消费者心理影响的阶段不同，广告心理效果事后测定的指标也应有所侧重。通常运用消费者的注意度、记忆度、理解度、好感度、购买意向度等指标来反映。对于不同的指标，可以采用不同的方法进行测定，常用方法有以下几种。

（1）认识测定法。这种方法主要用来测定广告心理效果的注意度，即消费者对广告主及其商品、商标、品牌等认知程度。认识测定法具体可用注意率、阅读率、视听率等指标来衡量。

这种方法最早是由美容丹尼尔·斯塔奇公司发明并推广的。其做法是：由调查员直接到住户家进行访问，依据调查表的要求进行提问和交谈，边谈边记录；向被调查者提示昨天的报纸，并询问其对广告的接触状况；将调查对象中的读者分成似乎看过该广告的和确实看过该广告的两类；最后统计分析各类读者所占的比例，得出该广告的认知程度。

（2）回忆测定法。这种方法主要用来测定广告心理效果中的理解度。它不仅仅能查明消费者能够回忆起多少广告信息，更主要的是能够查明消费者对商品、品牌、创意等内容的理解与联想能力，甚至对广告的确信程度。

回忆测定法的基本做法是：测定被检测者先前看过的广告能否在脑海中留下印象，使其足以辨认该广告并且记住该广告的情形。有时给被检测者以某种辅助，如提示广告中有关的商标或厂商名称，询问广告的标题、插图等情形。这种方法询问的项目内容越具体越好，从中获得的反馈信息越多，越能鉴定对广告理解程度的高低。

（3）态度测定法。这种方法主要用来测定广告心理效果的忠实度、偏爱度等，所运用的具体形式有问卷、语意差异试验等多种方式。其中语意差异试验是比较简便的一种。此方法由美国的奥斯古等研究制定。它的原理是根据广告刺激与反应之间必有一个联想传达过程，通过对这种过程的测定,就可得知消费者对广告所持的态度。如令消费者在一系列相反的评语中进行挑选:美丽、丑恶;健康、衰弱;快乐、忧伤等,最后进行统计,得出结果。

(4)综合测定法。这是将上次广告效果与本次广告效果的若干指标用坐标图描绘并加以比较的方法。通过综合比较,可以衡量广告的总体心理效果。综合测定法的优点是比较全面,能够提供广告活动的综合性指数,便于检验整个广告活动的整体效果。

任何一种测定方法都不是尽善尽美的,心理活动本身的复杂性使测定工作有一定的困难。但是,心理效果测定能切实说明广告的真实效果,并能提供广告创作应遵循的消费者心理活动规律。

任务三 美容消费者的价格心理

在现实生活中,影响消费者心理与行为的因素很多,除了前一个任务里介绍的消费环境和广告以外,价格是影响消费者购买决策的最具有刺激性、敏感性的重要因素之一。在美容品市场中,价格可以看作市场的晴雨表。消费者的价格心理,是指消费者在购买过程中对价格刺激的各种心理反应及其表现。它是由消费者自身个性心理和对价格的知觉判断共同构成的。消费者的价格判断既受其心理因素的制约,也受某些客观因素影响,如消费环境、消费流行、商品外观。

一、美容消费者的价格心理特征

1. 消费者对价格的习惯性 消费者对价格的习惯性是指消费者根据自己以往的购买经验,对某些商品的价格反复感知,从而决定是否购买的习惯性反应。消费者的价格习惯心理一旦形成,往往要稳定并维持一段时间,很难轻易改变。当有些商品价格必须变动时,企业一定要认识到价格的习惯心理对消费者购买行为的影响,在制定和调整商品价格时,对那些超出消费者习惯性价格范围之外的商品要慎重行事,一定要弄清这类商品的价格在消费者心目中的价格上限和下限。

2. 消费者对价格的敏感性 消费者对价格的敏感性是指消费者对商品价格变动的反应程度。由于商品价格直接影响着消费者的生活水平,因此消费者对价格的变动会做出不同程度的反应。购买频度较高的商品,消费者的敏感性也较高,如食品、家庭日化用品等,这些商品的价格略有提高,消费者马上会做出强烈反应;而一些高档消费品,购买频度较低,即使价格比原有价格高出几十元、上百元,人们也不太计较,这是由于消费者对这类商品的价格敏感性较低所致。

3. 消费者对价格的倾向性 消费者对价格的倾向性是指消费者在购买过程中对商品价格选择所表现出的倾向。商品的价格有高、中、低档的区别,它们分别标志着商品不同的品质与质量标准。企业要充分考虑不同层次消费者的不同需要,研制生产高档、中档和低档等系列产品,采用合适的定价策略,满足消费者对价格的倾向性需求。

4. 消费者对价格的逆反性 消费者对价格的逆反性是指消费者在某些特定情况下对商品价格的反向表现。正常情况下,消费者总是希望买到物美价廉的商品,对于同等质量的产品总是希望其价格最低。但是在某些特定情况下,商品的畅销还与其价格呈反向表现,即并非价格越低越畅销,这是由于消费者对价格的逆反心理造成的。

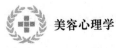

5. 消费者对价格的感受性   消费者对价格的感受性是指消费者对商品价格高低的感知程度。消费者对商品价格的高与低的认识和判断,不完全基于某种商品价格是否超过或低于他们认定的价格尺度,他们还会通过与同类商品的价格进行比较,以及与购物现场不同种类商品价格的比较来认识。不同商品或服务,不同的环境,消费者的不同心境和个性,都会产生不同的价格感受。这种感受性会直接影响消费者的价格判断。例如,一瓶护肤精华素,在某购物网站上售价100元左右,而在高档美容会所销售,定价达500元以上,这是因为豪华优雅的环境和气氛影响了消费者对价格的感受性。

> **║相关链接║**
>
> ### 消费者的价格判断
>
> 1. 消费者判断价格高低的途径
> (1)与市场同类商品、类似产品和同店其他商品的价格水平进行横向比较判定。
> (2)通过分析商品的主要功能、大小形状、工艺设计、材料使用、外观手感等产品特性来判断。
> (3)通过品牌、商标、包装来评定。
> (4)通过商业声誉、营销服务与购物环境来分析判断。
> (5)通过消费尝试或消费体验来评估价格高低。
> 2. 影响消费者价格判断的因素
> (1)消费者的价格心理。
> (2)商品产销地点。
> (3)消费者的经济收入状况。
> (4)商品用途与类别。
> (5)对商品需求的紧迫性。

二、美容商品定价的心理策略

商品定价的心理策略是指企业以市场、产品特征为基础,根据消费者的某些特殊心理因素,以灵活多变的方式对产品予以巧妙定价,达到诱导购买的定价目的。

（一）定价的一般心理策略

1. 尾数定价法   尾数定价法是指企业给商品制定出一个带尾数的价格,这是一种典型的心理定价策略。一般情况下,多数消费者在购买日用商品时,比较愿意接受有零头的价格,他们对此价格的心理感受是:商品价格计算非常仔细,价格偏低,因而深受广大消费者欢迎。例如,29.70元与30元相比,对前者,人们会把它理解为二十多元的范围,对后者会被看做三十多元的开支范围;产品定价是整数的,人们往往还会想企业计算价格怎么刚好会是一个整数呢? 肯定是把比较大的零头折算成整数了,定价不合理。尾数定价策略只适用于那些价值小、数量大、销售面广、购买频繁的日用消费品,且价格宜低不宜高。例如洗发水、沐浴乳、牙膏、香皂等家庭日化用品。

2. 整数定价法   整数定价法是指企业采取合零凑整的方式把商品价格确定为一个整数,主要适用于高档商品、名牌商品或消费者不太了解的商品。这种定价心理策略实质上利用了消费者的"一分钱、一分货"的心理及炫耀心理,它主要适用于对名、优、特或高档耐用的消费品的定价。消费者常常把价格看作商品质量的象征,如果价格定得较低,消费者会认为价低则质量差,不愿意购买;相反,如果把价格定得稍高一些,而且是一个整数,可以在消费者心目中树立价高质量优的产品形象,给人以可靠的心理感受。

3. 分级定价 分级定价是指企业根据市场细分理论,对不同档次的商品采取差别定价的策略。企业将同一类产品,按品牌、质量等级、规格、型号、花色等标准,具体划分为若干档次,商品按多次、等级分别定价,以便于消费者选购。等级划分既不能过多,也不能太少,价差要符合消费者的购买心理。

4. 折扣定价 折扣定价是指企业利用某些消费者求实、求廉、求新的购买动机,以低于原价或标准价的优惠定价方式,吸引消费者,使消费者感到有利可图,激发其购买欲望,扩大产品销售。许多美容企业通常采用的折扣定价有以下 3 种形式。

(1)季节性价格折扣。季节性价格折扣主要是在消费淡季或两季交替时,厂商将商品在原价的基础上予以打折,快速处理过季产品。例如,护肤品的季节性就非常突出,在夏季将至的时候,防晒和美白产品是当季热销的产品类型,企业常常使用折扣方式,将冬、春两季的滋润型护肤品进行打折形式促销,激发消费者的购买欲望。

(2)新产品推广折让价格。这是为了打开新产品的销路,鼓励消费者积极尝试、购买新产品而制定的优惠价格,经常以市场推广价的形式出现。

(3)数量折让价格。根据消费者一次或累计购买的商品数量或金额予以折扣。例如,节假日期间,许多美容院开展"满 300 送 100"元的促销活动。这样可以促使消费者大量购买,重复购买,甚至超储购买。

以下促销案例是美容企业在妇女节期间推出的产品折扣优惠的促销活动,并不罕见。但依然可以吸引许多女性求美者的目光。在活动内容中主要采用了折扣定价和数量折让定价的心理策略。

▌相关链接▐

某美容院"三八妇女节"促销案例

活动时间:3 月 3 日至 3 月 10 日

活动目标:以节日优惠价的形式,增加产品销量,提升美容院知名度

活动形式:大幅度产品折扣

活动对象:所有女性顾客

活动主题:美丽与您同行 节日有我相伴

亲爱的顾客朋友:

为了回馈广大顾客对美容院的支持与厚爱,在我们女性专属的节日——"三八妇女节"来临之际,本院特举办"妇女节优惠大酬宾"活动。凡是活动期间在本院消费的女性顾客,所有项目及产品均可享受 8 折优惠。并且活动期间累计消费 500 元者,赠送价值 138 元"皮肤基础护理"1 次;累计消费 1000 元者,赠送价值 380 元"丰胸护理"1 次和价值 138 元"皮肤基础护理"1 次;累计消费 2000 元者,赠送价值 580 元"美体减压香熏养脐"1 次和价值 138 元"皮肤基础护理"2 次。

期待您的光临和参与!

5. 招徕定价　招徕定价是指企业为了招徕更多的消费者,有意将某些日用消费品定得很低,甚至远远低于成本,以吸引消费者由此及彼购买其他商品,从而增加总盈利的一种定价技巧。这种定价技巧利用消费者的从众、求廉、投机的心理。许多美容产品营销企业就常用这种定价方式来吸引更多的消费者,例如将一支护手霜的价格定在1元,并用橱窗海报的形式进行广泛的宣传,用超低的价格吸引消费者进入卖场,在关注护手霜的同时,也带动店内其他商品的销售。值得注意的是,采用招徕定价技巧时,选择用来招徕消费者的特价商品应该是消费者熟悉的、质量得到公认的或容易鉴别的日常用品或生活必需品。

(二) 新产品的定价心理策略

新产品定价是企业定价的一个重要方面,它关系到新产品能否顺利进入市场并站稳脚跟,能否取得较好的经济效益以实现预期市场目标。对于许多美容新产品的价格,消费者缺少参照物,也没有形成习惯。因此,在美容企业制定新产品销售策略时,美容新产品的定价是最复杂、最困难的一个环节。

1. 撇脂定价　撇脂定价以在鲜牛奶中撇取奶油,先取其精华,后取其一般为比喻,是指在新产品进入市场初期,利用消费者的求新、猎奇和追求时尚的心理,将价格定得很高,大大超出商品的实际价值,其目的在于从市场上"撇取油脂",以便在短期内获取厚利,尽快收回投资,减小经营风险。将来,随着竞争对手的日益增多,"奶油"已被撇走,此时企业可根据市场销售状况逐渐降低价格。

这种定价心理策略的优点是:①企业能尽快收回成本,赚取利润,减少经营风险。②提高新产品地位,树立其优质产品形象,有利于提高新产品的知名度。③当竞争激烈时,价格下调空间大,提高了产品的竞争力。

这种定价心理策略的缺点是:①由于价格过高,在一定程度上有损消费者的利益。②价格超过消费者的心理预期,可能会抑制需求,甚至很少有人购买。③由于产品利润率过高,导致竞争激烈,价格不断下跌,好景难以维持。④除非具有绝对优势的产品迎合市场需求,否则企业难以在快速赚取高额利润的同时,还能长期占领某一市场或进一步提高市场占有率。

2. 渗透定价　渗透定价与撇脂定价相反,是指新产品以低价投放市场,利用消费者求实惠、求廉价的心理,使产品能广泛渗透,逐步获得较高的市场占有率。

这种定价心理策略的优点是:①低价能迅速打开新产品销路,为新产品的生存打下根基。②物美价廉的产品能够争取到较多的消费者,使新产品一进入市场就能在消费者心中树立良好的价格形象。③低价薄利不易引发竞争,有利于企业长期占领市场。

这种定价心理策略的缺点是:①投资回收期较长,且价格变化余地小,难以应付短期内骤然出现的竞争或消费者需求的较大变化。②逐步提高价格会使消费者产生抵触心理,有些消费者就会购买其他品牌产品。③低价商品往往给人一种档次较低的印象,所以这种印象一旦形成,很难改变。

3. 满意定价　满意定价是介于撇脂定价和渗透定价之间的一种定价心理策略。它既不像撇脂定价那样,一开始就把新产品的价格定得很高,也不像渗透定价那样,一开始就把新产品价格定得很低,而是根据消费者对该类新产品所期望的支付价格,将其定在高价和低价之间,兼顾企业和消费者两者的利益,使二者均满意的价格心理策略。满意定价考虑了消费者的购买能力和购买心理,能较大程度地适应广大消费者的需要,比较容易建立稳定的商业信誉;在一般情况下,它能够实现企业既定的盈利目标,并能够保证生产经营的稳定性。在国内美容产品营销实践中,新产品采用这种定价策略较多。

任务四 美容营销者的心理素质

美容产品是一种特殊的商品,它既包括有形的护肤品、化妆品等,也包括了无形的美容技术服务等,美容产品营销活动与一般商品营销活动的特征既有共性又有区别。因此,对从事美容产品营销活动的人员的要求也就更加严格。不仅要求其掌握相关的美容专业知识,具备实际的美容操作能力,而且在实施美容服务的同时,也能进行美容产品的营销活动。因此,美容从业者还应具备较高的心理素质。

一、美容营销人员的心理素质

在营销实践中,人们发现许多成功的营销人员具有许多不同的个性和心理特点。营销过程就是沟通与交流的过程,会受到许多复杂因素的影响。国外学者梅耶(David Mayer)和林伯格(Herbert Greenberg)研究了作为一名优秀营销人员所具有的核心素质。他们列出了营销人员应当具有的最基本的心理素质是:①感同力,即善于从消费者角度来考虑问题;②自我驱动力,也就是想达成销售的强烈的个人意欲;③自信力,有办法使消费者感到他们自己的购买决策是正确的;④挑战力,即能够将各种异议、拒绝或障碍看作是对自己的挑战,从不服输。

对于美容产品营销人员的心理素质要求主要包括以下几个方面。

(一)稳定的情绪

在给别人带来美和健康的美容行业中,美容师被誉为"美丽的天使"。现代中国的美容师普遍存在年龄小,以女性居多的特点。青年是心理成熟的重要时期,会有情绪丰富多变,相对不稳定的表现。在美容实践过程中,各种各样的情况都有可能发生,甚至非常复杂。如果能够顺利完成美容服务,达成营销目标,当然会使人感受愉快;如果与顾客发生矛盾或无端遭受指责,则会感到委屈和沮丧。美容师的情绪会随情境的变化而发生一定的波动,这种波动势必会被顾客在不知不觉中感受到,而产生相互影响对营销活动是消极和不利的。

美容产品营销人员要从工作出发,使用良好的态度、理性的方式与各种类型的消费者打交道,融洽相处,因此对美容产品营销人员来说,情绪健康具体表现为情绪的基调是积极、乐观、愉快、稳定的,对不良情绪具有自我调控能力,情绪反应适度;高级的社会情感(理智感、道德感、美感等)能得到良好的发展。

┃ 相关链接 ┃

心理学家瑞尼斯等人提出情绪健康的六项指标

1. 发展出某些技巧以应付挫折情境。

2. 能重新解释与接纳自己与情绪的关系,能避免挫折并安排替代的目标。

3. 知觉某些情境会引起挫折,可以避开并找寻替代目标,以获得情绪满足。

4. 能找出方法,缓解生活中的不愉快。

5. 能认清各种防御的功能,包括幻想、退化、反抗、投射、合理化、补偿,避免成为错误的习惯,以致防卫过度,造成情绪困扰。

6. 能寻求专家帮助。

（二）坚强的意志

美容产品营销人员在与消费者打交道的过程中，可能会碰到各种来自主观和客观因素所导致的困难与障碍，要想在复杂多变的营销环境中实现与消费者的沟通，完成美容产品营销的工作和任务，就必须具备坚强的意志力和良好的意志品质。

美容产品营销工作是辛苦、复杂的，同时还要承受来自各个方面的压力。许多人在面对压力的情况下会产生畏惧等消极心理，如果不能用意志力去克服挫折和困难，就会导致工作的失败。一名优秀的美容产品营销人员应当能够付出努力，充分挖掘自身的潜能，从内心对工作拥有强烈的责任感和自信心，并把工作当作神圣的使命来看待，才能保持工作的动力源泉，也一定能够享受到营销成功的快乐。

（三）健康、良好的个性

在日常的美容行业人际交往中，我们会发现，有的人行为举止、音容笑貌令人难忘；有的人却很难给别人留下什么印象；甚至有的人给人留下了不好的印象，让人敬而远之。出现这些现象的原因，很大程度上就是个性在起作用。一般来说，鲜明、独特的个性容易给人以深刻的印象。

作为一名美容产品营销人员，需要具有健康、良好的个性。这种个性具体表现在有较强的适应和应变能力，能客观地分析、评判社会环境的实际情况、利害得失，冷静地承认面临的现实和接受各种挑战与竞争，理智地对待成功与失败，在现实、责任、压力与差距面前，勇于正视，不消沉、不气馁、不抱幻想。

（四）识别压力，自我调适

工作压力已成为了全球的热点问题。中国美容行业自20世纪80年代诞生以来，发展十分迅速，竞争也日益剧烈，人们的消费形式由"生存型"向"享受型"过渡，同时也给美容产品营销人员带来强大的、长期的工作压力。

美容行业中美容产品营销人员80％都是女性，由于女性更容易考虑细节问题，比如自己的事业、体重、家庭成员的健康等方方面面的问题，更容易出现压力。一般的心理问题都可以自我调节、自我放松，缓解压力。面对压力，关键是如何去认识它，并以正确的心态对待它。"压力就像一根小提琴弦，没有压力，就不会产生音乐。但如果弦绷得太紧，就会断掉。"因此，作为一名美容产品营销人员更应该学会如何克服心理障碍，管理职场压力。

（1）树立有利于自己的职业心态，不要过分苛求完美，建立现实客观的工作发展目标。

▌相关链接▐

紫格尼克效应

有一位叫布鲁玛·紫格尼克的心理学家，她给128个孩子布置了一系列作业，她让孩子们完成一部分作业，另一部分则令其中途停顿。一小时后测试结果。110个孩子对中途停顿的作业记忆犹新。紫格尼克的结论是：人们对已完成的工作较为健忘，因为"完成欲"已经得到满足，而对未完成的工作则在脑海里萦绕不已。这就是所谓的"紫格尼克效应"。

美国宾州大学一位心理学家通过心理研究发现，有过度"完成欲"的人，总是有着力求至上完美的性格，他们极易在工作、学习、生活中产生恐慌心理，于是反而导致能力下降,不能真正很好地完成某一任务,甚至会使情绪失常,健康受损。因此,为了避免过度的"完成欲",就必须抛弃"至善论"。世界上没有什么事物是"完美无缺""至善至美"的,许多遗憾是无法避免的。英国历史学家帕金森说:"凡是尽善尽美的规划,就是工作衰退的征兆。"因此,不必事事追求尽善尽美,否则会失去生活的乐趣。

（2）适当锻炼,抵御压力。研究人员发现,在经过30分钟的骑脚踏车锻炼后,被测试者的压力水平下降了25%。

（3）建立良好的人际关系,主动寻求家庭、社会支持。使自己不会感觉孤独、无助。研究表明,社会支持水平会直接影响个体心理健康水平,社会支持水平越高,心理健康水平越高,主观幸福度越高,心理症状越少。

（4）培养兴趣,有助于放松。管理大师戴维森在《完全傻瓜手册——如何舒解压力》中写到,要想在压力环境下自由呼吸,培养一个兴趣是必不可少的,这样至少可以保证在某个时间段集中精神,充实自己,释放压力。

二、美容营销团队的心理素质

团队就是由员工和管理层组成的一个共同体,它合理利用每一个成员的知识和技能协同工作,解决问题,达到共同的目标。营销团队是指一个有着共同价值目标的营销团体。团队营销的观念认为,企业要实现自身的营销目标,关键在于探究目标市场的需求和欲望,然后使自身的服务比竞争者更有效地满足消费者需要。而团队营销正是基于这一理念,强调营销手段的整体性和营销主体的整体性,尽量为最终消费者创造最大的让利价值,使最终消费者满意度最大化,使企业从中获得长远和长期利润。

在营销团队中,强调的是协同工作,达到共同目标。因此,美容产品营销人员除具备良好的个体的心理素质外,美容营销团队的心理素质培养也是至关重要的。

（一）营销团队的意义

目前,中国美容行业内的许多企业,尤其是大中型企业都在积极培育企业的各种团队,有新产品研发团队、产品营销团队、公共关系团队、广告宣传团队等,其中产品营销团队尤其引人注意。美容产品营销团队由不同能力的人组成,大家都有着共同的目标和方向,只有将大家集合起来,才能使营销力量形成合力,营销业绩才会大大提升。美容产品营销团队的营销模式主要意义如下。

1. 有利于团队利益和目标的一致化　团队营销模式可以使营销团队个体利益与整体利益一致化,有助于团队业绩的提高。在团队中,个人完成任务情况与所在团队整体营销业绩紧密相连,整个团队的业绩成为团队中每个成员都必须关注、努力的事情,并非是团队领导者个人的事情。在团队中,每人营销个体都向一个共同的目标努力,营销个体在团队氛围之下不断进行自身能力建设,很快适应市场竞争需要。

2. 有利于充分调动团队成员积极性　团队营销模式可以更加充分利用团队可利用资源和一切积极因素、群策群力,可以更好地实业团队的整体目标;强大的营销团队会增加服务对象的信任感和安全感,因此,更容易争取到较多的客户。此时,团队中的营销个体目标也通过团队的平台得到实现。

（二）营销团队的原则

一个成功的团队一定是发挥团队成员中每个人的长处，相互配合，达成目标；营销个体要想成功，必须依靠团队的力量，与其他成员相互之间的配合、合作。因此，开展团队营销模式时应遵循以下原则。

1. 协调分配的原则　营销团队根据实际情况，进行合理的资源优化配置，才能达到最大限度利用资源和赢得市场的目的。比如，在人力资源的优化组合上，体现性别、年龄、资历的合理搭配。好的营销团队的整体搭配能够形成协调一致的营销团队默契，同时团队成员懂得彼此之间相互了解、取长补短的重要性。

2. 共同协作的原则　团队营销强调整体的利益和目标，强调组织的凝聚力，只有团队内部加强沟通，相互配合才能有助于彼此的共同发展。如果团队成员之间相互推诿、相互不沟通信息，那将会带来重复劳动，导致团队工作效率低下。

3. 心理健康的原则　要想使团队成员主动、积极地向一个共同的目标努力，成员的心理健康非常重要。只有使团队成员保持健康、阳光的心态，才能保证团队的协调一致、配合默契。

（三）团队凝聚力的培养

美容产品营销团队的凝聚力就是团队成员被团队所具有的优良素质所吸引而形成的聚合力。

营销团队凝聚力是维持营销团队存在的必要条件。如果一个营销团队失去了凝聚力，营销团队就犹如一盘散沙，这样的营销团队就难以发展下去，并会呈现出低效率状态。凝聚力较强的团队，其成员的工作热情高，做事情认真，会不断产生创新行为。

培养良好的团队凝聚力，要从了解成员个体心理出发。第一，营销团队的"领头人"应当接受相关的培训，有足够的能力。营销团队凝聚力的反面是影响群体协同配合的散漫性，散漫性的心理原因往往是对权威的抵触。因此，团队的管理者既能够身体力行地做好实际工作，又能够在实际工作中解决好团队出现的问题。第二，解决成员只是一味追求干好自己的工作任务，而缺少与他人的协同配合。合理制定考核目标，把个人与团体的业绩有机地联系在一起，避免成员突出自己、打压他人。

（四）营销团队成员的心理冲突

心理冲突的发生是由于个体在有目的的行为活动中，存在着两个或两个以上相反或相互排斥的动机时所产生的一种矛盾的心理状态。

1. 营销团队成员个人存在的心理冲突

（1）由自卑引起的心理冲突　人的自卑心理通常产生的代偿行为是追求优越感，时刻关注自己。把注意力放在自己身上，因而会忽略工作。比如，新入职的营销人员，在营销过程中，常常担心自己的弱点会流露出来，与客户交流，担心自己会紧张、不自然，甚至脸红、口吃等。个人自卑心理过重，会导致团队成员之间的不正当竞争，从而影响团队的凝聚力。

（2）自我意识偏差导致的心理冲突　由于各种原则导致的成员不能客观、正确地自我评价，常常依靠别人的认可和赞赏才能支撑。这种人往往虚荣心较重，缺乏精神上的自信，过于敏感，易产生嫉妒心理，在团队内部引起人际关系的冲突。

（3）对挫折的承受能力不足导致的心理冲突　美容产品营销过程中不可避免地会遇到各种挫折，甚至是打击。奋力地追求销售业绩而不愿意承担责任和压力，这种情况是十分普遍的。在营销团队中,个人的营销业绩会紧密地与团队成败联系在一起,成员如果失败,则会产生挫折感,继而产生紧张、焦虑、痛苦等消极情绪,直接影响团队成员的心理平衡和工作效率。

2. 营销团队成员之间存在的心理冲突 营销团队成员之间成长的环境各不同,如家庭背景、教育经历、社会经历等,无论从生活方式还是为人处世的方法,从思维的形式还是行动的方式,成员间的冲突或多或少都不可回避。一般来讲,将团队成员之间存在的心理冲突可分为建设性冲突和破坏性冲突。

(1)建设性的冲突 建设性冲突的冲突双方多是对事不对人,是指冲突各方目标是一致的,但实现目标的途径手段不同而产生的冲突。这类冲突对组织起着促进作用,可以使组织中存在的不良因素和问题充分暴露出来,防止事态进一步恶化。同时可以促进不同意见的交流和对自身弱点的反省,有利于良性竞争。大多数任务冲突都是建设性冲突。

(2)破坏性冲突 破坏性冲突指冲突各方目标不同造成的冲突,是对团队和团队绩效具有破坏意义的冲突,往往属于对抗性冲突。

3. 解决团队成员心理冲突的常用策略

针对营销团队中常见的心理冲突,常用的策略如下。

(1)针对团队成员个人心理冲突 首先,应加强个人营销能力的训练,解决由自卑心理派生出来的个体心理冲突。比如,加强业务技能的学习培训,增加其自信的培养;提高与客户沟通的技巧,将注意力放在产品营销活动上,以消费者为中心。其次,学会接纳自己,避免自我意识偏差导致的心理冲突。自我评价要准确,充分认识自己的能力、素质和心理特点,确定恰当的目标,以积极、客观的方式正确地评价自己。最后,应加强挫折训练,提高挫折承受能力。心理研究表明,越是参与到害怕面对的挫折情境本身,就越能够有效地对付这种情境。根据营销团队的实际情况,采用团队心理咨询、心理素质拓展训练等方式,对团队进行情感、意志等挫折训练,如野外生存训练、粗茶淡饭、体能训练、耐寒耐热等,使团队成员通过自己动手、动脑来克服困难,树立成员战胜挫折和困难的勇气,从而使其逐步形成对困难的承受能力和对环境的适应能力。

(2)针对团队成员之间存在的心理冲突 针对团队成员之间的建设性冲突,团队管理者要给予承认和接受,并给成员指出冲突的危害,从实质上提高冲突双方的认识水平和认识能力;根据成员间的不同意见,管理者选出解决冲突的方案供选择,寻找双方都愿意接受的方案解决冲突,实现组织目标一致。

解决破坏性心理冲突,首先建议团队成员尽量听取对方意见,并且在发表意见过程中,以问题为中心,剔除人身攻击的言辞。保持互相交换意见,学会回避矛盾、转移视线等规避冲突的方法,求大同存小异。

模块小结

消费者群体的概念是由社会群体的概念引申而来,消费者群体是指具有某种共同特征的若干消费者组成的集合体。这些共同的特征包括:消费者的年龄、性别、兴趣、收入、学历层次、职业等。根据多种特征对消费者进行区分,就形成了多个消费者群体。凡是从属某一消费群体的成员,都会表现出相同或相近的心理特征、购买行为和消费习惯。区分不同消费者群体心理,对企业从事生产、市场营销都有着重要的作用。

消费者群体可以采用多种标准进行划分,划分标准不同,消费群体呈现出的类型不同。通常按以下几种方式分类:正式群体和非正式群体、所属群体和参照群体、长期群体与临时群体。

美容消费群体的心理特征包括从众性消费心理、参照性消费心理、多样化消费心理、发展性消费心理。

消费环境对美容消费者购买心理的影响包括店容店貌与消费者心理、消费场所内部陈设与消费者心理。

商业广告是指特定的广告主(企业)有计划地以付费方式通过大众传播媒体向其潜在消费者传递商品或劳务信息,以促进销售的公开宣传方式。美容广告对消费者购买心理的影响包括广告的作用、广告媒体选择的心理特征、增强产品广告效应的方法、广告心理效果的测定方法。

在美容品市场中,价格可以看作市场的晴雨表。消费者的价格心理,是指消费者在购买过程中对价格刺激的各种心理反应及其表现。美容消费者的价格心理特征包括消费者对价格的习惯性、消费者对价格的敏感性、消费者对价格的倾向性、消费者对价格的逆反性和消费者对价格的感受性。美容商品定价的心理策略包括定价的一般心理策略(尾数定价法、整数定价法、分级定价、折扣定价和招徕定价)、新产品的定价心理策略(撇脂定价、渗透定价和满意定价)。

美容从业人员不仅需要掌握相关的美容专业知识,具备实际的美容操作能力,而且在实施美容服务的同时,也能进行美容产品的营销活动。因此,美容从业者应具备较高的心理素质,包括美容营销人员的心理素质和美容营销团队的心理素质。

自测训练题

一、名词解释
1. 消费群体　2. 参照性群体　3. 广告　4. 广告心理效果　5. 消费者价格心理
二、简答题
1. 美容消费群体有哪些主要的消费心理特征?
2. 简述不同性别的消费群体的消费心理特征。
3. 简述店内商品陈列对消费者心理的影响。
4. POP 广告的心理特征主要表现在哪几个方面?
5. 简述新产品的定价心理策略。

案例分析

某美容院管理制度之培训和薪酬制度

一、培训制度
1. 培训内容:学习本店的规章制度、基本的岗位知识、实际操作技能、基本的专业知识,适应工作、学习新业务和技术、工作程序和服务技巧。
2. 有计划、分批、分阶段,按不同的工种和岗位需要进行培训,不断提高员工队伍素质。

3. 管理人员应学习和掌握管理理论和技巧,提高指挥、协调、督导和策划能力。

4. 培训应采取授课、讲座、谈论会、日常工作会、实践操作演习、不断考试考核、重复练习、请老师等形式进行。

5. 培训工作应有计划、有目的的定期进行。

6. 员工的再培训、再提升也要纳入培训规程。

7. 培养员工的心理素质。

8. 培养顾客的依赖心理,注重营销心理学习。

二、薪酬制度

美容院的营业额取决于美容师的能力、心态,美容师的收入取决于自身的能力,也取决于合理正规的经营方式。为了合理鼓励人员的积极性和专业能力,针对不同的环境、区域有不同的提成,薪酬方式如下。

1. 美容师经培训考核,可分为店长、顾问、美容师、美容助理,其工资底薪也依次不同,美容师的待遇一般为底薪＋提成＋资金。

2. 美容师入职前须经培训并考试合格方能入职,试用期1～3个月按基本工资待遇,3个月后升正式美容师。

3. 试用3个月后可调整基本工资,由店长任命为正式美容师。

4. 每月定制公司业绩总额,美容师月目标业绩(目标业绩也可按照美容师的基础底薪基本提成定),如:底薪800元,绩效工资200元,按业绩10％提成计算,美容师当月目标业绩应定为1000元,然后享有提成,如未达到,则只发底薪,扣发绩效工资。

5. 美容师提成可分产品业绩提成、疗程业绩提成。

产品业绩提成(按当月自己销售或按公司促销价提成),如:0～5000元可提成10％,5000～15000元可提成20％,15000～30000元可提成30％;

疗程业绩提成(按当月公司正常促销业绩提成),如:0～5000元可提成10％,5000～15000元可提成20％,15000～30000元可提成30％。

6. 服务工作资金:美容师每次服务完成一个项目可按服务的好坏给予服务工作资金,这种方式有利于促进服务质量。但这样做的弊端是没有推动顾客消费的积极性。

分析与讨论:根据本案例中的两个管理制度,讨论美容营销团队心理素质建设的意义。

实训练习

实训项目:团队心理素质拓展小游戏

一、实训目的

让同学们体会到团队凝聚力,领悟团队心理素质培养的重要性。

二、实训内容

心理素质拓展游戏名称:逃离电网

游戏形式:13人一组为最佳。

游戏类型:团队建设。

游戏时间:15～20分钟。

所需材料及场地:一条长绳,一根粗竹子,空地上有两棵树。

游戏过程:教师先挂起一条绳子代表的是电网,而小组成员将要进行胜利逃亡,也就是说全体小组成员都要从电网的一边越过电网的另一边,最后一名队员要把竹子也带走。

游戏后讨论:

1. 在小组接到任务之后,所做的第一件事是什么?

2. 整个游戏中最困难的部分又是什么?

3. 整个小组团队合作精神发挥得最好的一面在哪里?

三、实训要求

1. 整个心理素质拓展游戏过程,由学生组成团队的形式完成。

2. 教师要扮演心理培训师的角色,控制好游戏时间,解析游戏过程。

3. 游戏结束后,每个团队进行讨论,体会团队合作精神。

模块九　美容从业人员的人际沟通

内 容 提 要

　　模块九主要介绍人际交往和人际沟通的基本知识,使学习者熟悉人际沟通的原则、人际交往过程中常见心理障碍及克服方法及美容从业人员人际沟通的技巧。

知识目标:

1. 熟悉人际沟通的基本概念。

2. 掌握人际交往过程中常见的心理障碍及克服方法,美容从业人员人际沟通常用技巧。

能力目标:

1. 能正确地把握人际沟通的原则,与沟通对象建立良好的人际关系。

2. 能科学地进行自我心理调适,有效地克服人际交往过程中常见的心理障碍。

3. 能灵活地运用人际沟通技巧。

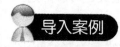

天堂与地狱的区别

　　有一位一生行善无数的基督徒,在他临终前有一位天使下凡来接引他上天堂。

　　天使说:"大善人,由于你一生行善,成就很大的功德,因此在你临终前我可以答应你完成一个你最想完成的愿望。"

　　大善人说:"神圣的天使,谢谢你这么仁慈。我一生当中最大的遗憾就是:我信奉主一生,却从来没见过天堂与地狱究竟长得什么样子? 在我死之前,您可不可以带我到这两个地方参观参观?"

　　天使说:"没问题,因为你即将上天堂,因此我先带你到地狱去吧。"

　　大善人跟随天使来到了地狱,在他们面前出现一张很大的餐桌,桌上摆满了丰盛的佳肴。

　　"地狱的生活看起来还不错嘛! 没有想象中的悲惨嘛!"大善人很疑惑地问天使。

　　"不用急,你再继续看下去。"

美容心理学 ·168·

过了一会儿,用餐的时间到了,只见一群骨瘦如柴的饿鬼鱼贯入座,每个人手上拿着一双长十几尺的筷子。每个人用尽了各种方法,尝试用他们手中的筷子去夹菜吃。可是由于筷子实在是太长了,最后每个人都吃不到东西。

"实在是太悲惨了,上帝怎么可以这样对待这些人呢?给他们食物的诱惑,又不让他们吃?"

"你真觉得很悲惨吗?我再带你到天堂去看看。"

到了天堂,同样的情景,同样的满桌佳肴,每个人同样用一双长十几尺的长筷子。不同的是,围着餐桌吃饭的是一群洋溢欢笑,长得白白胖胖的、可爱的人们。同样用筷子夹菜,不同的是,他们喂对面的人吃菜,而对方也喂他们吃。因此每个人都吃得很愉快。

天堂与地狱的区别在于与人相处的态度。

你会和别人合作与相处,就可以生活得很愉快;不会和别人合作与相处,只想着自己和自己想要的东西,就会生活得很痛苦。

(资料来源:http://www.uuuu.cc/zl/lizhi/2381.html)

美国的卡耐基(Carnegie)认为,一个人事业上的成功,只有15%是靠他自身的努力,85%要靠人际关系和处世技巧。没有人与人之间的关系,就没有社会生活基础。人际关系的和谐不仅是社会和谐的基石,而且与个体成长、发展、成功、幸福密切相关。健康的人际交往和良好的人际关系对美容从业人员而言具有重要的作用。

任务一　人际沟通的概述

一、人际沟通的概念

人际沟通是沟通的基本形式,是指人们为了达到某种目的,通过一定的方式,使彼此了解、相互信任并适应对方的一种活动过程。美容工作中的人际沟通是指以求美者为中心的群体(包括求美者、亲戚、朋友等)和以美容工作者为中心的群体(包括同事、上级、下级等)之间交换意见、传递信息、表达情感和需要的交往过程。

古希腊哲学家亚里士多德曾说:"一个生活在社会之外的人,同人不发生关系的人,不是动物就是神。"如果人完全脱离了交际,脱离了社会,人就不再是人,而成为动物了。美国心理学家沙赫特曾做过这样的实验:他以每小时15美元的酬金先后聘请了5位自愿者进入一个与外界完全隔绝的小屋,屋里除提供必要的物质生活条件外,没有任何社会信息侵入,以观察人在与世隔绝状态时的反应。结果,其中一个人在小屋里只待了2个小时就出来了,3个人待了2天,时间最长的一个人待了8天。这位待了8天的人出来后说:"如果让我再在里面待一分钟,我就要疯了。"实验证明,没有一个人愿意与其他人隔绝,人们都害怕孤独。据有关学者研究,人们在日常生活中,除8小时的睡眠时间以外,其余16小时中约70%的时间都在进行着交际。

二、人际沟通的原则

1. 信用原则　又称信誉原则。现代人在开展社会交际活动的全过程中,坚持信用原则,不但可以显示自身良好的形象和声誉,而且也能使交际对象根据言论去判断其行动,进行正常的、长期的、稳定的交往。当今在社会生活的各个方面,信用越来越重要。美容从业人员要坚持这一人际交往原则,应注意以下几个方面。

(1) 守时守约。美容从业人员在与求美者交往过程中,包括会晤、预约服务、履行合同等都要守信,接受任务后必须按期完成,说到做到,言必信,行必果。

(2) 诚实自信。诚实是一种美德,以诚待人,是获取信任、取信于公众的最好办法;自信也是获取信任的好方法,自信的人可直接给交际对象以感染,使其消除疑虑。如美容导购在为顾客介绍美容产品时,一方面要表现出自信,另一方面又不能夸大产品效用,否则顾客事后会感到被骗。

(3) 不轻易许诺。不轻易许诺是守信用的重要保证,也是取信于人的方法,否则容易失信于人。

2. 平等原则 平等是人与人之间建立情感的基础,是达到最佳沟通效果的诀窍,是建立和保持良好人际关系的基础之一。心理学研究表明:人都有友爱和受人尊敬的需要,交友和受尊敬的愿望都非常强烈。人们渴望自立,成为家庭和社会中真正的一员,平等与他人进行沟通。可以说,凡是正常人,都希望得到别人的平等对待。与人交往只有以平等的姿态出现,不盛气凌人,不高人一等,给别人以充分的尊重,才能形成人与人之间的心理相容,产生愉悦、满足的心境,出现和谐的人际关系。

3. 尊重原则 人都有满足物质生活的需要,也希望得到尊重。人对尊重自己的人有一种天然的亲和力、认同感。尊重成为现代社会交往的重要原则。因此,在人际交往中,不管对方地位如何、才能怎样,只要与之打交道,就应给予对方尊重,做到礼遇适当、寒暄热烈、赞美得体、话题投机,让人感到他在你心目中是受欢迎的、有地位的,从而得到一种满足,感到和你交往的心情很愉快,这样就为和谐的人际关系的建立铺平了道路。

4. 互惠互利原则 "投之以桃,报之以李"的答谢之情其实就表达了一种比较长久的友谊的愿望。人与人之间的沟通,靠语言说服别人与自己达成共识还是不够的,须培养互惠观念,在互惠式的交流之中,才能使双方的感情进一步加深。在互惠式交流中要注意两方面的问题。

第一,付出不要图回报。人常说,滴水之恩当涌泉相报,那是指每个人都应该感激别人的帮助。当你帮助了别人,就不能是图感激、图回报,更不能为了回报而去帮助别人。

第二,帮助别人,也接受别人的帮助。"投桃报李"是相互的,即双方互惠式的,不但要向别人付出,也要让别人有机会回报你。特别是当你受困时,如果朋友要帮助你,这时便不要拒绝,因为这或许是获得友谊的契机。让朋友帮助你,往往反映了你对朋友的诚挚态度,有的人就是因为不懂得这一点,所以失去了自己的朋友。

5. 宽容原则 《菜根谭》中说:"地之秽者多生物,水之清者常无鱼,故君子当存含垢纳污之量,不可持好洁独行之操。"意思是一块堆满腐草和粪便的土地才能长出许多茂盛的植物,一条清澈的小河,常常不会有鱼来繁殖,君子应该有容忍世俗的气度以及宽恕他人的雅量,绝对不可自命清高,不与任何人来往而陷于孤独。"大度能忍,方为智者本色"。在人际交往中,如果没有海纳百川的容人肚量,是很难容忍别人的缺点及对自己某些利益的损伤。若是对于这些问题处理不当,就会给自己造成许多损失,轻则失去朋友,重则成为众矢之的,将自己陷入孤立无援的境地中。宽容原则中另一个含义是遇事要冷静,要有"忍"的毅力。常言道:"忍一时风平浪静,退一步海阔天空"。忍让是一种气度,这种气度来自于宽容。忍让是一种平和自然、与人为善的心境。忍让别人不仅能显示自己开阔的气度和胸襟,还能使自己远离

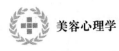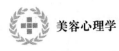

某些不必要的困扰。例如,一些刚入职的美容师面对顾客投诉或抱怨时,常常表现委屈、生气甚至是愤怒,不仅解决不了问题,而且还会受到上司的批评;而经验丰富的美容师在面对顾客投诉或抱怨时,表现出耐心倾听顾客的抱怨或投诉,主动向顾客表示歉意,并积极为顾客寻找解决办法,尽量让顾客满意而归。

6. 赞美原则　马克·吐温说过:"仅靠一个赞扬我就能很好地活两个月。"每个人都喜欢受到别人的赞美。即使是一句简单的赞美之词,也可使人振奋和鼓舞,使人得到自信和不断进取的力量。每个人都渴望得到别人和社会的肯定与认可,我们在付出了必要的劳动和热情之后,都期待着别人的赞美。在人际交往过程中,把自己需要的赞美,慷慨地奉献给别人,表达的是我们的一片善心和好意,传递的是你的信任和情感,化解的是你有意无意间与人形成的隔阂和摩擦。

三、人际交往中常见的心理障碍

人际交往的过程也就是人与人之间的信息沟通、思想感情交流和行为互动的过程。在现代社会中,人际交往的范围不断扩大,人际交往的频率不断增加,人际交往的水准不断提高,因而人际交往的障碍因素也比以往更复杂。在这些障碍中,表现最为突出的是人际间的心理障碍。人的兴趣、态度、情绪、思想、性格、价值等因人而异,这些差异使人们在沟通中很容易带上主观成分,自觉不自觉地用自己的观点对信息加以"过滤",从而有意无意地使信息发生扭曲,给人际交往造成不同程度的危害。分析和研究人际交往的心理障碍因素,对于调节人们的交往行为,克服交往过程中的心理障碍,真正实现良好而高效的沟通具有重要意义。

1. 知觉障碍　人际交往中,人们认识对象时,经常会出现不同的心理障碍,最常见的有第一印象、晕轮效应和刻板印象。

(1) 第一印象。所谓第一印象,是指在人际沟通中,人们对第一次经历的事件往往留下深刻的印象,成为一种心理定式而难以改变。心理学家做过这样一个实验,让被试者看两种性格类型。

性格 A:聪明—勤奋—易冲动—爱批评—顽固—妒忌心强。

性格 B:妒忌心强—顽固—爱批评—易冲动—聪明—勤奋。

实验结果表明,人们对性格 A 有好印象。其实性格 A 和性格 B 的内容完全一样,只是顺序不同罢了。这表明,当不同信息结合在一起时,我们总是倾向于前面的信息,而忽视后面的信息;即使人们同样也注意后面信息,但也会认为后面的信息是非"本质的""偶然的"。这就是第一印象作用的缘故。

第一印象有层次性、广泛性、拖延性,难免以偏概全,妨碍人们准确地、全面地认识事物。比如当人们在美容院受到某美容师的热情服务时,他所得到的第一印象不仅是对这个美容师的印象,还包括对整个美容院的印象;当人们千挑万选地购买了一个化妆品,刚一使用就发现了产品缺陷,他对这个化妆品、这一品牌、这一企业的不良印象就形成了。当然,第一印象也不是不能改变。随着人与人相互交往加深,可以修正第一印象,最后给予对方客观、公正的评价。

(2) 晕轮效应。所谓晕轮效应,是指从对象的某种特征推及对象的总体特征,是因为它像月晕一样,会在真实的现象面前产生一个更大的假象:人们隔着云雾看月亮时,在月亮外面有时还能看到一个光环,这个光环是虚幻的,只是月亮的光通过云层折射出的光现象,事实上并不存在这样一个物质的、真实的光环。晕轮效应和第一印象一样普遍。如有些消费者选购美容产品作为礼品时,往往会选择包装精美、价格偏高的产品,因为精美的包装、偏高的价格往往使人产生晕轮效应,认为里面的产品会像精美的包装一样好。在人际交往过程中,名片越印越精致,头衔越来越多,出现了所谓的名片效应,这其实是晕轮效应的典型范例。晕轮效应是一种以偏概全的主观心理臆测,其错误在于:第一,它容易抓住事物的个别特征,习惯以个别推及一般,就像"盲人摸象"一样,以点代面;第二,它把并无内在联系的一些个性或外貌特征联系在一起,断言这种特征必然会有另一种特例;第三,说好就全面肯定,说坏就整体加以否定,这是一种受主观心理影响很大的认知障碍。

(3)刻板印象。所谓刻板印象,是指在人际交往中,人们对某个群体或事物形成一种概括而固定的看法。生活在同一地域和同一文化背景中的人们,常常表现出许多的相似性,如同一个民族和国家的人有着大致相同的风俗习惯。职业、年龄、性别一样的人,在思想、行为等方面也都较为接近。例如,商人大多是较为精明的;知识分子一般是文质彬彬的;山东人直爽、乐于助人,而上海人灵活、善于应酬等。以上这些相似的特点被概括地反映到人们的认知当中,并被固定化,便产生了刻板印象。刻板印象一旦形成,具有非常高的稳定性,很难被改变。即使碰到与其相反的事实出现,人们也倾向于坚持它。刻板印象具有一定的消极作用,它使人们的认知僵化和停滞,阻碍人们接近新事物、开拓新视野。

2. 心理品质障碍 它包括自卑心理、害羞心理和嫉妒心理等。

(1)自卑心理。自卑是指个人由于某些生理或心理缺陷及其他原因(如智力、记忆力、判断力、气质、性格、技能等欠佳)而产生的轻视自己,认为自己在某个方面或某几个方面不如他人的心理。具有自卑心理的人缺乏自信。自卑是一种消极的心理状态,它在人与人交往中起着严重的阻碍作用,双方难以形成一种平等的对话,进而影响彼此真情实感的交流。自卑心理一般表现为一种自我否定的心理定式,包括对自身的否定和对社会组织的否定,认为样样比不过别人,自暴自弃,不能正确地评估、判定自己所代表的社会组织,对人际沟通的期望值很低,把需要沟通的对象限定在狭小的范围里,以与熟悉的公众交往为满足,而不想去开辟新的交往渠道、建立新的交往空间、扩充新的公众队伍。

如何克服自卑心理呢?一要正确认识、恰当评价自己和组织的优势,树立自己代表社会组织所特有的自豪感和自信心。要善于发现自己的长处,肯定自己的成绩,不要把别人成功的事情、一些做得不好的事情进行自我暗示。另外,注意发现他人对自己好的评价。每个人总是以他人为镜子来认识自己的,只会有少数人对自己做较低的评价,赏识、理解、了解自己的人总是有的,关键是要自己去捕捉,将捕捉到的好的评价作为自我评价系数,以增强自信心,克服自卑。二要塑造自己坚强的性格。一个人被自卑心理所困扰,丧失进取心,通常与其性格怯懦、意志薄弱有关,而那些自信心强、勇于进取的人,往往性格比较开朗、大胆,意志坚强。三要积极诱发沟通对象给予必要的反馈信息,从反馈中体验成功。

(2)害羞心理。害羞是常见的心理障碍之一。对初涉职场的人来说,害羞心理是很常见的,这种心理会产生腼腆的感觉,感到紧张不安,丧失认识公众的良机。

怎样克服害羞心理呢?一要增加自信心。在沟通中,即使遇到比自己强的人,也不要缩手缩脚,不敢将自己的能量释放出来。尺有所短,寸有所长,你的长处可能正是别人的短处。二要锻炼解决复杂问题的能力。勇于沟通,增强自己处理棘手问题的能力。三要注意成功的积累。要善于从小事做起,总结成功的经验,哪怕是小小的成功,对增加自信也有好处。四要做好沟通前的充分准备。由于自卑心理的作用,人在沟通过程中,自己说什么、做什么等社会交往行为没有构成简明清晰的印象,导致焦虑、恐慌随之产生。克服的根本办法是:准备充分,不断搜集社会组织与公众两方面的信息;在沟通过程开始之前,将如何开场、如何发问、发问的具体内容、解决的核心问题、可能出现的障碍、解决的办法等一系列问题,在心里预演一遍,直至熟悉。做到知己知彼,与他人交谈时就会自然、轻松自如、情绪稳定。

(3) 嫉妒心理。古人把嫉妒这一消极心理状态视若"灾星"。嫉妒古已有之,"既生瑜,何生亮"就是一则突出嫉妒心理的故事。三国时期,周瑜面对诸葛亮的足智多谋和过人的军事才能,没有把嫉妒之情化为自己奋起的雄心,而是将熊熊烈火喷射出来,伤害他人,屡屡失策,终于在悲鸣中倒下,断送了自己的宏伟业绩。嫉妒心理就是当个人的愿望得不到满足时对造成这种不满足的原因的一种怨恨行为。嫉妒心理是社会交往的大敌,它打击别人,贻误自己,腐蚀风气,以打击别人开始,以害己告终。

怎样克服嫉妒心理呢? 一要心胸开阔。加强个人思想品质的修养,驱除以自我为中心的团体主义和个人主义,努力使自己成为胸怀宽阔、心底无私的人。二要端正认识。嫉妒心理的产生常常是因为一种错误的认识造成的。三要学会比较。善于从比较中学习别人的长处,从而克服自己的短处,而不是以己之长比人之短。四要自我反省。嫉妒时常在人们不知不觉中产生,故而时常反省一下,看看自己是否染上不良情绪,如果能够意识到自己在嫉妒,就会控制或消除这种处于萌芽状态的情绪。

任务二　美容从业人员人际沟通技术

一、语言沟通技术

美容从业人员在社会交往过程中使用语言与求美者交流时,都必须注意语言的使用。但更重要的是将这些技术结合实际场景和求美者心境灵活运用。

(一) 提问技术

美容从业人员在与求美者沟通时,如何通过提问与求美者建立良好的人际关系? 如何通过不同的提问技巧触动求美者的情感,找到他们的需求点,让沟通的各个环节进行得更顺畅? 通常有以下三种提问技巧。

1. 开放式提问　开放式提问可以引发求美者思考,打开话题,建立和谐关系,可以巧妙地引导并主控整个谈话过程,了解求美者的需求、期待和关注的事情。开放式问话通常会运用到这些字眼:何时、何地、什么、谁、为何、如何(5W1H)。求美者就有关问题、思想、情感给予详细说明。在运用开放式提问法时要注意情感的铺垫,同时防止提问过于直白的问题,以免显得过分生硬,容易造成询问对象的心理抗拒,难以获得有价值的信息。

2. 约束性提问　约束性提问就是将求美者的注意力和回答问题的范围约束在你的问题中,通过提问与应答,得到对方的认同。它的句型是:在陈述一件事情之后,加上一个反问句。通常许多美容师向顾客介绍产品之前,就会采用约束性提问的方式,将顾客的回答内容约束在自己想要的答案范围内。比如"拥有健康的肌肤可以增加我们的自信,也是我们对自己的生命一种负责的态度。不是吗?"通常求美者的回答为"是的"。接下来美容师就可以展开产品销售计划说明了。

3. 限定提问法　人们有一种共同的心理:认为说"不"比说"是"更容易和更安全。因此,在一般沟通过程中,提问者向回答者提问时,应尽量设法不让对方说出"不"字来。用选择性问句让求美者作决定,无论他选的哪一个,都不给对方有说"不"的机会。比如,"您喜欢圆的,还是方的包装?""请问您是用现金付款,还是信用卡?""本周三上午 10 点方便吗? 还是周四上午比较合适?"回答者在选择答案中任选其一时,提问的目的就已经达到了。以上这些选择性问句经常用于预约、确认方式、意愿选择等沟通内容。

4. 迂回提问法 迂回提问法是指从侧面入手,采用聊天攀谈的形式,然后逐步将问答引入正题。这种提问方式一般时间性不太强,谈话也不受场合的限制。有些求美者在沟通过程中感到紧张拘束,或者思想有所顾虑不大愿意交谈,或者愿意交谈,却又一时不知如何开口的情况下,提问者可以采取侧面迂回的提问方式,逐渐将谈话引上正题。应当明确的是,旁敲侧击只是一种手段而不是目的。因此,谈话的内容应当有目的、有选择,表面上似乎和谈话目的无关,实质上应该是有关联的。

（二）倾听技术

倾听是指全神贯注地接收和感受对方在交谈时发出的全部信息(包括语言的和非语言的),并做出全面的理解。也就是说,倾听除了听取对方讲话的声音并理解其内容外,还须注意其声调、表情、体态等非语言动作所传递的信息,通过听其言、观其行而获得全面信息。因此,倾听技术是美容从业人员对沟通对象所发出的信息进行接收、感受和理解的过程。

倾听的重点不仅在于听,还要有参与,有适当的反应。反应既可以是非言语性的,也可是言语性的。常用一些简单的词、句子或动作来鼓励沟通对象把谈话继续下去,这是一种倾听的技巧,简便实用,效果较好。汽车推销大王乔·吉拉德说:"当你听到顾客要说什么时,你必须凑上前去以表现出急于倾听的样子;当你说话时,你通常应该双眼注视他;而当你听他说话时,也需要表情自然,双目始终注视着他。这种眼神的对视接触是重要的,它表明,你在真诚地仔细听他讲述。"

相关链接

Egen(1994)的倾听五要素(简称 SOLER)

（1）面对来访者(squarely),并非正面对正面,要将身体朝向当事人,能够告诉当事人,你与他同在。这是一种表达投入的姿态。

（2）开放的身体姿势(open),是一种显示接纳当事人的态度。

（3）身体稍向前倾(lean),我们经常可以看到两个亲密交谈的人上身自然地向对方倾斜。它是一种体现关切的交流手段,表达了你正全身心地投入到当事人所关心的问题上。

（4）保持良好的目光接触(eye),眼睛是心灵的窗户,可传达对来访者的关切、温暖、支持与重视。

（5）身体姿势放松自然(relax),放松意味着表情大方自然、泰然自若。不仅使你自然而然,更有信心,也有助于当事人来访者保持轻松状态。

二、非语言沟通技术

非语言沟通指的是以表情、手势、眼神、触摸、空间、时间等非自然语言为载体所进行的信息传递。在信息传递的过程中有这样一个公式:信息量(100%)＝语言(35%)＋非语言

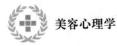

(65％)。非语言是十分真实的,主要包括了肢体语言、人际空间距离、辅助语言等。

（一）目光注视

1. 目光注视的时间 眼睛是心灵的窗户,在人的五官当中,眼睛最能传达内心的秘密,这也说明了人的目光在人际交往中有着神奇的功能。人与人在交流时,目光的交流总是处于非常重要的地位。目光不仅表达人际关系的亲疏程度,也能表达人际间支配与被支配的地位关系。一般来说,恋人之间可以保持长时间的目光接触,对于陌生人,你只能与对方保持一个短暂的目光接触。如在与人交谈时,用专注的眼神注视对方,会使人感觉你是一个认真倾听的人,对交谈话题感兴趣;但长时间的盯视,也会被误以为是一种冒犯;长时间左顾右盼,是不感兴趣的表现;翻白眼是对对方的反感和不满。若想与他人建立良好的默契,应有 60％～70％的时间注视对方。

2. 目光注视的部位 目光的运用与眼睛注视的部位、停留的时间长短、注视的方式有关。目光注视的种类和部位主要有三种。第一种是社交式注视,是人们在社会交往场合广泛使用的注视方式,用眼睛注视对方的双眼和口之间的三角部位。第二种是公事式注视,是在业务洽谈和谈判中使用的一种注视方式,注视的部位是对方的双眼和额头中部的三角部位。第三种是亲密注视,指的是亲人、挚友、恋人之间使用的注视,两人的眼光相互融合,可以分为近亲密注视(注视双眼和胸部之间的三角部位)和远亲密注视(注视双眼和腹部之间的三角部位)。

（二）触摸

触摸是指一种人与人之间的皮肤接触,包括抚摸、搀扶、依偎、握手、拥抱等。科学家帕斯曼等人研究发现,人类对亲人的触摸不仅感到愉快,而且会对触摸对象产生依赖。在人际沟通中,双方在身体上互相接受的程度是情感上互相接纳水平最有力的证明。比如分别多日的朋友热烈拥抱、握手等。在人际交往中,只有当双方的关系达到一定的层次以后才会情不自禁地触摸对方,以示爱意和关怀。因此,关系一般的朋友礼节性握手即可。亲密的朋友之间除了握手外,还可以灵活地使用拍手、拍肩膀、拥抱等方式来表达热烈的情感。所以触摸一般只在非常亲密的人际关系中才能出现并且被接受。而在非亲密的人际关系中,它的出现往往被看做是一种失礼、侮辱甚至威胁的表现。

（三）人际空间

若想与他人顺利交往,懂得对方的空间语言是十分必要的。缺乏对他人空间语言的了解,势必会引起误会和争执。交际距离的远近受文化背景、性别、场所等因素的影响。美国心理学家爱德华·霍尔认为,根据人们交往关系的不同程度,可以把个体空间划为四种距离,即亲密距离、个人距离、社交距离和公众距离。

1. 亲密距离 这种距离是人际交往中最小的间距。处于 0～15 cm 之间,彼此可以肌肤相触,耳鬓厮磨,属于亲密接触的关系。这是为了做出拥抱、保护等动作所必需的距离。常发生在爱人、亲人之间。处于 15～45 cm 之间,这是身体不相接触,但可以用手相互触摸的距离,如挽臂执手,促膝倾谈等,多半用于兄弟姐妹、亲密朋友之间。

2. 个人距离 这种距离较少直接身体接触。处于 45～75 cm 之间,适合在较为熟悉的人们之间,可以握手、交谈;而向他人挑衅也在这个距离中进行。处于 75～120 cm 之间,这是双方手腕伸直,可以互触手指的距离,也是个人身体可以支配的势力圈。

3. 社交距离 这种距离已经超出亲密或熟悉的人际关系。处于 120～210 cm 之间,一般是工作场合和公共场所。处于 210～360 cm 之间，表现为更加正式的交往关系，是会晤、谈判或公事上所采用的距离。

4. 公众距离 这种距离人际沟通大大减小，很难进行直接交谈。处于 360 cm 以上，如教室中的教师与学生，小型演讲会的演讲人与听众的距离。所以在讲课和演讲时老师用手势、动作、表情以及使用图表、字幕、幻灯等，辅助教具都是为了与学生拉近距离，以加强沟通的效果。

三、人际冲突及处理

冲突是一种对立的状态，表现为两个或两个以上的相互关联的主体之间的紧张、不和谐，甚至争斗关系。所谓人际冲突是指人与人之间在认识、行为、态度及价值观等方面存在着分歧。比如，在美容实践工作过程中和工作团队中，沟通双方或多方对于某种美容产品的认识产生了分歧。而人际冲突的处理就是指运用不同的方法来解决上述人际冲突。具体的方法如下。

（一）退缩

退缩是指身体上或心理上使自己从冲突的情境中脱离。例如，你与顾客就价格问题产生争执，顾客希望优惠幅度大一些，而你又没有权力决定，你的回答是"现在这个问题我真的没办法回答，要不您再斟酌一下吧"，并走了出去，那么你是在以身体退缩的方式处理。如果你只是看着对方不给他任何反应，但却想着另外一件事，此时你表现的则是心理上的退缩。

心理和身体的退缩是常见的处理冲突的方式，但这种方法没有解决冲突，并可能会导致冲突越来越严重，不利于人际关系的处理。

（二）投降

投降是指放弃自己的观点以避免冲突。比如，你认为顾客的选择有问题，但顾客说"这是我自己买的产品，不需要你干涉"，你说"那就照您的选择吧"，这表示你运用了投降的方法。这样的处理在美容实践工作过程中基于合作需要，有时应当改变自己的立场以顺应顾客，是可取的；但在同事关系中，如果总是以投降的方式作为处理冲突的主要应对策略，则是不健康的。

（三）攻击

攻击是指运用身体或口语的强迫来达到目的的方法。比如，当沟通对象坚持自己的意见时，你说"你不懂，我是专业的美容师，我说的话不会错，否则你会后悔的"。这时，你运用了口语"攻击"的方法。凭借攻击，人们强迫别人接受他人的观点，在冲突中可能成为了一个"胜利者"，但是这也没有找到解决冲突的方法，无法使冲突获得圆满的解决。

（四）说服

说服是试图以事实或理由改变别人的态度或行为以获得和解的方法。比如，当顾客在决定购买产品时与美容师的建议发生冲突，美容师运用说服方式解决冲突。对话如下：

顾客："我觉得这个产品很不错，我买这个吧？"

美容师："您不是需要防晒指数高、不油腻、不反光的产品吗？"

顾客："那个产品的价格太高了，我从来没有使用过这个品牌的产品。"

美容师："这个品牌的产品价位是有些高，但产品的效果非常好。我给您推荐的这款防晒霜，它适合任何肤质的顾客，包括过敏性肌肤的顾客和儿童，它是对皮肤完全没有伤害的，同时在强烈的阳光下帮助你遮挡紫外线对皮肤的伤害。"

说服如果是开放而合理的,能够令对方信服,则是一种解决冲突的正方法。但是说服不能变质为操纵,比如"你知道吗? 如果听我的,那么你绝不可能后悔⋯⋯","但如果你信我的话,那么⋯⋯",这样的说服有强制消费的嫌疑。

（五）讨论

为解决问题而开展讨论,指逐字逐句仔细分析冲突问题的正反两面面,双方以开放的姿态平等地提出看法。

比如,下面是一个讨论式解决冲突的对话。

美容师:"您有充分的理由坚持您的想法,但是我的建议也是有充分理由的,我们可以一起探讨,或许能够让您做出满意的决定。"

顾客:"我的想法是,产品用上以后,美白效果能否立竿见影。"

美容师:"我理解您的想法,但是您在考虑美白效果的同时,不能忽略产品的副作用。"

顾客:"那您说的副作用小的那个药,价格是不是十分昂贵?"

美容师:"价格稍微高一点,但完全在您的承受范围内,关键这个美白产品既可以帮助您达到美白效果,又对您的健康无任何伤害,这个产品里不会含有荧光剂和重金属成分。"

顾客:"好吧,那就听您的吧。"

这种方法为人际关系中处理冲突的最佳方式,因为在讨论中能开放思考,而且双方是平等的。当然,以讨论的方式处理冲突并不容易,因为它需要彼此参与,而且参与者必须客观地表达对问题的看法,坦诚面对彼此的感觉和信念。重要的是,当双方感觉到有冲突时,必须愿意后退一步,才能有效地解决问题。

模块小结

人际沟通是沟通的基本形式,是指人们为了达到某种目的,通过一定的方式,让彼此了解、相互信任并适应对方的一种活动过程。美容工作中的人际沟通是指以求美者为中心的群体(包括求美者、亲戚、朋友等)和以美容工作者为中心的群体(包括同事、上级、下级等)之间交换意见、传递信息、表达情感和需要的交往过程。

人际沟通的原则:信用原则、平等原则、尊重原则、互惠互利原则、宽容原则和赞美原则。

人际交往中常见的心理障碍:知觉障碍(第一印象、晕轮效应和刻板印象)、心理品质障碍(自卑心理、害羞心理、嫉妒心理等)。

美容从业人员人际沟通技术:语言沟通技术(提问技术、倾听技术)、非语言沟通技术(目光注视、触摸、人际空间)、人际冲突及处理(退缩、投降、攻击、说服、讨论)。

自测训练题

一、名词解释
1. 人际沟通　2. 人际冲突　3. 倾听　4. 刻板印象
二、简答题
1. 简述人际沟通的原则。
2. 人际交往过程中常见的心理障碍有哪些?

3. 简述解决人际冲突的方法。

案例分析

名医劝治的失败

我国古代春秋战国时期,有一位著名的医生叫扁鹊。有一次,扁鹊去见蔡桓公,站了一会儿,他看看蔡桓公的脸色说:"国君,你的皮肤有病,不治怕是要加重了。"蔡桓公笑着说:"我没有任何病。"扁鹊告辞后,蔡桓公对他的臣下说:"医生就喜欢给没病的人治病,以便夸耀自己有本事。"

过了十几天,扁鹊又前来拜见蔡桓公,他仔细看了看蔡桓公的脸色说:"国君,你的病已到了皮肉之间,不治会加重。"蔡桓公见他尽说些不着边际的话,气得没有理他。扁鹊走后,蔡桓公还没有消气。又过了十多天后,扁鹊又来朝见蔡桓公,神色凝重地说:"国君,你的病已入肠胃,再不治就危险了。"蔡桓公气得叫人把他轰走了。再过了十几天,蔡桓公出宫巡视,扁鹊远远地望见蔡桓公,转身就走。蔡桓公很奇怪,派人去追问。扁鹊叹息着对来人说:"皮肤上的病,用药物敷贴就可以治好;皮肉之间的病,用针灸可以治好;在肠胃之间,服用汤药就可以治好;但是病入骨髓,那么生命已掌握在天命之神的手里了,医生是无能为力了。如今国君的病已深入骨髓,所以我不敢拜见了。"蔡桓公听后仍不相信。

五天之后,蔡桓公遍身疼痛,连忙派人去请扁鹊,这时扁鹊已经逃往秦国躲起来了。不久,蔡桓公病死了。

分析与讨论:根据案例所述,展开讨论处理人际冲突时,说服技巧该如何体现?

实训练习

实训项目:了解求美者,学会交流

一、实训目的

根据求美者的消费心理及购买行为习惯进行美容产品的介绍及促成交易,把握建立人际关系的原则,并应用人际沟通的技巧。

二、实训内容

1. 在美容院中如何接待顾客,学会运用开放式提问了解顾客的需求。

2. 学会倾听顾客的思想、情感,并作出相应的反馈。

3. 面对顾客的异议,学会根据具体情况采用不同的处理异议的方法。

三、实训要求

1. 8～10 人一组,并由 1～2 人扮演顾客,其他成员扮演美容院的前台接待员、美容师、店长等角色,通过角色扮演完成实训操作。

2. 情境模拟。某美容院是一家以面部护理、美体和美容养生保健为主要服务项目的全国连锁美容企业。假设有位顾客进店了,作为前台接待员和美容师,请你根据顾客的需求向其推介有关的产品或服务。

3. 每组设计的情境时间控制在 15 分钟以内。

4. 美容师应运用沟通中的人际关系原则和心理沟通技术。

附　录

附录 A　抑郁自评量表(SDS)

姓名	性别	年龄	编号
诊断		日期	第　几次评定

指导语:请仔细阅读下面 20 个题项,根据您最近一星期的实际情况,在右侧适当的方格里画上一个"√",每一题项有 4 个方格,表示:1 没有或很少时间;2 少部分时间;3 相当多时间;4 绝大多数或全部时间。

		1	2	3	4
1.	我觉得闷闷不乐,情绪低沉	☐	☐	☐	☐
*2.	我觉得一天之中早晨最好	☐	☐	☐	☐
3.	我一阵阵哭出来或觉得想哭	☐	☐	☐	☐
4.	我晚上睡眠不好	☐	☐	☐	☐
*5.	我吃的跟平常一样多	☐	☐	☐	☐
*6.	我与异性密切接触时和以往一样感到愉快	☐	☐	☐	☐
7.	我发觉我的体重在下降	☐	☐	☐	☐
8.	我有便秘的苦恼	☐	☐	☐	☐
9.	我心跳比平时快	☐	☐	☐	☐
10.	我无缘无故地感到疲乏	☐	☐	☐	☐
*11.	我的头脑跟平常一样清楚	☐	☐	☐	☐
*12.	我做事情像平时一样不感到困难	☐	☐	☐	☐
13.	我坐卧不安,难以保持平静	☐	☐	☐	☐
*14.	我对未来充满希望	☐	☐	☐	☐
15.	我比平时更容易激怒	☐	☐	☐	☐
*16.	我觉得决定什么事很容易	☐	☐	☐	☐
*17.	我感到自己是有用的和不可缺少的人	☐	☐	☐	☐
*18.	我的生活很有意义	☐	☐	☐	☐
19.	假如我死了别人会过得更好	☐	☐	☐	☐
*20.	我仍旧喜爱自己平时喜爱的东西	☐	☐	☐	☐

注:* 为反向计分题。

附录 B 焦虑自评量表(SAS)

姓名　　　　性别　　　　年龄　　　　编号

诊断　　　　　　　　日期　　　　第　几次评定

指导语:请仔细阅读下面 20 个题项,根据您最近一星期的实际情况,在右侧适当的方格里画上一个"√",每一题项有 4 个方格,表示:1 没有或很少时间;2 少部分时间;3 相当多时间;4 绝大多数或全部时间。

		1	2	3	4
1.	我觉得比平常容易紧张或着急	□	□	□	□
2.	我无缘无故感到害怕	□	□	□	□
3.	我容易心烦意乱或觉得惊恐	□	□	□	□
4.	我觉得我可能将要发疯	□	□	□	□
*5.	我觉得一切都很好,也不会发生什么不幸	□	□	□	□
6.	我的手脚发抖	□	□	□	□
7.	我因为头痛、颈痛和背痛而苦恼	□	□	□	□
8.	我感觉容易衰弱和疲乏	□	□	□	□
*9.	我觉得心平气和,并可以安静坐着	□	□	□	□
10.	我觉得心跳很快	□	□	□	□
11.	我因为一阵阵头晕而苦恼	□	□	□	□
12.	我有晕倒发作,或觉得要晕倒似的	□	□	□	□
*13.	我吸气和呼气都感到容易	□	□	□	□
14.	我的手脚麻木和刺痛	□	□	□	□
15.	我因为胃痛和消化不良而苦恼	□	□	□	□
16.	我常常要小便	□	□	□	□
*17.	我的手脚常常是干燥温暖的	□	□	□	□
18.	我脸红发热	□	□	□	□
*19.	我容易入睡并且一夜睡得很好	□	□	□	□
20.	我做噩梦	□	□	□	□

注:*为反向计分题。

附录 C 90 项症状自评量表(SCL-90)

指导语:以下表格中列出了有些人可能会有的问题,请仔细阅读每一条,然后根据最近一星期内下述情况影响你的实际感觉,在方格中选择最合适的一格画"√",有些题目可能与你不符或你从未思考过,如有这种情况请选出一个有个人倾向性的答案,请不要漏掉问题。

		没有	很轻	中等	偏重	严重
		1	2	3	4	5
1.	头痛	□	□	□	□	□
2.	神经过敏,心中不踏实	□	□	□	□	□
3.	头脑中有不必要的想法或字句盘旋	□	□	□	□	□

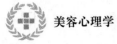

4.	头昏或昏倒	☐	☐	☐	☐	☐
5.	对异性的兴趣减退	☐	☐	☐	☐	☐
6.	对旁人责备求全	☐	☐	☐	☐	☐
7.	感到别人能控制您的思想	☐	☐	☐	☐	☐
8.	责怪别人制造麻烦	☐	☐	☐	☐	☐
9.	忘性大	☐	☐	☐	☐	☐
10.	担心自己的衣饰整齐及仪态的端正	☐	☐	☐	☐	☐
11.	容易烦恼和激动	☐	☐	☐	☐	☐
12.	胸痛	☐	☐	☐	☐	☐
13.	害怕空旷的场所或街道	☐	☐	☐	☐	☐
14.	感到自己的精力下降,活动减慢	☐	☐	☐	☐	☐
15.	想结束自己的生命	☐	☐	☐	☐	☐
16.	听到旁人听不到的声音	☐	☐	☐	☐	☐
17.	发抖	☐	☐	☐	☐	☐
18.	感到大多数人都不可信任	☐	☐	☐	☐	☐
19.	胃口不好	☐	☐	☐	☐	☐
20.	容易哭泣	☐	☐	☐	☐	☐
21.	同异性相处时感到害羞不自在	☐	☐	☐	☐	☐
22.	感到受骗、中了圈套	☐	☐	☐	☐	☐
23.	无缘无故地突然感到害怕	☐	☐	☐	☐	☐
24.	自己不能控制地大发脾气	☐	☐	☐	☐	☐
25.	怕单独出门	☐	☐	☐	☐	☐
26.	经常责怪自己	☐	☐	☐	☐	☐
27.	腰痛	☐	☐	☐	☐	☐
28.	感到难以完成任务	☐	☐	☐	☐	☐
29.	感到孤独	☐	☐	☐	☐	☐
30.	感到苦闷	☐	☐	☐	☐	☐
31.	过分担忧	☐	☐	☐	☐	☐
32.	对事物不感兴趣	☐	☐	☐	☐	☐
33.	感到害怕	☐	☐	☐	☐	☐
34.	您的感情容易受到伤害	☐	☐	☐	☐	☐
35.	旁人能知道您的私下想法	☐	☐	☐	☐	☐
36.	感到别人不理解您,不同情您	☐	☐	☐	☐	☐
37.	感到人们对您不友好,不喜欢您	☐	☐	☐	☐	☐
38.	做事必须做得很慢以保证做得正确	☐	☐	☐	☐	☐
39.	心跳得很厉害	☐	☐	☐	☐	☐

40.	恶心或胃部不舒服	☐	☐	☐	☐	☐
41.	感到比不上他人	☐	☐	☐	☐	☐
42.	肌肉酸痛	☐	☐	☐	☐	☐
43.	感到有人在监视您、谈论您	☐	☐	☐	☐	☐
44.	难以入睡	☐	☐	☐	☐	☐
45.	做事必须反复检查	☐	☐	☐	☐	☐
46.	难以做出决定	☐	☐	☐	☐	☐
47.	怕乘电车、公共汽车、地铁或火车	☐	☐	☐	☐	☐
48.	呼吸有困难	☐	☐	☐	☐	☐
49.	一阵阵发冷或发热	☐	☐	☐	☐	☐
50.	因为感到害怕而避开某些东西、场合或活动	☐	☐	☐	☐	☐
51.	脑子变空了	☐	☐	☐	☐	☐
52.	身体发麻或刺痛	☐	☐	☐	☐	☐
53.	呼吸不畅	☐	☐	☐	☐	☐
54.	感到前途没有希望	☐	☐	☐	☐	☐
55.	不能集中注意力	☐	☐	☐	☐	☐
56.	感到身体的某一部分软弱无力	☐	☐	☐	☐	☐
57.	感到紧张或容易紧张	☐	☐	☐	☐	☐
58.	感到手或脚发重	☐	☐	☐	☐	☐
59.	想到死亡的事	☐	☐	☐	☐	☐
60.	吃得太多	☐	☐	☐	☐	☐
61.	当别人看着您或谈论您时感到不自在	☐	☐	☐	☐	☐
62.	有一些不属于您自己的想法	☐	☐	☐	☐	☐
63.	有想打人或伤害他人的冲动	☐	☐	☐	☐	☐
64.	醒得太早	☐	☐	☐	☐	☐
65.	必须反复洗手	☐	☐	☐	☐	☐
66.	睡得不踏实	☐	☐	☐	☐	☐
67.	有想摔坏或破坏东西的冲动	☐	☐	☐	☐	☐
68.	有一些别人没有的想法和念头	☐	☐	☐	☐	☐
69.	感到对别人神经过敏	☐	☐	☐	☐	☐
70.	在商店或电影院等人多的地方感到不自在	☐	☐	☐	☐	☐
71.	感到做任何事情都很困难	☐	☐	☐	☐	☐
72.	感到一阵阵恐惧或惊恐	☐	☐	☐	☐	☐
73.	感到在公共场合吃东西很不舒服	☐	☐	☐	☐	☐
74.	经常与人争论	☐	☐	☐	☐	☐
75.	单独一个人时精神很紧张	☐	☐	☐	☐	☐

76.	别人对您的成绩没有做出恰当的评价	☐	☐	☐	☐	☐
77.	即使和别人在一起也感到孤单	☐	☐	☐	☐	☐
78.	感到坐立不安、心神不定	☐	☐	☐	☐	☐
79.	感到自己没有什么价值	☐	☐	☐	☐	☐
80.	感到熟悉的东西变得陌生或不像是真的	☐	☐	☐	☐	☐
81.	大叫或摔东西	☐	☐	☐	☐	☐
82.	害怕会在公共场合昏倒	☐	☐	☐	☐	☐
83.	感到别人想占您的便宜	☐	☐	☐	☐	☐
84.	为一些有关"性"的想法而很苦恼	☐	☐	☐	☐	☐
85.	您认为应该因为自己的过错而受到惩罚	☐	☐	☐	☐	☐
86.	感到要赶快把事情做完	☐	☐	☐	☐	☐
87.	感到自己的身体有严重问题	☐	☐	☐	☐	☐
88.	从未感到和其他人很亲近	☐	☐	☐	☐	☐
89.	感到自己有罪	☐	☐	☐	☐	☐
90.	感到自己的脑子有毛病	☐	☐	☐	☐	☐

附录 D　田纳西自我概念问卷

指导语:这份问卷的目的是帮助您了解自己。问卷上的每一个题目是在描述您的实际情况,请仔细阅读每个题目,判断该题目所叙述的内容与您的真实情况是否相同,并在相应的选项上画"√",评分按照"完全不相同、部分不相同、部分相同部分不同、大部分相同、完全相同"程度,采取 1~5 级评分制,总共有 70 个题目,请不要遗漏。

序号	题目	1	2	3	4	5
1.	我的身体健康	☐	☐	☐	☐	☐
2.	我喜欢经常保持仪表整洁大方	☐	☐	☐	☐	☐
3.	我举止端庄,行为规矩	☐	☐	☐	☐	☐
4.	我的品德好	☐	☐	☐	☐	☐
5.	我是个没有出息的人	☐	☐	☐	☐	☐
6.	我经常心情愉快	☐	☐	☐	☐	☐
7.	我的家庭幸福美满	☐	☐	☐	☐	☐
8.	我的家人并不爱我	☐	☐	☐	☐	☐
9.	我讨厌这个世界	☐	☐	☐	☐	☐
10.	我待人亲切友善	☐	☐	☐	☐	☐
11.	偶尔我会想一些不可告人的坏事	☐	☐	☐	☐	☐
12.	我有时候会说谎	☐	☐	☐	☐	☐
13.	我的身体有病	☐	☐	☐	☐	☐
14.	我全身都疼痛	☐	☐	☐	☐	☐
15.	我为人诚实	☐	☐	☐	☐	☐

16.	我不坚强,有时想做坏事	☐	☐	☐	☐	☐
17.	我的心情平静,不忧不愁	☐	☐	☐	☐	☐
18.	我经常心怀恨意	☐	☐	☐	☐	☐
19.	我觉得家人不信任我	☐	☐	☐	☐	☐
20.	我的家人、朋友对我很器重	☐	☐	☐	☐	☐
21.	我很受别人欢迎	☐	☐	☐	☐	☐
22.	我很难交到朋友	☐	☐	☐	☐	☐
23.	有时候我觉得很想骂人	☐	☐	☐	☐	☐
24.	我偶尔因身体不舒服,脾气变得有点暴躁	☐	☐	☐	☐	☐
25.	我的身体既不胖,也不瘦	☐	☐	☐	☐	☐
26.	我对我自己的外貌感到满意	☐	☐	☐	☐	☐
27.	我觉得我不太值得别人信任	☐	☐	☐	☐	☐
28.	我经常觉得良心不安	☐	☐	☐	☐	☐
29.	我瞧不起我自己	☐	☐	☐	☐	☐
30.	我对我自己现在的情形感到满意	☐	☐	☐	☐	☐
31.	我已经尽力去孝顺我的父母	☐	☐	☐	☐	☐
32.	我觉得我对家人不够信任	☐	☐	☐	☐	☐
33.	我对自己的社交能力感到满意	☐	☐	☐	☐	☐
34.	我对自己待人的方式感到满意	☐	☐	☐	☐	☐
35.	偶尔我会在背后说些别人的闲话	☐	☐	☐	☐	☐
36.	比赛时,我总是希望赢	☐	☐	☐	☐	☐
37.	我觉得身体不太舒服	☐	☐	☐	☐	☐
38.	我对自己身体的某些部分不太满意	☐	☐	☐	☐	☐
39.	我觉得我的行为合乎我自己的良心	☐	☐	☐	☐	☐
40.	我对自己的道德行为感到满意	☐	☐	☐	☐	☐
41.	我觉得我这个人还不错	☐	☐	☐	☐	☐
42.	我对自己感到不满意	☐	☐	☐	☐	☐
43.	我不太喜欢我的家人	☐	☐	☐	☐	☐
44.	我目前与家人所保持的良好关系,我感到满意	☐	☐	☐	☐	☐
45.	我觉得我在社交方面不够理想	☐	☐	☐	☐	☐
46.	我觉得我和他人相处得不够理想	☐	☐	☐	☐	☐
47.	听到黄色笑话,我有时会忍不住笑出来	☐	☐	☐	☐	☐
48.	我有时会把当天该做的事情拖到第二天	☐	☐	☐	☐	☐
49.	我的动作时常显得很笨拙	☐	☐	☐	☐	☐
50.	我很少感到身体不舒服	☐	☐	☐	☐	☐
51.	我在日常生活中常凭良心做事	☐	☐	☐	☐	☐

52.	为了胜过别人,有时候我会使用不正当的手段	☐	☐	☐	☐	☐
53.	在任何情况下,我都能够照顾自己	☐	☐	☐	☐	☐
54.	我经常不敢面对难题	☐	☐	☐	☐	☐
55.	我常和家人发生争吵	☐	☐	☐	☐	☐
56.	我的行为常无法满足家人的期望	☐	☐	☐	☐	☐
57.	和陌生人谈话,我觉得困难	☐	☐	☐	☐	☐
58.	我尽量去了解别人对事情的看法	☐	☐	☐	☐	☐
59.	我偶尔会发脾气	☐	☐	☐	☐	☐
60.	我很会照顾自己的身体	☐	☐	☐	☐	☐
61.	我常常睡得不好	☐	☐	☐	☐	☐
62.	我很少做不正当的事	☐	☐	☐	☐	☐
63.	对我而言,做正当的事或表现良好的行为是有困难的	☐	☐	☐	☐	☐
64.	我时常没有经过事先考虑就贸然行事	☐	☐	☐	☐	☐
65.	我遭遇困难时,都能轻而易举地加以解决	☐	☐	☐	☐	☐
66.	我很关心我的家人	☐	☐	☐	☐	☐
67.	我尽量公平合理地对待朋友与家人	☐	☐	☐	☐	☐
68.	和别人在一起时,常觉得不自在	☐	☐	☐	☐	☐
69.	我和别人相处得很好	☐	☐	☐	☐	☐
70.	对我所认识的人,我并非每个都喜欢	☐	☐	☐	☐	☐

附录 E　美容心理学课程建议学时安排

模块及内容	理论学时	实训学时	总学时
模块一　认识美容心理学			
任务一　美容心理学概述	1	0	1
任务二　美容心理学的研究对象、内容与方法	1	1	2
模块二　探索求美者的心理活动			
任务一　心理学概述	1	0	1
任务二　求美者的心理过程	1	1	2
任务三　求美者的人格心理特征	1	1	2
模块三　把握人体审美心理和体像心理			
任务一　人体审美	1	0	1
任务二　医学美容中的审美	1	0	1
任务三　体像心理	1	1	2
模块四　掌握社会心理与美容			0
任务一　社会心理	1	0	1

模块及内容	理论学时	实训学时	总学时
任务二　容貌的社会心理价值	1	0	1
任务三　美容与社会态度、社会影响	1	0	1
模块五　探知容貌缺陷与美容心理			0
任务一　容貌缺陷心理概述	1	0	1
任务二　容貌缺陷心理的形成和心理特征	1	0	1
任务三　容貌缺陷者的常见心理问题	1	0	1
任务四　容貌缺陷者的心理防御机制与心理应对策略	1	1	2
模块六　与医学美容有关的常见心身疾病			
任务一　心理与容貌、形体的关系	1	0	1
任务二　与容貌、形体有关的常见心身疾病	1	1	2
模块七　正确地对求美者进行心理评估与心理咨询			
任务一　美容心理评估	1	2	3
任务二　美容心理咨询	1	2	3
模块八　摸准营销心理 赢得美容消费者之心			0
任务一　区分不同美容消费群体心理	1	1	2
任务二　消费环境和广告对美容消费者购买心理的影响	1	1	2
任务三　美容消费者的价格心理	1	1	2
任务四　美容营销者的心理素质	1	1	2
模块九　美容从业人员的人际沟通			
任务一　人际沟通的概述	1	0	1
任务二　美容从业人员人际沟通技术	2	2	4
合计	26	16	42

主要参考文献

[1] 何伦,张逸.美容心理学[M].北京:科学出版社,2006.
[2] 何伦.美容临床心理学[M].2 版.北京:人民卫生出版社,2011.
[3] 孟红.美容心理学[M].北京:中国中医药出版社,2006.
[4] 张渝成.美容心理学[M].北京:人民卫生出版社,2010.
[5] 陈敏,汪启荣.美容心理学[M].2 版.北京:人民卫生出版社,2014.
[6] 乐国安.社会心理学[M].2 版.北京:中国人民大学出版社,2013.
[7] 姚树娇,杨彦春.医学心理学[M].6 版.北京:人民卫生出版社,2013.
[8] 全国 13 所高等院校《社会心理学》编写组.社会心理学[M].3 版.天津:南开大学出版社,2006.
[9] 张岩松,唐长菁.人际沟通与社交礼仪[M].北京:清华大学出版社,2013.
[10] 张岩松,王允.人际沟通[M].西安:西安电子科技大学出版社,2015.
[11] 臧良运.消费心理学[M].2 版.北京:北京大学出版社,2015.
[12] 谢忠辉.消费心理学及实务[M].北京:机械工业出版社,2010.
[13] 邓创.美容院经典促销策略与案例[M].沈阳:辽宁科学技术出版社,2007.
[14] 邓创.美容院经营管理实务[M].沈阳:辽宁科学技术出版社,2012.
[15] 张春彦.美容消费心理学[M].北京:人民军医出版社,2010.
[16] 刘晨,栾杰,丛中,等.121 例整形美容受术者心理状态初步分析[J].中华医学美学美容杂志,2005,11(3):174-176.
[17] 刘晨,栾杰,丛中,等.整形美容外科手术对受术者体像影响的初步研究[J].中国美容医学,2008,17(4):578-581.
[18] 韩秀珍,韩秀莲.良好心态与皮肤健康——情绪变化对皮肤的影响及预防方法[J].新疆医学,2005,35(3):137-138.
[19] 郭天荣,李树林.对形体美及肥胖控制手段的探讨[J].中国学校体育,2004(2):57.
[20] 刘勇,陈健芷,姜梦.神经性贪食症的心理干预[J].中国临床心理学杂志,2013,21(3):467.
[21] 叶玫.消极心理因素对面部皮肤健康的影响[J].中国美容医学,2007,16(5):697-698.
[22] 孔秋怡.进食障碍研究进展[J].大家健康(中旬版),2013,7(7):198.
[23] 许辰.情绪状态对不同亚类限制性饮食者进食量的影响[D].重庆:西南大学,2014:26.

［24］ 芮颖.大学生的身体意象、人格和家庭环境的关系［D］.沈阳:沈阳师范大学,2012,
      21-34.

［25］ 邹宏超,付香莲.黄褐斑病因及发病机制研究进展［J］.皮肤病与性病,2010,32(4)
      27-29.

［26］ 孔怡.社交媒体对大学女生身体意象的影响研究:以微博为例［D］.杭州:浙江大
      学,2014:23-25.

［27］ 陈超.医疗美容市场的运营现状和发展趋势研究［D］.长春:吉林大学,2015:9-10.

［28］ 闻静.当代中国女性美容时尚研究［D］.长春:东北师范大学,2012:16-18.

［29］ 姜会庆.整形美容的心理学相关问题分析［J］.医学研究生学报,2006,19(8):
      673-674.